Dopplersonographie in der Neonatologie

Eva Robel-Tillig

Dopplersonographie in der Neonatologie

2. Auflage

Mit 61 Abbildungen

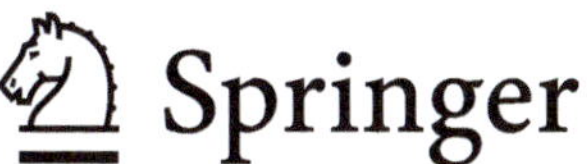 Springer

Prof. Dr. Eva Robel-Tillig
Klinikum St. Georg gGmbH
Klinik für Neonatologie und Pädiatrische
Leipzig

ISBN 978-3-662-50483-3   978-3-662-50484-0 (eBook)
DOI 10.1007/978-3-662-50484-0

Die Deutsche Nationalbibliothek verzeichnet diese Publikation in der Deutschen Nationalbibliografie; detaillierte bibliografische Daten sind im Internet über http://dnb.d-nb.de abrufbar.

Springer
© Springer-Verlag GmbH Deutschland 2009, 2017

Umschlaggestaltung: deblik Berlin
Fotonachweis Umschlag: © tirc83, www.istockphoto.com

Gedruckt auf säurefreiem und chlorfrei gebleichtem Papier

Springer ist Teil von Springer Nature
Die eingetragene Gesellschaft ist Springer-Verlag GmbH Deutschland
Die Anschrift der Gesellschaft ist: Heidelberger Platz 3, 14197 Berlin, Germany

Vorwort

Mit der neuen Auflage unseres Buches zur Dopplersonographie in der Neonatologie möchten wir die Idee, eine Grundlage zur optimalen, nicht invasiven Kreislaufdiagnostik des Neugeborenen, darzustellen, unterstreichen und entsprechend der Studienlage aktualisieren.

Die Neonatologie ist aus medizinischer, ethischer und sozialer Sicht ein besonderes Fach der Humanmedizin.

Es müssen mit adäquater Diagnostik und Therapie die Besonderheiten des Überganges vom fetalen zum neonatalen Leben erkannt und berücksichtigt werden. Dazu sind wesentliche Kenntnisse aus der Pränataldiagnostik und Geburtsmedizin erforderlich. Die Pathophysiologie der feto-neonatalen Transition ist wichtige Grundlage für das Erfassen von Störungen der neonatalen Adaptation und daraus entstehender langfristiger Erkrankungen des Neugeborenen.

Ethische Anforderungen ergeben sich aus dem Wissen um möglicherweise nicht behandelbare Erkrankungen des Feten und Neugeborenen und die daraus entstehenden Probleme für das Kind, die Familie, aber auch die betreuenden Ärzte und Schwestern. Nur in enger Zusammenarbeit zwischen den einzelnen ärztlichen und pflegerischen Professionen lassen sich diese Herausforderungen meistern.

Soziale Ansprüche der Neonatologie entstehen aus der besonderen Position der Neugeborenen in seiner Familie. Mit der Frühgeburt oder Erkrankung des reifen Neugeborenen ändert sich völlig die Situation der gerade erst entstandenen Familie. Für die Eltern ergibt sich ein hoher Leidensdruck mit Zuweisung einer eigenen Schuld. Daraus entwickelt sich der Anspruch die Sorgen und Ängste der Eltern zu verstehen, Sicherheit und Prognosen zu vermitteln und die Möglichkeiten der Elternschaft zu bestärken.

Die Dopplersonographie ist eine relativ moderne diagnostische Methode der Medizin, die den Ansprüchen der Neonatologie bei guter Kenntnis des Untersuchers gerecht werden kann.

Als immer verfügbare Untersuchungsmöglichkeit kann in jeder Situation des Neugeborenen die Diagnostik durchgeführt werden. Die nicht invasive Methode ist schmerzfrei und gut reproduzierbar anwendbar.

Die wesentlichen physiologischen und pathophysiologischen Vorgänge der feto-neonatalen Adaptation können erfasst und Veränderungen frühzeitig erkannt und zugeordnet werden. Gemessene Parameter ermöglichen eine Objektivierung der hämodynamischen Situation des Kindes.

Mit Hilfe der aufgezeigten Untersuchungsmöglichkeiten können sowohl systemisch- hämodynamische Störungen erkannt und zugeordnet, als auch spezifische organische Veränderungen aufgezeigt werden.

Die Dopplersonographie kann damit einen wichtigen Bestandteil der neonatologischen Intensivmedizin sein. Den Kindern werden unnütze, invasive Maßnahmen oder auch belastende radiologische Untersuchungen erspart oder minimiert.

Diese Tatsache war wiederum Ausgangspunkt für die Planung und Gestaltung dieses Buches. Das hier zusammengestellte Wissen der vergangenen Jahre, aktuelle Forschungsergebnisse und praktische Handlungsrichtlinien sollen Hilfe für den Umgang mit der Dopplersonographie in der neonatologischen Klinik sein.

Ich hoffe, dass es gelungen ist, einen praktischen Beitrag für die Neonatologie zu leisten und die Bedeutung der Erfassung perinatologischer physiologischer Besonderheiten der Hämodynamik der Neugeborenen darzustellen.

Mein Dank sei an erster Stelle den Eltern der untersuchten Kinder gewidmet, die zahlreichen Studien zum Wohle anderer Kinder ermöglichten. Ebenso danke ich den Kollegen der Firma Toshiba, die mir technisch immer zur Seite standen und letztlich den verantwortlichen Mitarbeitern des Springer-Verlages, die das komplikationslose Gelingen des Buches verantworteten.

Danke für die Freude des Zusammenseins mit Euch
an Benjamin, Fabian und Gustav

Eva Robel-Tillig
Leipzig, Juni 2016

Inhaltsverzeichnis

Grundlagen der Dopplersonographie

Literatur   – 3

E. Robel-Tillig, *Dopplersonographie in der Neonatologie*,
DOI 10.1007/978-3-662-50484-0_1, © Springer-Verlag GmbH Deutschland 2017

Die Entwicklung der Sonographie und besonders der Dopplersonographie hat in den letzten Jahrzehnten in allen Gebieten der Medizin einen enormen Aufschwung genommen. Die rasanten technischen Fortschritte ermöglichen eine hervorragende Qualität der Bildwiedergabe und die Erfassung der Dopplersignale in allen darstellbaren Gefäßgebieten. Andererseits bildet die Verbesserung der pathophysiologischen Kenntnisse der behandelnden Ärzte auf Grundlage umfangreicher klinischer Studien eine wesentliche Basis für die erfolgreiche Anwendung der Befunde in Diagnostik und Therapie für unsere Patienten.

Das Prinzip der Dopplersonographie wurde erstmals 1842 von dem österreichischen Physiker Christian Doppler beschrieben. Er postulierte, dass sich Schwingungszahl und Wellenlänge einer Wellenbewegung an einem Bewegungspunkt ändern, wenn Beobachter und Wellenerreger sich relativ zueinander bewegen. Pierre Curie erkannte und erläuterte wissenschaftlich die Bedeutung des piezo-elektrischen Effekts, der in allen Transducern benutzt wird, um Ultraschallwellen aufzufangen. Die Entwicklung des Radars durch Watson-Watt und sein Team durch Nutzung elektromagnetischer Wellen wurde später für die Entwicklung des zweidimensionalen Ultraschalls angewendet. 1953 gelang Inge Edler und Carl Lund über einen Metalldetektor eine m-mode Ableitung des menschlichen Herzens. Im Jahr 1959 wendete Satomura erstmals das bis dahin nur in der Technik verwendete Verfahren zur Diagnostik von Blutströmen bei Menschen an.

Dem Prinzip nach erfährt ein Ultraschallstrahl mit einer festen Frequenz eine Frequenzänderung (Dopplershift), wenn er auf die sich im Blutgefäß mit einer bestimmten Geschwindigkeit bewegenden Erythrozyten trifft, wobei die Frequenzverschiebung ebenfalls vom Cosinus zwischen Schallstrahl und dem Gefäß sowie der Schallausbreitung im menschlichen Gewebe bestimmt wird. Die Verteilung der Frequenzen im Dopplerspektrum des reflektierten Schallstrahles repräsentiert unter bestimmten Voraussetzungen die Verteilung der Erythrozytengeschwindigkeit über dem Gefäßquerschnitt. Damit korreliert die mittlere Frequenzverschiebung des Dopplerspektrums mit der mittleren Blutflussgeschwindigkeit. Die Frequenz der Dopplershift liegt in menschlichen Gefäßen im kHz-Bereich, ist somit akustisch darstellbar und kann zur Platzierung der Messsonde genutzt werden (Toft et al. 1995; Hildebrandt et al. 1986). In Abhängigkeit von der Schallerzeugung und -verarbeitung lassen sich zwei wesentliche Geräteprinzipien unterscheiden.

Beim kontinuierlichem Dopplerverfahren (Continuous-wave-Doppler) wird von einem Schallquarz kontinuierlich ein Schallstrahl mit einer festen

Frequenz emittiert und über ein zweites, ebenfalls im Schallkopf platziertes Quarzkristall wird die reflektierte Schallwelle empfangen (Gill 1985).

Beim gepulsten Dopplerverfahren (Pulsed-wave-Doppler) ist eine zeitliche und räumliche Quantifizierung des Messortes möglich. Die vom Schallkopf ausgehende Schallwelle wird nicht kontinuierlich, sondern in einem kurzen, genau definierten Intervall emittiert und im Zwischenzeitraum wird vom gleichen Kristall das Signal empfangen. Über eine Array-Schaltung wird erreicht, dass nur Impulse zu einem Zeitpunkt im Verhältnis zur Schallausstrahlung empfangen und verarbeitet werden. Der Vorteil der Methode liegt in der genauen Beschreibung des Messortes unter weitgehender Vermeidung störender Fremdsignale.

Die Auswertung erfolgt in der Regel über die Bewertung der Dopplerfrequenzmuster. Es werden die systolische Maximalgeschwindigkeit, die enddiastolische Geschwindigkeit und die durch das Flächenintergral beschriebene mittlere Flussgeschwindigkeit ermittelt. Indexwerte, der Pulsatilitätsindex $PI = (V_{systol} - V_{diast})/V_{mean}$ und der Resistance-Index $RI = V_{systol}/V_{diastol}$ beschreiben die Pulsatilität des Blutströmungsprofils als Maß für den Gefäßwiderstand im nachgeschalteten Gefäßbett (Gill et al. 1981; Gosling u. King 1974; Hanlo 1995; Hassler 1987). Sowohl unter In-vitro-Bedingungen als auch im Tierversuch konnte gezeigt werden, dass quantitative und qualitative Ergebnisse dopplersonographischer Flussprofile eine gute Übereinstimmung mit vorgegebenen Flow-Werten und Widerstandsverhältnissen aufweisen.

Literatur

Doppler C (1842) Über das farbige Licht der Dopplersterne. Abh Königlich Böhmische Ges Wiss 5: 467–448

Gill RW (1981) Fetal umbilical venous flow measured in utero by pulsed Doppler and B-mode ultrasound. Am J Obstet Gynecol 139: 720–725

Gill RW (1985) Measurements of blood flow by ultrasound: accuracy and sources of error. Ultrasound Med Biol 11: 625–641

Gosling RG, King DH (1974) Continuous wave ultrasound as an alternative and complement to x-rays in vascular examinations. Cardiovasc Appl Ultrasound 67: 266–282

Hanlo PW, Peters RJA, Gooskens RHM, Haethaar RM, Kerner AC, van Huffelen A, Tulleken CA, Willemsen J (1995) Monitoring intracranial dynamics by transcranial doppler – a new doppler index: trans systolic time. Ultrasound Med Biol 21: 613–616

Hassler D (1987) Systems theory of pulsed Doppler technique for blood flow measurements – Part II. J Ultras Med 8: 152

Hildebrandt J, Kuttke P, Grossmann H (1986) Laborexperimentelle Untersuchungen zur quantitativen Blutflußmessung mit dem cw-Ultraschall-Doppler-Verfahren: Flußmessungen. Ultraschall Med 7: 98–102

Satomura S (1959) Study of flow pattern in peripheral arteries by ultrasound. J Acoust Science 15: 151

Toft P, Leth H, Lou H, Pryds O, Peitersen B, Henriksen O (1995) Local vascular CO_2-reactivity in the infant brain assessed by functional MRI. Pediatr Radiol 25: 420–424

Dopplersonographie in der Perinatalmedizin

E. Robel-Tillig, *Dopplersonographie in der Neonatologie*,
DOI 10.1007/978-3-662-50484-0_2, © Springer-Verlag GmbH Deutschland 2017

Perinatale Betreuungskonzepte beinhalten ein interdisziplinäres Herangehen an pathophysiologische Probleme von der Fetalzeit bis zur neonatologischen Versorgung des geborenen Kindes. So ist es für den Neonatologen unabdingbar, Kenntnis über dopplersonographische Befunde des Feten zu haben und diese hinsichtlich ihrer Bedeutung für den Neonaten einschätzen zu können. Pränatale konsiliarische Untersuchungen der Schwangeren und des Feten durch Pränatalmediziner, Geburtshelfer, Neonatologen, Kinderchirurgen und Genetiker in Abhängigkeit von der zu erwartenden kindlichen oder mütterlichen Problematik haben ein optimales Konzept zur Sicherung der Gesundheit von Mutter und Kind zum Ziel. Dabei ist es wesentlich, den optimalen Geburtstermin, Geburtsort und Geburtsmodus anhand pränataler Befunde festlegen zu können. Sonographische und dopplersonographische Methoden begründen seit Jahrzehnten Standards der pränatalen Diagnostik. In der Geburtshilfe sind dopplersonographische Untersuchungen bereits seit fast 30 Jahren zur Verlaufskontrolle bedrohter Schwangerschaften wesentliches diagnostisches Mittel (Stuart et al. 1980; Eik-Nes 1984; Arabin et al. 1987, 1989; Arbeille et al. 1987; Arduini u. Rizzo 1990; Chien et al. 2000). Besondere Bedeutung kommt dabei der Diagnostik der fetalen Zustandsbeurteilung, besonders bei pränataler Wachstumsrestriktion, zu. Ein großer Teil der Feten, die unterhalb der 10. Perzentile wachsen, sind konstitutionell.klein und gesund. Dennoch ist es wesentlich, den Anteil tatsächlich bedrohter Feten sicher zu prädiktieren

Dopplerstudien mit Untersuchungen der Aa. uterinae und der Berechnung einer Ratio aus systolischer zu diastolischer Geschwindigkeit sind als Screening entwickelt worden, um in der Frühschwangerschaft die Herausbildung einer Präeklampsie oder fetalen Wachstumsrestriktion diagnostizieren zu können (Papageorghiou et al. 2004; McCowan et al. 2000). Die dopplersonographische Untersuchung der Umbilikalarterien ist besonders bei länger bestehendem Verdacht auf Wachstumsrestriktion ein wertvoller Marker zur Differenzialdiagnose des SGA-Feten und zur Entscheidungsfindung hinsichtlich therapeutischer Interventionen (Burke et al. 1990; Baschat 2004). Die fetale Aorta descendens und insbesondere der Pulsatilitätsindex dieses Gefäßes sind nicht hilfreich für ein Screening der normalen geburtshilflichen Population, aber hervorragend geeignet, bei Feten mit bekannter Wachstumsrestriktion den Beginn der Dekompensation mit chronischer Hypoxie und Malnutriton zu erkennen. Ein hoher Pulsatilitätsindex ist gehäuft assoziiert mit abnormaler fetaler Herzfrequenz, Rechtsherzversagen und nekrotisierender Enterokolitis des Neugeborenen sowie erhöhter perinataler Mortalität

(Hackett et al. 1987; Soothill et al. 1986). Grundlegende pathophysiologische Untersuchungen haben die Sauerstoffsparschaltung des bedrohten Feten als kompensatorischen Mechanismus zur Aufrechterhaltung der Versorgung lebenswichtiger Organe wie Herz, Hirn und Nebenniere nachgewiesen (Saling 1966a, b; Arabin u. Saling 1987). Dopplersonographisch konnte ein »brain sparing effect« mit Weitstellung der zerebralen Arterien bei schweren Störungen der fetomaternalen Perfusion bestätigt werden (Arbeille 1991; Stringini et al. 1997; Bahado-Singh et al. 1999). Bei diesen Patienten, die pränatal durch reduzierten Blutfluss in den umbilikalen Arterien und der Aorta bis hin zum Reverse Flow gekennzeichnet sind, lässt sich auch postnatal eine gestörte Perfusion in den viszeralen Gefäßen darstellen. Das Risiko einer postnatalen enteralen Störung mit der Komplikation der Entstehung einer nekrotisierenden Enterokolitis ist hoch (Robel-Tillig et al. 2002, 2004).

Wladimiroff definierte die Zentralisation des fetalen Kreislaufs und korrelierte das Auftreten kompensatorischer Mechanismen mit pränatalen Bewegungsmustern, während die Arbeitsgruppen um Campbell und Nicolaides Beziehungen zu durch Cordocentese gewonnenen Blutgasanalysen herstellten (Wladimiroff et al. 1986; Wladimiroff 1994; Bilardo 1990). Bereits 1983 beschrieb Campbell die Bedeutung des »notching« und des hohen Resistance-Index in der Arteria uterina für die Prognose von Schwangerschaften, die durch eine Präeklampsie kompliziert waren (Campbell et al. 1983). Ein wesentliches Problem stellt jedoch nach wie vor die fehlende Möglichkeit einer Prävention der Präeklampsie dar. Medikamentöse Versuche sind bisher weitgehend ohne Erfolg geblieben. Aus diesem Grund erscheint die Entwicklung effektiver Screening-Methoden zur frühzeitigen Detektion von Schwangerschaften mit hohem Risiko der Entwicklung einer Präeklampsie sinnvoll und ein wesentlicher Fortschritt auch für das Auskommen der Feten zu sein (Akolekar et al. 2013; Goetzinger et al. 2014). Eine in den klinischen Alltag nicht routinemäßig integrierte Methode zur Beurteilung der fetalen Hämodynamik stellt die Beurteilung der Flussverhältnisse in der Vena cava inferior dar. Es lassen sich gute Korrelationen zwischen Pulsatilität des Gefäßes, der myokardialen Funktion und letztlich dem neonatalen Auskommen der Feten nachweisen (Eik-Nes et al. 1984). Durch Torvid Kiserud wurde 1991 die Beurteilung der Pulsatilität des Ductus venosus in die klinische Praxis der Pränataldiagnostik eingeführt. Es ließ sich damit ein wichtiger Marker zur Beurteilung der fetalen kardialen Funktion und Indikator der fetalen Asphyxie aufzeigen (Kiserud 1991). Durch andere Arbeitsgruppen ließ sich eine enge Korrelation zwischen Störungen des Flusses im Ductus venosus im ersten Trimester und dem Nachweis chromosomaler Anomalien beweisen (Florjanski et al. 2013).

Ein weiterer bedeutender Anwendungsbereich der pränatalen Dopplersonographie ist in der nichtinvasiven Diagnostik der fetalen Anämie bei rH-Inkompatibilität gefunden worden (Mari et al. 2000).

So wie die Entwicklung der Dopplersonographie durch sich ständig verbessernde Technik als auch neue Methoden ständig voranschreitet, so werden die gewonnenen Erkenntnisse über den Zustand des ungeborenen Kindes und Möglichkeiten zur Optimierung des postnatalen Auskommens einsetzbar werden.

Literatur

Akira M, Noa U, Atsuko T, Kanako M, Mikio M (2008) The relationship between fetal inferior vena cava diameter pulse and flow velocity waveforms in normal and compromised pregnancies. Early Hum Dev 84: 129–135

Akolekar HF et al. (2013) Competing risks model in early screening for preeclampsia by biophysical and biochemical markers. Fetal Diagn Ther 33: 8–15

Arabin B, Bergmann PL, Giffei J (1987) Klinische Aussagen der sonographischen feto- und uteroplacentaren Flow-Messungen bei Risikogravidität. Arch Gynecol 242: 746–748

Arabin B, Saling E (1987) Die Sparschaltung des fetalen Kreislaufs dargestellt anhand von eigenen quantitativen Doppler-Blutflußparametern. Z Geburtsh Perinat 191: 213–218

Arabin B, Siebert M, Saling E (1989) Prospektive Aussagekraft der Doppler- Blutflußmessung in utero-plazentaren und fetalen Gefäßen – eine vergleichende Untersuchung multipler Parameter. Geburth Frauenheilk 49: 457–462

Arbeille P (1991) Cerebral Doppler in the assessment of the IUGR and the fetal Hypoxia. J Matern Fetal Invest 6: 51–56

Arbeille P, Roncin A, Berson M, Patat F, Pourcelot L (1987) Exploration of the fetal cerebral blood flow by duplex doppler-linear array system in normal and pathological pregnancies. Ultrasound Med Biol 13: 329–337

Arduini D, Rizzo G (1990) Normal values of pulsatility index from fetal vessels: a cross-sectional study on 1556 healthy fetuses. J Perinat Med 18: 165–170

Bahado-Singh RO, Kovanci E, Jeffers A (1999) The Doppler cerebroplacental ratio perinatal outcome in intrauterine growth restriction. Am J Obstet Gynecol 180: 750–755

Baschat AA (2004) Pathophysiology of fetal growth restriction: implications for diagnosis and surveillance. Obstet Gynecol Surv 59: 617–620

Bilardo CM, Nicolaides KH, Campbell S (1990) Doppler assessment of fetal and uteroplacental circulations: relationship with umbilical venous blood gas at cordocentesis. Am J Obstet Gynecol 162: 115–120

Burke G, Stuart B, Crowley P (1990) Is intrauterine growth retardation with normal umbilical artery blood flow a benign condition? BMJ 300: 1044–1048

Campbell S, Wilkin D (1983) New Doppler technique for assessing uteroplacental blood flow. Lancet 26: 675–677

Chien PF, Arnott N, Gordon A (2000) How useful is uterine Doppler flow velocimetry in the prediction of pre eclampsia, intrauterine growth retardation and perinatal death? An overview. BJOG 107: 196–199

Collaborative Group for Doppler assessment of blood flow velocity in anemic fetuses. N Engl J Med 342: 9–14

Eik-Nes SH, Marshal K, Kristoffersen K (1984) Methodology and basic problems related to blood flow studies in the human fetus. Ultrasound Med Biol 10: 329–337

Florjanski J, Fuchs T, Zimmer H et al. (2013) The role of ductus venosus Doppler flow in the diagnosis of chromosomal abnormalities during the first trimester of pregnancy. Adv Clin Exp Med 22: 395–401

Goetzinger KR, Tuuli MG, Cahill AG (2014) Development and validation of a risk factor scoring system for first trimester prediction of preeclampsia. Am J Perinatol 31: 1049–1056

Hackett GA, Campbell S, Gamsu H (1987) Doppler studies in the growth retarded fetus and prediction of necrotising enterocolitis, haemorrhage and neonatal morbidity. Brit Med J 294: 13

Kiserud T, Nes SH, Blaas HG (1991) Ultrasonographic velocemitry of fetal ductus venosus. Lancet 338: 1412–1414

Mari G, Deter RL, Carpenter RL (2000) Noninvasive diagnostis by Doppler ultrasonography of fetal anemia due to maternal red-cell alloimmunization. N Engl J Med 6: 9–14

McCowan LM, Harding JE, Steward AW (2000) Umbilical artery Doppler studies in small for gestational age babies reflect disease severity. BJOG 107: 1044–1049

Papageorghiou AT, Yu CK, Nicolaides KH (2004) The role of uterine artery Doppler in predicting adverse pregnancy outcome. Best Pract Res Clin Ostet Gynecol 18: 383–388

Robel-Tillig E, Knüpfer M, Pulzer F, Vogtmann C (2004) Blood flow parameters of the superior mesenteric artery as an early predictor of intestinal dysmotility in preterm infants. Pediatr Radiol 34: 958–962

Robel-Tillig E, Vogtmann C, Bennek J (2002) Prenatal hemodynamic disturbances- pathophysiologic background of intestinal motility disturbances in small for gestational age infants. Eur J Peditr Surg 12: 175–179

Saling E (1966a) Die O_2-Sparschaltung des fetalen Kreislauf. Geburtsh Frauenheilk 26: 413–419

Saling E (1966b) Das Kind im Bereich der Geburtshilfe. Thieme, Stuttgart, S 138–149

Soothill PW, Nicolaides KH, Bilardo CM, Campbell S (1986) Relation of fetal hypoxia in growth retardation to mean blood flow velocity in the fetal aorta. Lancet 2: 1118–1121

Stringini FA, De Luca G, Lencioni G (1997) Middle cerebral artery velocimetry: different clinical relevance depending on umbilical velocimetry. Obstet Gynecol 90: 953–959

Stuart B, Drumm J, Fitzgerald DE (1980) Fetal blood flow velocity waveformes in normal pregnancy. Brit J Obstet Gynecol 87: 780–788

Wladimiroff JW (1994) Behavioural states and cardiovascular dynamics in the human fetus; an overview. Early Hum Dev 37: 139–149

Wladimiroff JW, Tonge HM, Stewart PA (1986) Doppler ultrasound assessment of cerebral blood flow in the human fetus. Br J Obstet Gynaecol 93: 471–475

Dopplersonographische Untersuchungen der neonatalen kardialen Hämodynamik

E. Robel-Tillig, *Dopplersonographie in der Neonatologie*,
DOI 10.1007/978-3-662-50484-0_3, © Springer-Verlag GmbH Deutschland 2017

3.1 Dopplersonographische Untersuchungen der neonatalen kardialen Hämodynamik

3.1.1 Sonographische Darstellung der kardialen Anatomie

Die Echokardiographie auf der neonatologischen Intensivtherapiestation hat in den letzten Jahren zunehmend an Bedeutung gewonnen. Dabei ist die Diagnostik des angeborenen Herzfehlers als primäre Aufgabe des Kinderkardiologen weiterhin ein wesentlicher Bestandteil der interdisziplinären Arbeit. Für den klinischen Alltag aber hat die Einschätzung der funktionellen kardialen Situation immer mehr Einfluss auf die neonatologischen Therapiestrategien gewonnen. Es gilt, klare Indikationen für diese Diagnostik zu finden und Leitlinien für die Durchführung echokardiographischer und dopplersonographischer Untersuchungen zu formulieren. Die American Society of Echocardiography verfasste in 2011 neue Richtlinien und Anforderungen an entsprechende Untersucher und Untersuchungen (Lai 2006; Mertens et al. 2011).

Grundlegend für das Verständnis der neonatalen Hämodynamik ist die Kenntnis physiologischer und pathophysiologischer Adaptationsvorgänge beim Schritt vom fetalen zum neonatalen Leben. Zum Zeitpunkt der Geburt muss das Herz des Neugeborenen extreme Veränderungen der Kreislaufsituation mit abrupter Umstellung der Shunt-Richtungen intra- und extrakardial, der Druckverhältnisse im systemischen und pulmonalen Kreislauf des Lungenvolumens und der Compliance tolerieren. Das fetale Herz ist anatomisch-histologisch gekennzeichnet durch Myocyten, die kleiner im Vergleich zu den neonatalen sind und nur einen Zellkern besitzen, während postnatal mehrere Kerne darstellbar sind. Die Zelle besitzt einen höheren Wasseranteil und eine geringere Anzahl an Mitochondrien. Schließlich ist das Herz des Feten von einem wenig complianten Thorax umgeben (Rudolph 2008; Teitel 2005). Im Ergebnis dieser Bedingungen ist das fetale Herz weniger kontraktil als das neonatale und kann nur im begrenzten Maße auf Veränderungen in pre- oder afterload reagieren. Ebenso bestehen wesentliche Unterschiede hinsichtlich der pulmonalen Gefäße. Es entsteht, bedingt durch die Strukturunterschiede, eine deutlich höhere pulmonale vaskuläre Resistance mit einem signifikant geringeren pulmonalen Blutfluss. Mit der Geburt kommt es abrupt zum Anstieg des systemischen Blutflusses und zur Ausschaltung des plazentaren Niederdrucksystems. Parallel dazu sinkt der pulmonale Widerstand (Kluckow 2005; Evans 2006). Unter den Bedingungen eines pathologischen Einflusses auf die Adaptationsvorgänge durch perinatale Komplikationen, wie

Asphyxie, Infektion oder Frühgeburt, ist es für den Neonatologen unabdingbar, die Störungen physiologischer Abläufe sicher durch entsprechende diagnostische Verfahren zu erkennen und das Kind einer adäquaten Therapie zuzuführen. Dopplersonographische Untersuchungen bieten eine ideale Voraussetzung dafür, zeitnah, nichtinvasiv und wenig belastend diese funktionelle Diagnostik der neonatalen Hämodynamik durchzuführen.

Es ist unumgänglich, vor einer funktionellen Untersuchung des Herzens die Grundlagen der normalen kardialen Anatomie zu vermitteln. Dabei soll nicht angestrebt werden, subtil angeborene Vitien zu diagnostizieren, sondern mit Hilfe der korrekten Schallkopfpositionierung adäquate Voraussetzungen zur Leistungsdiagnostik durch Dopplersonographie zu schaffen. Voraussetzung für eine optimale Betreuung des Neugeborenen ist immer die enge interdisziplinäre Zusammenarbeit zwischen Kinderkardiologen und Neonatologen.

Die normale Morphologie des neonatalen Herzens zeigt einen vorn liegenden rechten Ventrikel, einen am meisten posterior befindlichen linken Vorhof, der direkt vor dem Ösophagus in Höhe der Bifurkation der Trachea darstellbar ist. Die Ventrikel liegen links und unterhalb der korrespondierenden Vorhöfe. Bei Feten oder unreifen Neugeborenen liegt der linke Ventrikel mehr anterior als bei älteren Kindern. Durch die relative Größe des Abdomens, besonders der Leber, ist die Herzspitze angehoben und die lange Achse ist mehr horizontal darstellbar.

Die Herzklappen befinden sich in unterschiedlichen Ebenen, wobei die Aortenklappe normalerweise eine zentrale Position einnimmt. Die Pulmonalklappe ist anterior und superior in Relation zur Aortenklappe zu visualisieren. Die Trikuspidalis liegt nahezu vertikal, dem Apex näher als die Mitralis.

Die Vorhöfe sind rechts der jeweiligen Ventrikel darstellbar.

Die pulmonalen Venen münden posterior in den linken Vorhof, die systemischen Venen in den rechten Vorhof. Bei Neugeborenen münden die Vena cava superior und inferior spitzwinkliger als bei älteren Kindern.

Im Bereich des rechten Vorhofseptums ist die Fossa ovalis bei unreifen Neugeborenen gut zu erkennen. Mit dem Wachstum des Kindes wird sie deutlich kleiner.

Die Ventrikelhöhlen sind klar voneinander zu unterscheiden. Die Trikuspidalklappe ist immer assoziiert mit dem morphologisch rechten Ventrikel, sie liegt tiefer als die Mitralis. Die Mitralklappe ist fibrinös verbunden mit dem Ausflusstrakt, hat keinen Bezug zum Septum und ist immer morphologisch dem linken Ventrikel zuzuordnen.

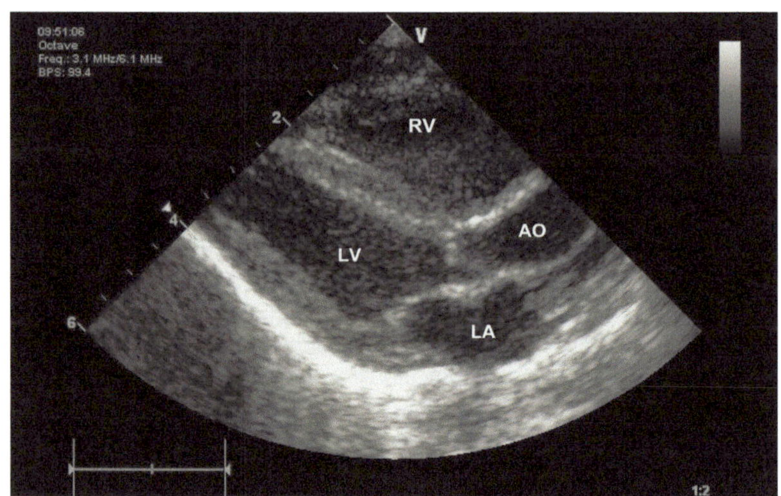

Abb. 3.1 Blick in das Herz eines Neugeborenen in der parasternal langen Achse. Zwischen linkem Ventrikel (LV) und rechtem Ventrikel (RV) befindet sich das Ventrikelseptum, zwischen LV und Aorta (AO) die Aortenklappe, zwischen linkem Vorhof (LA) und LV die Mitralklappe

Das kardiale Septum ist in einen atrialen, atrioventrikulären und ventrikulären Anteil zu unterteilen. Der atriale Anteil trennt rechten und linken Vorhof, wobei in frontaler Ansicht der rechte Vorhof über dem linken liegt. Das Vorhofseptum ist etwa 45° zur sagittalen Körperachse positioniert.

Der muskuläre atrioventrikuläre Anteil ist in die Funktion der Trikuspidalis und Mitralis eingebunden.

Das Ventrikelseptum ist mit dem membranösen und muskulären Anteil beim Neugeborenen in gesamter Länge nicht immer gut darstellbar. Es bedarf besonders zum Ausschluss eines Septumdefekts daher eines häufigen Wechsels des Schallkopfpositionen (Hunter et al. 2000; Madar et al. 2000).

Prinzipielle Zugangswege für die sonographische Darstellung des neonatalen Herzen sind der 2., 3. und 4. parasternale Interkostalraum. Es lassen sich eine kurze und eine lange Achse sowie der Vier-Kammer-Blick zur Echokardiographie nutzen.

Der Schallkopf kann dabei sowohl parasternal (■ Abb. 3.1, ■ Abb. 3.2, ■ Abb. 3.3, ■ Abb. 3.4), suprasternal (■ Abb. 3.5), subkostal (■ Abb. 3.6) oder apikal (■ Abb. 3.7) positioniert werden, mehrere Varianten sind zur Darstel-

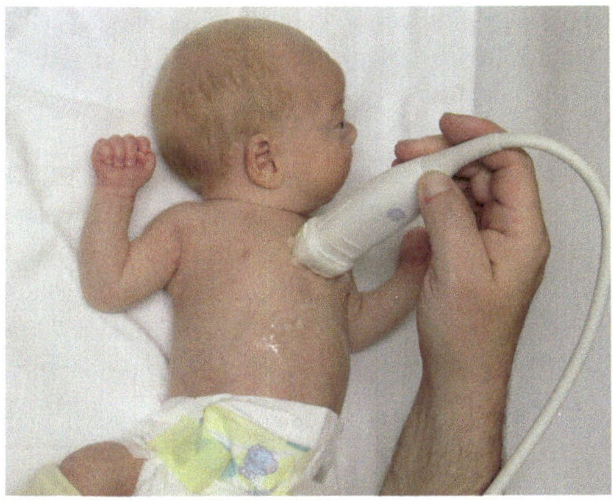

◘ Abb. 3.2 Schallkopfposition zur Darstellung der langen parasternalen Achse

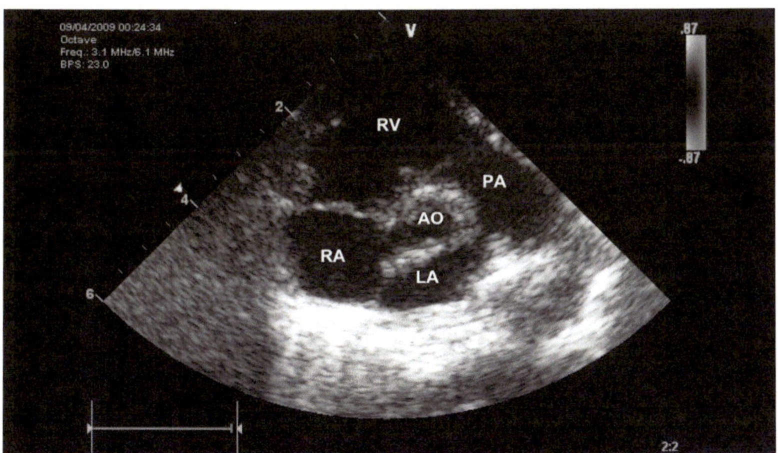

◘ Abb. 3.3 Blick in das Herz eines Neugeborenen in der parasternalen kurzen Achse. Um die Aortenklappe (AO) gruppieren sich im Uhrzeigersinn RV, Pulmonalarterie (PA), LA und rechter Vorhof (RA). Zwischen den Vorhöfen stellt sich das Vorhofseptum, zwischen RA und RV die Trikuspidalklappe und zwischen RV und PA die Pulmonalklappe dar lung gleicher Strukturen nutzbar. Persönliche Erfahrung und Übung spielen bei der Untersuchung vor allem sehr kleiner Kinder eine große Rolle.

Parasternal: lange Achse

Die lange Achse lässt sich longitudinal von der Basis der Aorta bis zum Apex einstellen. Es wird in dieser Einstellung möglich, einen Eindruck von der linken Kammer, dem linken Vorhof zur Aorta mit interventrikulärem Septum und einem Teil (vor allem dem anterioren) des rechten Ventrikels zu gewinnen. Der rechte Vorhof und der rechtsventrikuläre Ausflusstrakt sind nicht darstellbar. Diese Achse ist ebenso vom Apex einzustellen (Kampmann et al. 2000; ◘ Abb. 3.1, ◘ Abb. 3.2).

Parasternal: kurze Achse

Die kurze Achse ist 90° zur langen Achse gedreht aufzufinden. Der rechte Vorhof, der rechte Ventrikel, die Trikuspidalklappe, der rechtsventrikuläre Ausflusstrakt und die Pulmonalarterie sind um die zentrale Aorta einsehbar. Durch Kippen des Schallkopfes ist es möglich, den linken Ventrikel mit sich öffnender und schließender Mitralklappe darzustellen (◘ Abb. 3.3, ◘ Abb. 3.4). Weitere Schallkopfbewegungen ermöglichen einen Blick auf den Ductus Botalli und die Aorta descendens (Nagasawa 2010).

Vier-Kammer-Blick

Ebenfalls um 90° entlang der langen Achse gedreht, ist es möglich, den Vier-Kammer-Blick aufzuzeigen. Alle 4 Herzkammern können mit dieser Schallkopfpositionierung beurteilt werden, die vom Apex oder subkostal erfolgen kann. Die etwas nach vorn gedrehte Schallkopflage erlaubt den so genannten Fünf-Kammer-Blick mit zusätzlicher Sicht auf die Aorta. Nach hinten gekippt, ist der Sinus coronarius hinter dem linken Vorhof einstellbar. Von subkostal geschallt, sind zusätzlich das Vorhofseptum und ein Großteil des Kammerseptums zu sehen. Eine Drehung gegen den Uhrzeigersinn macht den rechtsventrikulären Ausflusstrakt mit posteriorem rechten Vorhof und zentral liegender Aorta sichtbar (Harada 1994; Riggs 1989; Schmitz 2004; ◘ Abb. 3.8).

Darstellung der großen Gefäße

Der Ursprung beider Pulmonalarterien ist in der kurzen Achse darstellbar. Die Aorta descendens und der linksventrikuläre Ausflusstrakt sind in den beschriebenen Achsen meist gut einstellbar.

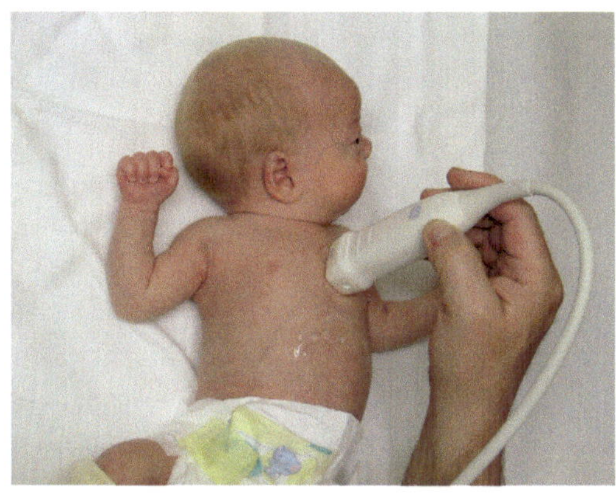

Abb. 3.4 Schallkopfposition zur Darstellung der kurzen parasternalen Achse

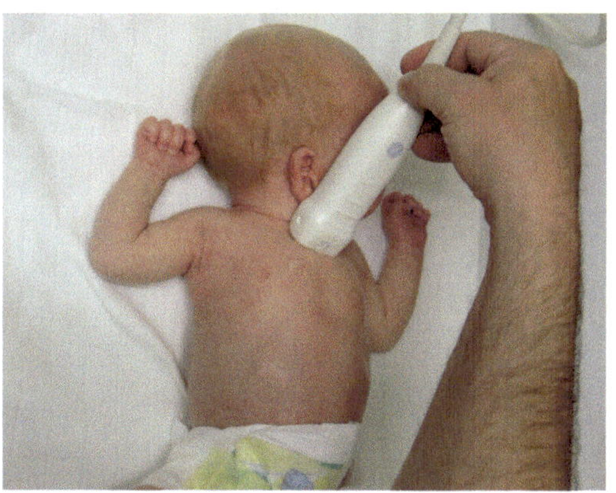

Abb. 3.5 Schallkopfpositionierung zur Darstellung kardialer Strukturen von suprasternal

Jedoch sind Aorta ascendens, Aortenbogen und Aorta descendens in einer Einstellung nur bei leicht nach hinten geneigtem Kopf des Kindes von suprasternal zu beurteilen (Abb. 3.9).

Die Vena cava superior kann gut mit Hilfe eines sagittalen subkostalen Schnittes vertikal zur Leber dargestellt werden (Abb. 3.10). Durch Winkelveränderungen ist es möglich, den Verlauf des Gefäßes bis in den rechten Vorhof zu verfolgen. Bei leichtem Kippen des Schallkopfes nach links ist eine Sicht auf die Aorta descendens mit den Abgängen der A. mesenterica superior

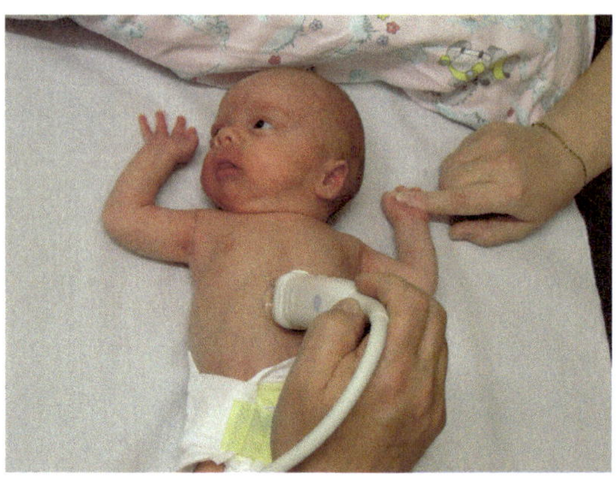

Abb. 3.6 Schallkopfpositionierung zur Darstellung kardialer Strukturen von subkostal

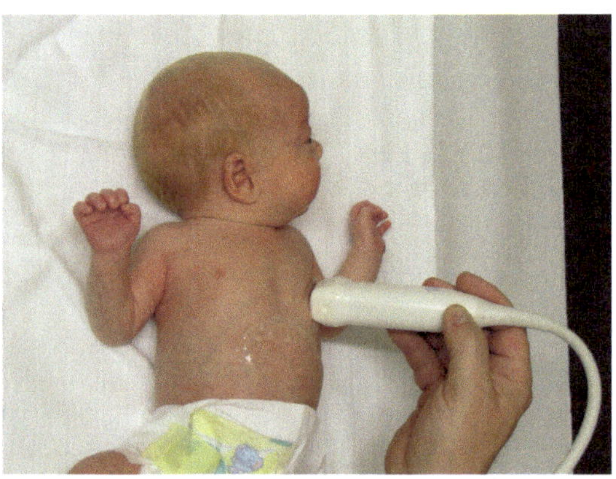

Abb. 3.7 Schallkopfpositionierung zur Darstellung kardialer Strukturen von apikal

und des Truncus coeliacus möglich (■ Abb. 3.11). Die pulmonalen Venen können häufig an der Rückseite des linken Vorhofes dargestellt werden (Hunter et al. 2000; Madar et al. 2000).

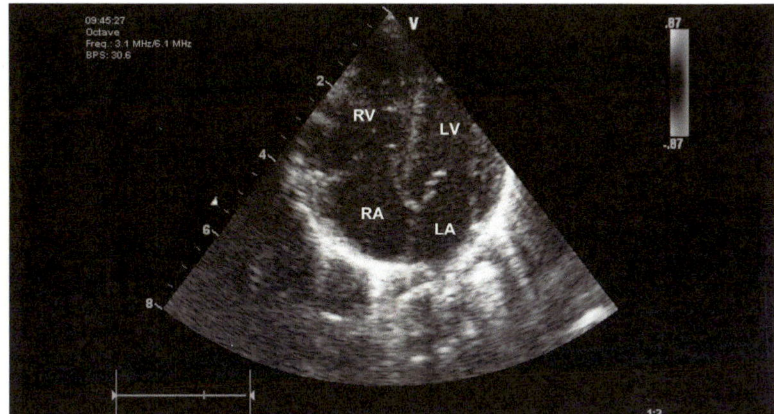

■ **Abb. 3.8** Blick in das Herz eines Neugeborenen aus dem apikalen 4-Kammer-Blick. Zwischen LA und LV befindet sich die Mitralklappe, zwischen RA und RV die etwas tiefer ansetzende Trikuspidalklappe. Beide Klappen sind hier geöffnet. Der RV zeigt ein charakteristisches Muskelbündel, die Trabecula septomarginalis

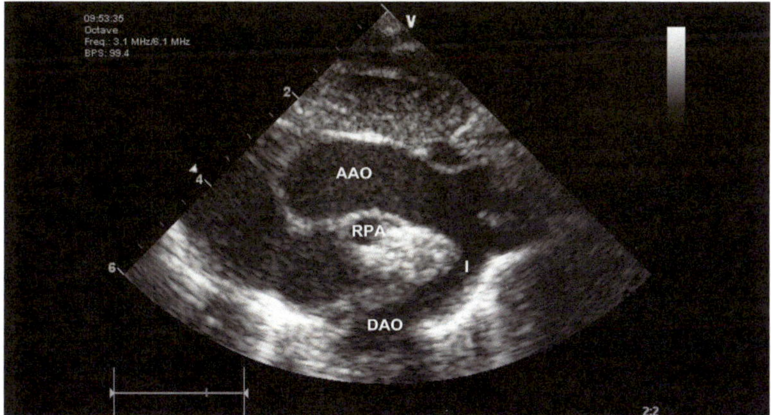

■ **Abb. 3.9** Von suprasternal gelingt durch den Thymus die Darstellung des gesamten Aortenbogens von der Aorta ascendens (AAO) über den Isthmus (I) bis zur Aorta descendens (DAO). In der Bildmitte sind im Querschnitt die rechte Pulmonalarterie (RPA) und der Hauptbronchus dargestellt

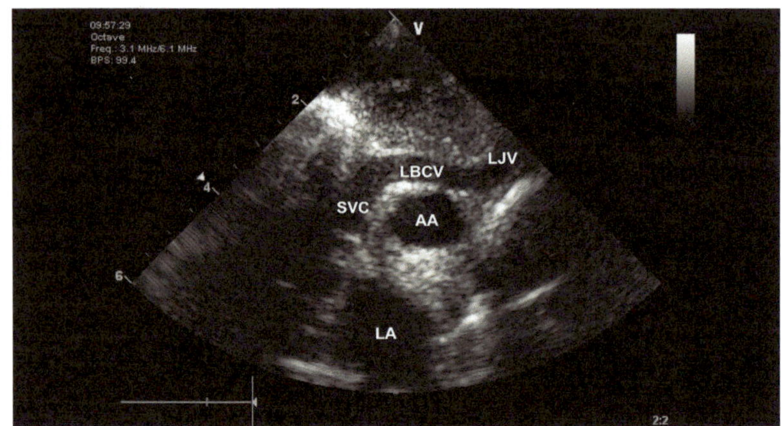

Abb. 3.10 Durch Drehung des Schallkopfes in suprasternaler Einstellung um 90° wird die Darstellung des venösen Abflusses von der linken Vena jugularis (LJV) über die Vena brachiocephalica sinistra (LBCV) in die obere Hohlvene (SVC) möglich. Der Aortenbogen (AO) ist im Querschnitt getroffen, darunter stellt sich der linke Vorhof (LA) dar

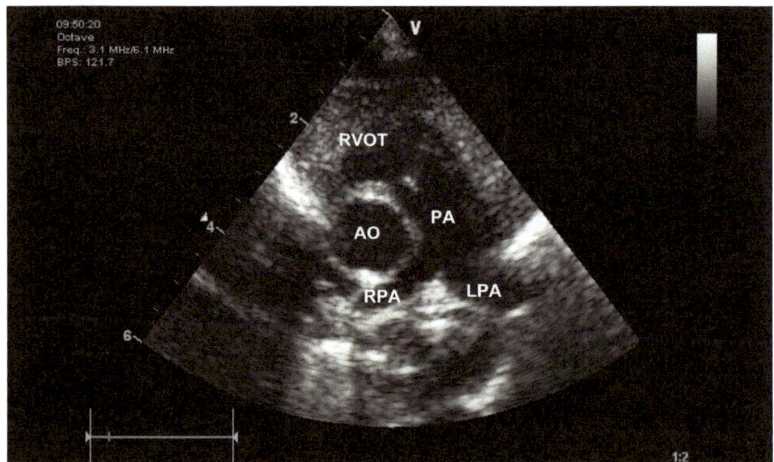

Abb. 3.11 Durch leichtes Drehen aus der kurzen parasternalen Achse nach kranial erhält man einen Blick in den rechtsventrikulären Ausflusstrakt (RVOT), auf den Pulmonalarterienstamm (PA) und die Bifurkation. Die rechte Pulmonalarterie (RPA) verläuft hinter der Aortenwurzel, die linke Pulmonalarterie (LPA) verschwindet im Lungenschatten

3.1.2 Dopplersonographische Messung kardialer Funktionsparameter

Durch dopplersonographische Flussmessungen ist es möglich, die kardiale Funktion des Neonaten unter Erfassungen von Zeiten (z.B. Klappenöffnung – zu Klappenschluss, Accelerationszeiten o.ä.), Geschwindigkeiten und Drücken und resultierende Indices zu beurteilen. Etablierte Normwerte für rechts- und linksventrikuläre Leistungsparameter sind dabei Grundlage für eine Objektivierung und Bewertung der Messungen. Schwerpunkt dieses Kapitels soll die Erarbeitung von Parametern und Untersuchungsschritten zur Diagnostik der Hämodynamik des Frühgeborenen oder erkrankten reifen Neugeborenen im Zusammenhang mit typischen neonatologischen Erkrankungen wie das idiopathisches Atemnotsyndrom oder Sepsis oder andere schwerwiegende Adaptationsstörungen sein. Es muss das Ziel der neonatologischen Herangehensweise sein, die pathophysiologischen Wechselwirkungen zwischen Ursache einer Erkrankung und deren Einflüssen auf die kardiale Leistung des kleinen Patienten zu erfassen.

Zunächst sollen wesentliche Parameter der dopplersonographischen kardialen Funktionsdiagnostik dargestellt und erläutert werden. In den vorab beschriebenen Schnittachsen ist es möglich, folgende Parameter zu bestimmen:

- pw-mode-kurze parasternale Achse über der Aortenklappe: linksventrikuläre systolische Zeitintervalle mit Präejektions- und Ejektionszeit (LPEP, LVET) (■ Abb. 3.12, ■ Abb. 3.13),
- pw-mode-kurze parasternale Achse über der Pulmonalklappe: rechtsventrikuläre systolische Zeitintervalle mit Präejektions- und Ejektionszeit (RPEP, RVET), Schlagvolumen rechts, Herzzeitvolumen rechts, Pulmonalisflusskurve (■ Abb. 3.14),
- pw- und cw-mode-kurze parasternale Achse A. pulmonalis: Ductus Botalli qualitativ und quantitativ
- pw-mode in suprasternaler Einstellung über der Aorta ascendens: Schlagvolumen links, Herzzeitvolumen links (■ Abb. 3.17),
- pw- und cw-mode Vier-Kammer-Blick über Trikuspidalklappe: Trikuspidalinsuffizienz (■ Abb. 3.18a, b).

Zur Messung der links- und rechtsventrikulären Präejektionszeiten ist ein integriertes EKG im Ultraschallgerät erforderlich.

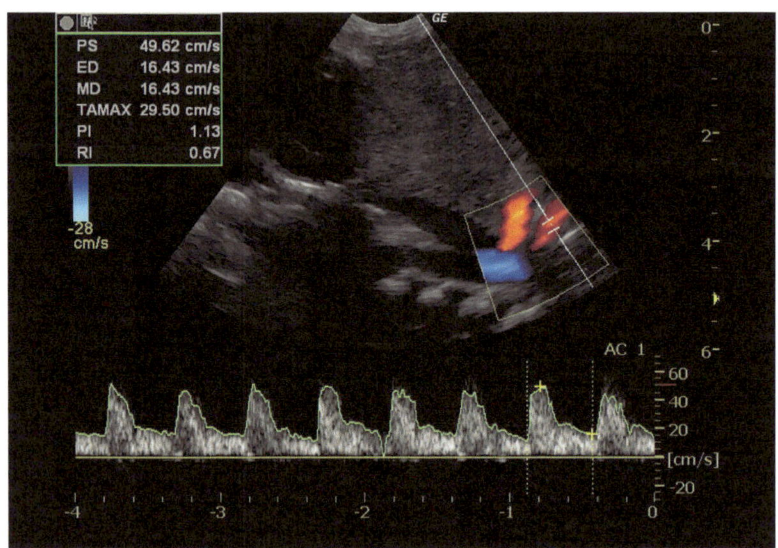

◼ Abb. 3.12 Im Verlauf ist die Aorta descendens mit den Abgängen kranial des Truncus coeliacus und kaudal der Arteria mesenterica superior darzustellen

Die systolischen links- und rechtsventrikulären Zeitintervalle

Sowohl in der Neonatologie als auch in der Geburtshilfe war die Messung der systolischen Zeitintervalle bereits Mitte der 70er- und 80er-Jahre eine etablierte Methode zur Beurteilung der hämodynamischen Situation der Feten und Neugeborenen geworden. Der Vorteil der Bestimmung der systolischen Zeitintervalle liegt in der Möglichkeit, relativ unkompliziert die Präejektionszeit als Maß für die Kontraktilität und die Ejektionszeiten zur Erfassung der Dauer der Austreibung zu erfassen. Die Austreibungszeiten korrelieren direkt mit den rechts- bzw. linksventrikulären Schlag- und Herz-Zeit-Volumina.

Mit Hilfe der Messung der Präejektionszeit wurden Schlüsse auf die myokardiale Kontraktilität unkompliziert und mit hoher interindividueller Reproduzierbarkeit darstellbar. Eine Verlängerung der rechtsventrikulären Präejektionszeit bei Neugeborenen, die durch Sectio caesarea geboren wurden, erlaubte den Untersuchern den Rückschluss, dass bei diesen Kindern eine prolongierte pulmonale Hypertension im Vergleich zu spontan geborenen

Kindern vorliegt. Weitere Arbeiten kamen zu kontroversen Ergebnissen und bestätigten besonders eine Abhängigkeit der rechtsventrikulären kardialen Adaptation von der Art der mütterlichen Narkose unter der Geburt (Makihura et al. 1993; Hata et al. 1997; Landell et al. 1984). Ebenfalls in der Perinatalphase konnte bei Neugeborenen, die nach Spätabnabelung untersucht wurden, eine signifikante Verkürzung der linksventrikulären Präejektionszeit gemessen und damit ein Vorteil für kardiale Adaptation geschlussfolgert werden (Kagiya et al. 1989). Eine myokardiale Dysfunktion des Neugeborenen lässt sich mit Hilfe der systolischen Zeitintervalle definieren und eine Verlängerung der linksventrikulären Präejektionszeit ist ein typischer Befund, der, mit entsprechender klinischer Symptomatik kombiniert, die Diagnose bestätigt. Ein hoher Stellenwert kann der Bestimmung der systolischen Zeitintervalle zur Beurteilung des hämodynamischen Einflusses eines persistierenden Ductus arteriosus auf die Kreislaufsituation von Frühgeborenen beigemessen werden. Vergleichende Untersuchungen mit anderen sonographischen Methoden, wie die Bildung einer Ratio aus linkem Vorhof und Aortendurchmesser, hat signifikante Vorteile für die Bewertung der Zeitintervalle erbracht. Mit einer Spezifität von 100% spricht eine signifikant verkürzte LPEP und verlängerte LVET für einen hämodynamisch bedeutungsvollen PDA (Heitz et al. 1984; Robel-Tillig et al. 2002).

Verschiedene geburtshilfliche Studiengruppen haben den Wert der Erhebung der systolischen Zeitintervalle zur fetalen Zustandsbeurteilung beschrieben und bestätigt (Ruckhäberle et al. 1989; Wunderlich et al. 1986). Besonders eine Verlängerung der Ratio aus LPEP und LVET zeigte mit guter Spezifität eine Verschlechterung der fetalen Situation an. Bei Feten nach vorzeitigem Blasensprung war eine signifikant prolongierte LPEP aufzuzeigen, die unter Sauerstofftherapie temporär rückläufig war. Problem der pränatalen Untersuchungen schien, bei insgesamt guter Übereinstimmung der Ergebnisse, ein Fehlen klarer Richtlinien zur Messung der Zeitintervalle zu sein. Einige Arbeitsgruppen benutzten neben der dopplersonographischen Bestimmung der Austreibungszeit eine M-Mode-Bestimmung der Präejektionszeit oder es erfolgte die parallele Ableitung eines Phonokardiogramms (Hsich et al. 1986; Cai et al. 2008). Möglicherweise ist die Methode aus diesen Gründen aus dem klinischen geburtshilflichen Alltag verschwunden.

In der Neonatologie gibt es eine Reihe neuerer Untersuchungen, die Vorteile der Messung der Zeitintervalle, besonders in der Beschreibung des hämodynamischen Zustandes der Neugeborenen, aufzeigen. Eine Arbeitsgruppe hat 2008 ein großes Kollektiv von Kindern und Jugendlichen zur Er-

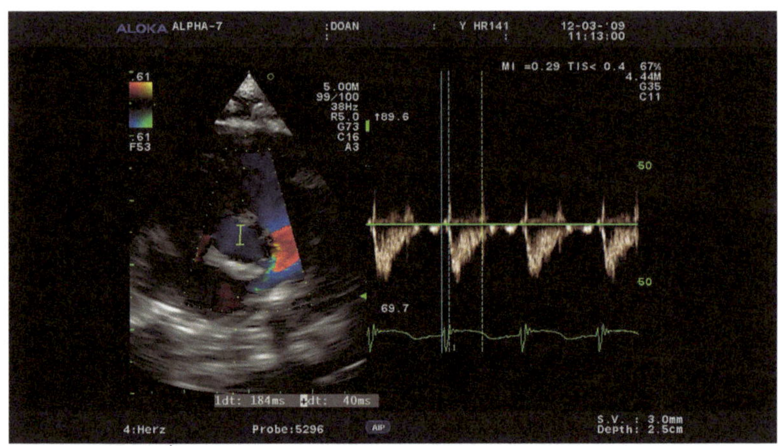

Abb. 3.13 Messung der linksventrikulären systolischen Zeitintervalle durch Einstellung der Aorta in kurzer parasternaler Achse mit integriertem EKG. Die linksventrikuläre Präejektionszeit (LPEP) entspricht der Zeit zwischen Q im EKG und Aortenklappenöffnung, die linksventrikuläre Ejektionszeit (LVET) entspricht der Zeit zwischen Aortenklappenöffnung und Klappenschluss

stellung von Normwerten für die links- und rechtsventrikulären Zeitintervalle dopplersonographisch untersucht (Cai et al. 2008). Wesentliche Ergebnisse dieser Studie und eigene Ergebnisse lassen sich prinzipiell im Folgenden zusammenfassen.

Messung der linksventrikulären Zeitintervalle

Wie oben beschrieben, wird das Kind in Rückenlage oder leichter Linksseitenlage untersucht. Durch Einstellung der kurzen parasternalen Achse ist die Aorta mit ihren Klappen gut einsehbar. Der Cursor wird zentral in die Klappenebene positioniert. Die Messung erfolgt bei laufendem EKG im pw-Mode. Wie in ◘ Abb. 3.13 dargestellt, lassen sich als klare senkrechte Linien Aortenklappenöffnung- und Klappenschlusssignal aufzeigen. Die Zeit zwischen beiden wird in ms gemessen und entspricht der linksventrikulären Austreibungszeit (LVET). Gestations- und lebensalterabhängige Normwerte sind in ◘ Tab. 3.1 zusammengefasst. Die linksventrikuläre Austreibungszeit korreliert signifikant negativ mit der Herzfrequenz des Kindes. Die Normalwerte sind für Herzfrequenzen zwischen 130–155/min berechnet. Bei Herzfrequenzen außerhalb dieser Bereiche ist eine Korrektur der LVET erforderlich (Cantor et al. 1978).

Tab. 3.1 Normalwerte für Frühgeborene und reife Neugeborene für die links-ventrikuläre Austreibungszeit am 1. und 5. Lebenstag		
Gestationsalter	**LVET 1. Lebenstag [ms]**	**LVET 5. Lebenstag [ms]**
23.–26. SSW	155 ± 10	157 ± 6
27.–28. SSW	159 ± 6	155 ± 6
29.–30. SSW	163 ± 9	160 ± 6
31.–32. SSW	171 ± 8	166 ± 9
33.–34. SSW	174 ± 7	168 ± 7
35.–37. SSW	177 ± 10	171 ± 6
> 37. SSW	194 ± 8	182 ± 5

Die Präejektionszeit wird in der gleichen dopplersonographischen Untersuchung unter Einbeziehung des EKG gemessen (Abb. 3.13). Die LPEP ist durch die Distanz zwischen Q im EKG und Klappenöffnungssignal zu berechnen. Sie wird ebenfalls in ms gemessen und ist kaum vom Gestations- und Lebensalter und Herzfrequenz abhängig. Die Normalwerte liegen zwischen 40–55 ms, dabei ist ein nicht signifikanter Abfall vom 1. zum 5. Lebenstag nachweisbar (Cantor et al. 1978). Der Quotient aus LPEP/LVET ist hilfreich bei der Beurteilung der hämodynamischen Situation und pathophysiologischer Hinweis auf spezifische Beeinträchtigungen der Kreislaufsituation. Normalwerte für diesen Quotienten liegen zwischen 0,35–0,42.

Messung der rechtsventrikulären Zeitintervalle

Die rechtsventrikulären Zeitintervalle werden ebenfalls in der kurzen parasternalen Achse über der Pulmonalklappe gemessen (Abb. 3.14). Die Zeit zwischen dem Signal für Klappenöffnung und Klappenschluss entspricht der rechtsventrikulären Austreibungszeit (RVET), die ebenfalls in ms angegeben wird. Die RVET korreliert, wie die LVET, negativ mit der Herzfrequenz. Normalwerte für Neugeborene unterschiedlichen Gestationsalters sind in Tab. 3.2 angegeben. Die RPEP wird durch Einbeziehung des EKG als Zeit zwischen Q und Öffnungssignal der Pulmonalklappe gemessen. Die Normalwerte für die RPEP liegen zwischen 40–53 ms, physiologisch ist eine signifikante Verkürzung der RPEP mit steigendem Lebensalter (Lindner et al. 1985) und

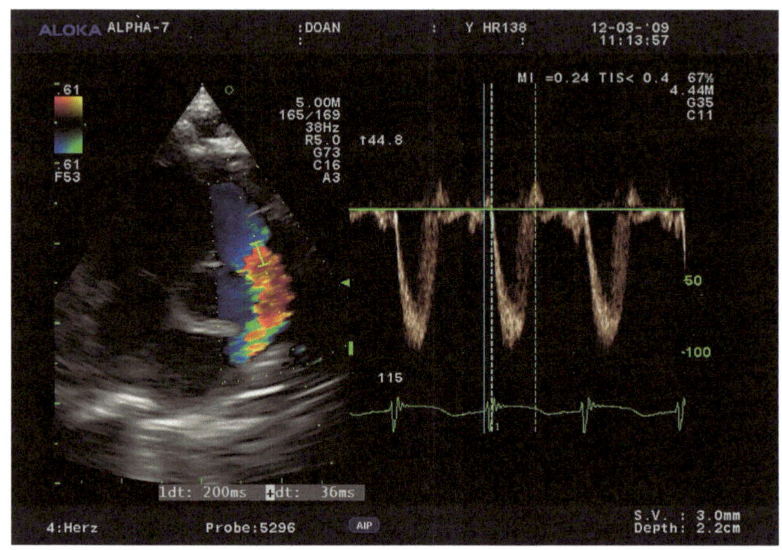

◘ Abb. 3.14 Messung der rechtsventrikulären systolischen Zeitintervalle durch Einstellung der Pulmonalklappe in der parasternalen kurzen Achse. Die rechtsventrikuläre Präejektionszeit (RPEP) entspricht der Zeit zwischen Q im EKG und Klappenöffnung, die rechtsventrikuläre Ejektionszeit (RVET) entspricht der Zeit zwischen Klappenöffnung und Klappenschluss

Abnahme des Quotienten aus RPEP/RVET zu verzeichnen. Normwerte für diesen Quotienten liegen zwischen 0,32–0,44.

Physiologische Veränderungen der systolischen Zeitintervalle

Die unmittelbare postnatale Adaptation des Neugeborenen an das extrauterine Leben ist eine Phase größter Umstellungen der Kreislaufverhältnisse. Der pulmonale Widerstand sinkt, der Systemdruck steigt an und damit werden auch dopplersonographisch messbare Parameter verändert.

Der am ersten Lebenstag noch erhöhte pulmonale Widerstand lässt sich durch eine verlängerte rechtsventrikuläre Präejektionszeit und damit einen Quotienten aus RPEP/RVET, der über dem Normalwert bzw. höher als der Quotient aus den Parametern der linksventrikulären systolischen Zeitintervalle liegt, darstellen. Während der ca. ersten 36 Stunden ist dies als physiologisch zu betrachten und klinisch meist ohne klinisches Korrelat. Besteht

⬛ Tab. 3.2 Normwerte für Frühgeborene und reife Neugeborenen für die rechtsventrikuläre Austreibungszeit am 1. und 5. Lebenstag

	RVET 1. Lebenstag [ms]	RVET 5. Lebenstag [ms]
23.–26. SSW	160 ± 4	161 ± 5
27.–28. SSW	170 ± 7	172 ± 3
29.–30. SSW	170 ± 4	175 ± 6
31.–32. SSW	180 ± 6	183 ± 4
33.–34. SSW	182 ± 4	187 ± 5
35.–37. SSW	184 ± 6	188 ± 5
> 37. SSW	190 ± 5	195 ± 4

jedoch in den folgenden Tagen ein erhöhter Sauerstoffbedarf bei den untersuchten Kindern und die Parameter sind weiterhin durch RPEP/RVET > LPEP/LVET gekennzeichnet, sollte von einer persistierenden pulmonalen Hypertension ausgegangen werden und weitere klinische und echokardiographische Untersuchungen müssen die Diagnose erhärten (Yared et al. 2011; Su 1997).

Die linksventrikulären Zeitintervalle sind in den ersten Tagen physiologisch durch den noch persistierenden Ductus arteriosus beeinflusst. Damit verlängert sich meist die LVET, was sich jedoch, bei hämodynamisch nicht bedeutenden PDA, durch die noch geringere linksventrikuläre Pumpleistung nicht in Messwerten widerspiegelt. Die LPEP ist noch verkürzt und wird sich ab dem zweiten Lebenstag normalisieren. Besteht eine verlängerte LVET und verkürzte LPEP und damit ein deutlich erniedrigter Quotient aus beiden, ist von einem hämodynamisch bedeutenden PDA auszugehen und weitere Untersuchungen sind anzuschließen.

Pathophysiologische Veränderungen der systolischen Zeitintervalle bei hämodynamischen Veränderungen des Neugeborenen

Mit Hilfe der Messung der Zeitintervalle ist eine Spezifizierung der Diagnostik von pathologischen Kreislaufreaktionen möglich. Pathophysiologische Grundlagen der Veränderungen von rechts- und linksventrikulären Zeitintervallen werden im Rahmen der Erläuterung der speziellen Krankheitsbilder

◘ Tab. 3.3 Veränderungen der systolischen links- und rechtsventrikulären Zeitintervalle im Rahmen spezieller hämodynamischer Erkrankungen

	LPEP	LVET	LPEP/ LVET	RPEP	RVET	RPEP/ RVET
Persistierender Ductus arteriosus	Verkürzt	Verlängert	Erniedrigt	–	–	–
Myokardiale Dysfunktion	Verlängert	Normal bis verkürzt	Erhöht	–	–	–
Hypovolämie	Normal bis verkürzt	Verkürzt	–	Normal	verkürzt	–
Persistiernde pulmonale Hypertension	–	–	–	Verlängert	Normal bis verkürzt	Erhöht

unter Einbeziehung weiterer Parameter und klinischer Symptome aufgezeigt, eine Zusammenfassung der qualitativen Veränderung der systolischen Zeitintervalle ist in ◘ Tab. 3.3 dargestellt.

Isovolumetrische Kontraktions- und Relaxationszeit und Tei-Index

Eine weitere Möglichkeit, systolische und diastolische Zeiten zu bestimmen, besteht in der dopplersonographischen Messung des Mitralklappeneinflusses. Die Messung erfolgt mit Positionierung des Sample Volume in der Mitralklappe im apikalen 4-Kammer-Blick. Gemessen wird die Zeit zwischen Mitralklappenschluss und Öffnung, dieses Intervall ist identisch mit der Summe aus isovolumetrische Kontraktionszeit, Ejektionszeit und isovolumetrischer Relaxationszeit, wobei die isovolumetrische Kontraktionszeit von Mitralklappenschluss bis Beginn Ejektionszeit und isovolumetrische Relaxationszeit vom Ende der Ejektionszeit bis Mitralklappenöffnung gemessen wird. Der so genannte Tei-Index wird aus der Summe der isovolumetrischen Zeiten dividiert durch die Ejektionszeit erstellt. Dieser Index ermöglicht damit eine kombinierte Beurteilung der systolischen und diastolischen myokardialen Leistungsfähigkeit (Schmitz et al. 2003, 2004; Tei 1995; Ichihashi et al. 2005).

Myokardialer Performance-Index des rechten Ventrikels (RIMP)

Der RIMP stellt einen Index dar, der die Möglichkeit der Einschätzung der Funktion des rechten Ventrikels bietet. Integriert in die Berechnung des Index wird eine Messung der Zeit zwischen Trikuspidalklappenschluss und Trikuspidalklappenöffnung im apikalen Vier-Kammer-Blick. Diese setzt sich aus isovolumetrischer Kontraktionszeit, rechtsventrikulärer Austreibungszeit und isovolumetrischer Relaxationszeit zusammen. Die rechtsventrikuläre Austreibungszeit kann, wie bei der Messung der rechtsventrikulären Zeitintervalle beschrieben, unkompliziert in der kurzen parasternalen Achse über der Pulmonalklappe gemessen werden.

Die Berechnung erfolgt aus der Differenz zwischen Trikuspidalschluss und -öffnung (ms) – rechtsventrikuläre Austreibungszeit (ms) / rechtsventrikuläre Austreibungszeit (ms) (Alp 2012; Cernik 2012).

Normalwerte für den Durchmesser der Aortenklappe und der Pulmonalklappe

Um das Schlagvolumen oder das Herzminutenvolumen der Neugeborenen zu berechnen, ist die Kenntnis des Aortendurchmesser bzw. des Durchmessers der Arteria pulmonalis erforderlich. Die echokardiographischen Messungen des Durchmessers der großen Gefäße sind beim Neugeborenen prinzipiell in leichter Supinationslage oder geringer Linksseitenlage möglich. Die Pulmonalklappe kann in der rechten parasternal langen Achse, der Aortendurchmesser in der linken parasternalen langen Achse dargestellt werden. Außerdem ist es möglich, beide Gefäße in der parasternal kurzen Achse zu messen. Dabei werden die Durchmesser auf Klappenebene erfasst. Vorteil dieser Messmethode ist, dass mit einem Untersuchungsgang beide Durchmesser gemessen werden können. In der Literatur gibt es prinzipielle Angaben zur Abhängigkeit des Durchmessers der großen Gefäße von der Funktion des linken bzw. rechten Herzens und damit sind Veränderungen innerhalb der Neonatalperiode mit Nachlassen des pulmonalen Widerstandes erklärbar. Fetale Messungen der großen Gefäße ergaben einen Quotienten aus Pulmonalis- und Aortendurchmesser von 1,4. Unmittelbar postnatal wird dieser Quotient mit 1,3 angegeben, bereits nach 3–6 Lebenstagen liegt er bei 1,09 und damit sind die beiden Durchmesser fast angeglichen. Das Wachstum der morphologischen Strukturen während der ersten Lebensjahre ist fast linear und postnatal weisen die Herzkammern und die Durchmesser der Aorta und A. pulmonalis ca. 50% der adulten Größe auf. In ◘ Abb. 3.15 und ◘ Abb. 3.16 sind Normalwerte für die Aortenklappe und Pulmonalisklappe in Abhängigkeit

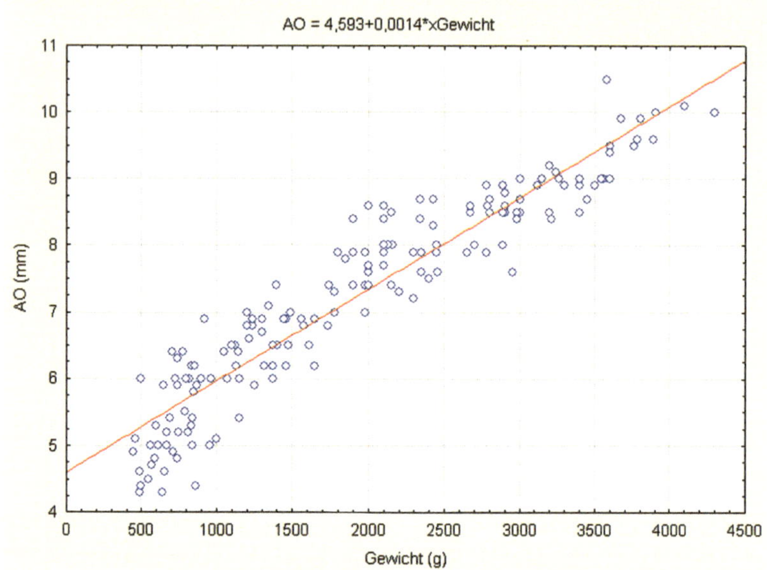

Abb. 3.15 Durchschnittswerte für den Durchmesser der Aortenklappe bei Frühgeborenen und reifen Neugeborenen durch Darstellung der Korrelation zwischen Gewicht und Klappendurchmesser

vom Geburtsgewicht angegeben. Es besteht eine enge Korrelation der Durchmesser der großen Gefäße zum Geburtsgewicht, während die Korrelation zum Gestationsalter weniger deutlich ist (Ichida et al. 1987; Schmidt et al. 1999; Gussenhoven et al. 1983; Kirk et al. 1999; Nidorf et al. 1992; Trowitzsch et al. 1991).

Bei der Berechnung der Schlagvolumina oder Herzzeitvolumina wird der Radius der Gefäße im Quadrat in die Rechnung einbezogen. Daraus erklärt sich ein großer Fehler bezüglich der berechneten Volumina bei nur gering abweichenden Messwerten für die Durchmesser. Es ist also empfehlenswert, für Folgeuntersuchungen zur Überprüfung der Herzleistung einmal gemessene Werte weiter zu verwenden, andererseits ist die Benutzung festgelegter Normwerte sicher auch hilfreich, den Fehler zu minimieren.

Diese Erläuterungen und die angegebenen Normalwerte setzen ein strukturell normales Herz bei den Frühgeborenen oder reifen Neugeborenen voraus. Selbstverständlich sind bei einer großen Anzahl von kongenitalen Vitien

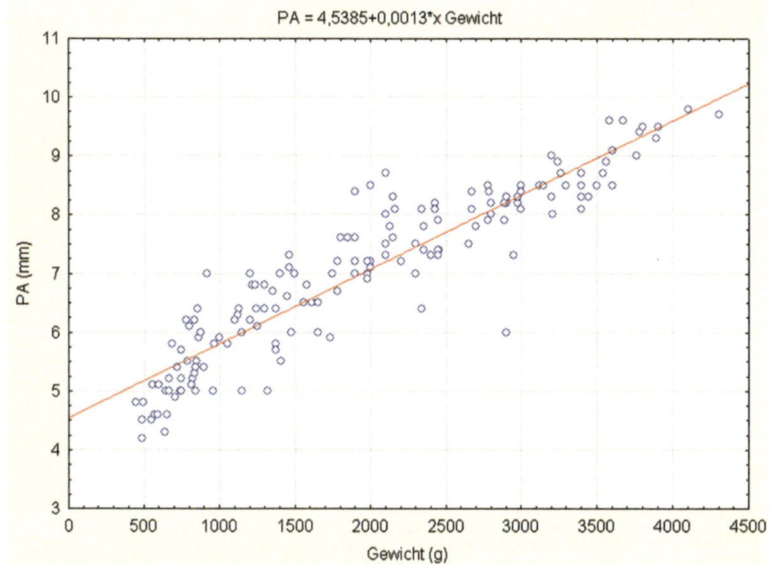

■ Abb. 3.16 Durchschnittswerte für den Durchmesser der Pulmonalklappe bei Frühgeborenen und reifen Neugeborenen durch Darstellung der Korrelation zwischen Gewicht und Klappendurchmesser

die Klappen primär oder durch Funktionseinschränkungen einer Herzhälfte in ihrer Größe verändert (Shiraishi et al. 1988; Van Meurs-van Wozik et al. 1982, 1987; Chen et al. 2007; Pepas et al. 2003; Hutter et al. 2001; David et al. 1997). Dies muss bei der Berechnung der Herzleistungsparameter für diese Kinder berücksichtigt werden.

Bestimmung des linksventrikulären Herzzeitvolumens (Cardiac Output)

Das linksventrikuläre Herzzeitvolumen (LVO) ist eine wesentliche Determinante des systolischen Blutflusses und damit der Sauerstoffversorgung des Körpers. Die Bestimmung dieses Parameters ist diagnostisch sinnvoll und nützlich in Intensivtherapie und Neonatologie. Messungen des systolischen Blutdruckes sind etabliert, aber, wie in vielen Studien bewiesen, störanfällig und wenig aussagefähig. Der mittlere arterielle Druck berechnet sich aus Cardiac Output und systemisch vaskulärer Resistance, damit sind isolierte Stö-

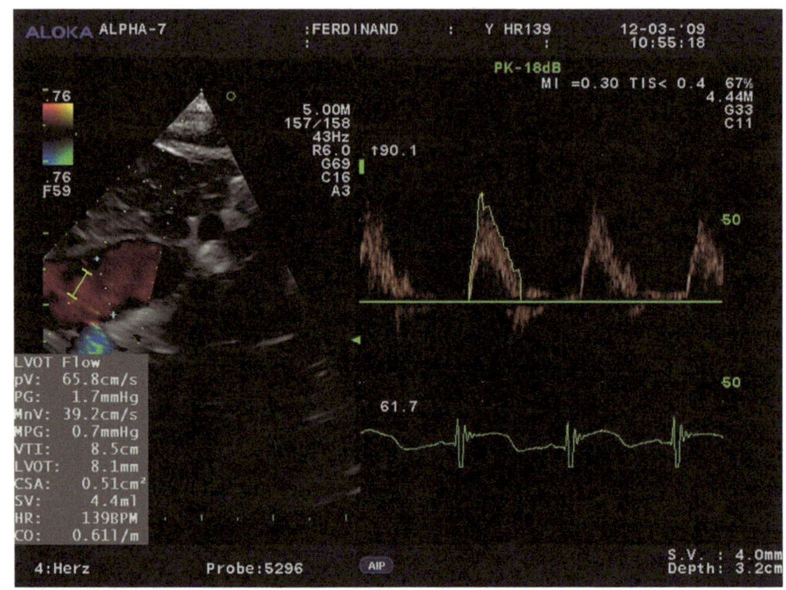

□ Abb. 3.17 Messung des Herzzeitvolumen links aus suprasternaler Schallkopfposition unter Einstellung der Aorta ascendens

rungen des Blutdruckes schwierig in ihren Auswirkungen auf die Hämodynamik des Kindes zu interpretieren. So ließ sich darstellen, dass bei Frühgeborenen mit erniedrigten linksventrikulären Herzzeitvolumen und erniedrigtem Serum-Cortisol eine höhere Mortalität trotz Surfactant-Gabe und inotroper Kreislauftherapie sowie normalen arteriellen Drücken aufzuzeigen war (Kluckow et al. 2007).

Der günstigste Zugang zur Messung des LVO ist die suprasternale Schallkopfpositionierung und Messung der Geschwindigkeit in der Aorta ascendens. Dabei ist die Auswertung des Signals mit der höchstens Geschwindigkeit als relevant anzusehen, das Integral unter der Kurve wird berechnet. Das Signal ist durch einen raschen systolischen Anstieg und ebenso raschen Abfall gekennzeichnet. Das Flussprofil ist laminar und nicht turbulent (□ Abb. 3.17).

Die Software der meisten US-Geräte beinhaltet eine Berechnung des Herzzeitvolumens. Eine manuelle Berechnung ist nach der Formel:

$LVO = \pi\, r^2\, (cm^2) \times$ Integral unter Kurve der mittleren Geschwindigkeit
Ao $(cm/s) \times$ LVET $(s) \times$ Hf (min^{-1}) / kg Körpergewicht

Tab. 3.4 Linksventrikuläre Herzzeitvolumina bei unreifen und reifen Neugeborenen am 1. Lebenstag

Gestationsalter	24.–26. SSW	27.–30. SSW	31.–36. SSW	> 37. SSW
Herzzeitvolumen (ml/kg/min)	220 ± 56	254 ± 45	260 ± 35	265 ± 46

Damit ergibt sich die in der Neonatologie übliche Angabe in ml/kg/min. Hauptsächliche Fehlerquelle ist, wie bereits erläutert, die Messung des Aortendurchmessers (Pladys et al. 1999; Alverson 1985).

Limitiert wird die Bestimmung des LVO durch thorakale Luftansammlungen, wie beim Pneumothorax oder Pneumoperikard. Dabei wird eine korrekte Einstellung der Aorta schwierig und die Messung möglicherweise ungenau. Für den klinischen Alltag ist, bis auf die genannten Einschränkungen, die Bestimmung des Herzzeitvolumens durch Dopplersonographie eine gut praktikable Methode. Normalwerte für das linksventrikuläre Volumen wurden von mehreren Studiengruppen zwischen 160–325 ml/kg/min bestimmt. Unreife Frühgeborene weisen gegenüber reifen Neugeborenen ein gering erniedrigtes Minutenvolumen auf (Alverson 1988; Alverson et al. 1982). Es empfiehlt sich, für die eigene Arbeitsgruppe Normalwerte des benutzten Ultraschallgerätes zu erstellen, da es zu individuellen Abweichungen kommen kann.

Wir bestimmten bei 180 Neugeborenen innerhalb der ersten 24 Stunden die linksventrikulären Herzzeitvolumina. Voraussetzung war, dass bei keinem der Kinder eine strukturelle Anomalie des Herzens, kein hämodynamisch relevanter Ductus arteriosus oder myokardiale Dysfunktionen vorlagen (Tab. 3.4).

Wesentliche Beeinflussung erfährt die linksventrikuläre Auswurfleistung innerhalb der ersten Lebenstage durch den zunächst physiologisch persistierenden Ductus arteriosus. Beim hämodynamisch bedeutenden Duktus kommt es zur erheblichen Rezirkulation des Blutes in das pulmonale Gefäßbett. Der Links-rechts-Shunt über den Duktus mit erhöhtem Cardiac Output hat keine Bedeutung für den systemischen Blutfluss im Sinne eines verstärkten Sauerstofftransportes und führt besonders beim Frühgeborenen zur kardialen Belastung und Verschlechterung der pulmonalen Funktion. Das entstehende duktale Steal-Phänomen wirkt sich negativ auf die hämodynamische Leistung der Neugeborenen und die Organperfusion aus. Ebenso ist

◘ Tab. 3.5 Qualitative Veränderungen des linksventrikulären Herzzeitvolumens und der Herzfrequenz bei funktionellen hämodynamischen Störungen bei Neugeborenen

	Persistierender Ductus arteriosus	Hypovolämie	Myokardiale Dysfunktion
Herzzeitvolumen	Erhöht	Vermindert	Vermindert
Herzfrequenz	Erhöht	Erhöht	Erhöht

der LVO bei der myokardialen Dysfunktion oder schwerer Hypoxie des Neugeborenen negativ beeinflusst (Kluckow 2005; Yanowitz et al. 1999; Takahashi et al. 1996; Harad et al. 1994; Evans u. Kluckow 1996). Spezifische Veränderungen werden in kommenden Kapiteln zu den jeweiligen konkreten Krankheitsbildern dargestellt. Qualitative Einflüsse hämodynamischer Störungen auf das LVO sind in ◘ Tab. 3.5 zusammengefasst.

Bestimmung des rechtsventrikulären Herzzeitvolumens

Das rechtsventrikuläre Herzzeitvolumen (RVO) wird nach dem gleichen Prinzip wie das LVO ermittelt. Zunächst erfolgt die Messung des Durchmessers der A. pulmonalis. Hier erfolgt die Bestimmung ebenso am günstigsten in der kurzen parasternalen Achse. Der Fehler ist möglicherweise noch größer als bei der Messung des Aortendurchmessers anzusehen, da der Dopplerstrahl parallel zur Wand der Arterie einfällt. Es empfiehlt sich, nach einmaliger Messung den ermittelten Durchmesser für die nachfolgenden Untersuchungen weiter zu verwenden, um eine Vergleichbarkeit der berechneten Volumina zu erzielen.

Bei Platzierung des Sample Volume in Klappenmitte lassen sich die Flussgeschwindigkeit und das Integral unter der Kurve bestimmen. Die Ermittlung des RVO erfolgt dann ebenfalls über die Formel:

RVO (ml/kg/min) = $\pi\, r^2$ (cm^2) × RVET (s) × Integral unter Kurve mittlere Geschwindigkeit A. pulmonalis (cm/s) × Hf (min^{-1}) / kg Körpergewicht

Das Flussmuster sollte für die Messung laminar und nicht turbulent, wie bei Stenosen im Bereich der A. pulmonalis zu beobachten, sein (◘ Abb. 3.14).

Normalwerte für das RVO liegen im selben Bereich, wie das LVO, zwischen 150–330 ml/kg/min. Nach den ersten Lebensstunden ist ein Anstieg der rechtsventrikulären Auswurfleistung zu erwarten. Beeinflussungen des RVO werden bei hämodynamisch relevantem PDA, persistierendem Foramen

◘ Tab. 3.6 Qualitative Veränderungen des rechtsventrikulären Herzzeitvolumens und der Herzfrequenz bei funktionellen hämodynamischen Störungen bei Neugeborenen

	Persistierender Ductus arteriosus	Persistierendes Foramen ovale	Myokardiale Dysfunktion
Rechtsventrikuläres Herzzeitvolumen	Erniedrigt	Erhöht	Erniedrigt
Herzfrequenz	Erhöht	Normal bis erhöht	Erhöht

ovale mit Links-rechts-Shunt, Hyoxämie oder Schocksituationen erwartet (Clark et al. 2004). Eine qualitative Veränderung des RVO bei genannten hämodynamischen Störungen ist in ◘ Tab. 3.6 zusammengefasst.

Bestimmung des pulmonal-arteriellen Druckes

Der Bestimmung des Druckes in der Arteria pulmonalis gilt seit mehr als 30 Jahren das Interesse kardiologischer Untersuchungen in der Neonatologie. Es wurden enge Verbindungen zwischen dem RDS des Frühgeborenen, erhöhtem pulmonal-arteriellen Druck und sich entwickelnder bronchopulmonaler Dysplasie geschlussfolgert. Mit Beginn des Einsatzes von Surfactant in der Therapie des Atemnotsyndroms und sich daraus ergebenden Erfolgen mit deutlich sinkender Mortalität und Langzeitmorbidität der Frühgeborenen traten hämodynamische Untersuchungen wieder etwas in den Hintergrund. Durch verbesserte Ultraschalltechnik wurde in den vergangenen zwei Jahrzehnten die nichtinvasive und damit komplikationsarme Messung des Druckes in der Arteria pulmonalis ermöglicht. Neuere Studien haben wieder die Bedeutung der Bestimmung des Druckes in der Arteria pulmonalis besonders zur Diagnostik der persistierenden pulmonalen Hypertension des Neugeborenen im Zusammenhang mit verschiedenen klinischen Risikosituationen wie Sepsis, Mekonium-Aspirations-Syndrom oder Fehlbildungen, z.B. angeborene Zwerchfelldefekte, bewiesen. In der klinischen Praxis ist es von erheblicher Relevanz, dass die Effektivität des Einsatzes verschiedener vasodilatatorisch wirkender Medikamente durch Kontrolle des Pulmonalarteriendruckes beurteilt werden kann (Akiba u. Akiba 2002; Mourani et al. 2008; Skinner et al. 1991a,b; 1996a,b; Stevenson 1999).

Im Wesentlichen lassen sich 3 Möglichkeiten zur Beurteilung des Druckes in der PA empfehlen:

- Qualitative und quantitative Messung der Insuffizienz über der Trikuspidalklappe (TI)
- Bestimmung der Shuntrichtung und Flussgeschwindigkeit über Ductus arteriosus (PDA)
- Bestimmung der rechtsventrikulären Zeitintervalle

Messung der Trikuspidalinsuffizienz

Eine messbare Insuffizienz über der Trikuspidalis ist physiologisch bei Neugeborenen und besonders bei Frühgeborenen während der ersten 36 Lebensstunden. Entscheidend für die klinisch pathologische Relevanz sind somit die Persistenz der TI sowie die Höhe der Geschwindigkeit des Flusses und damit des existierenden Druckgradienten. Die Berechnung erfolgt auf Grundlage der Bernoulli-Gleichung: $p = 4\,v^2$, wobei p dem Druckgradienten und v der Blutflussgeschwindigkeit entspricht. Ziel der Untersuchung muss die Erfassung der höchsten Geschwindigkeit sein. Dazu sollte zunächst mit Hilfe des Farbdopplers die Insuffizienz im apikalen oder subkostalen 4-Kammer-Blick dargestellt werden. Wesentlich ist die sichere Unterscheidung von der Mitralklappe. Der Fluss über der Trikuspidalis ist immer mehr medial als über der Mitralis nachweisbar.

Die Messung der Trikuspidalinsuffizienz erfolgt mittels cw-Doppler, da die Geschwindigkeit für die Erfassung mit dem pw-Doppler zu hoch ist. Akustisch ist die Insuffizienz während der Doppleruntersuchung häufig früher zu hören als zu sehen. Die beste Position ist oft durch kleine Bewegungen des Schallkopfes zu erreichen. Als typisches Bild ist eine niedrige diastolische Flussbewegung oberhalb der Nulllinie auf den Schallkopf zu, gefolgt von der mit höherer Geschwindigkeit abwärts fließenden Trikuspidalinsuffizienz (■ Abb. 3.18). Um ein optimales Untersuchungsergebnis zu sichern, sollte man mindestens zweimal aus anderer Position schallen und den Fluss mit der höchsten Geschwindigkeit als relevant betrachten und registrieren.

Der Effizienz der Untersuchung des PAP durch Messung der Trikuspidalinsuffizienz sind jedoch gewisse Grenzen gesetzt. Zu einem kann die Messung sehr zeitaufwendig und beim unruhigen Kind schwierig sein. Weiterhin wird die interindividuelle Reproduzierbarkeit von einigen Studiengruppen als nicht optimal bewertet und wie bei vielen Messungen empfiehlt es sich, den Verlauf durch dieselben Untersucher kontrollieren zu lassen. Ein zweites Problem in der Bewertung der Befunde stellt die große Breite der Physiologie, besonders beim unreifen Frühgeborenen dar. So ist in dieser Patientengruppe eine Geschwindigkeit zwischen 1,8–4 m/s bei hämodynamisch ungestörten

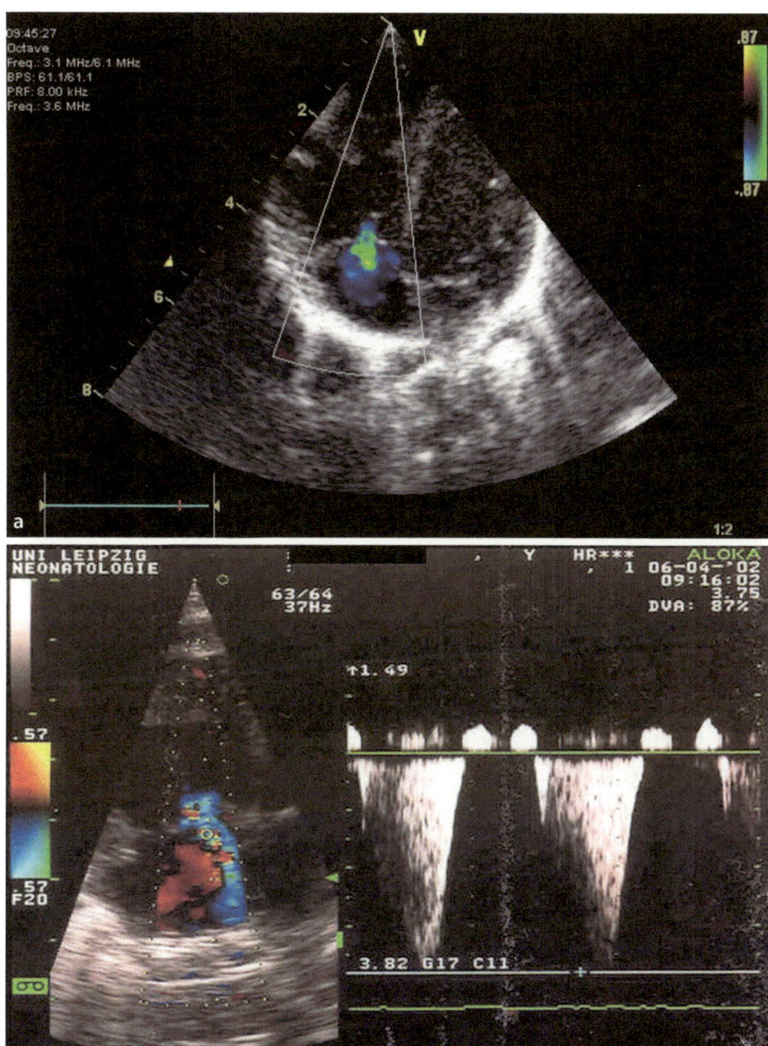

◘ Abb. 3.18 **a** Darstellung einer geringeren Trikuspidalinsiffizienz aus apikaler Schallkopfposition im Vier-Kammer-Blick. **b** Dopplersonographische Messung einer schwerwiegenden Trikuspidalinsuffizienz aus gleicher Einstellung wie **a**

◼ **Tab. 3.7** Normalwerte für Trikuspidalinsuffizienz und Pulmonalarteriendruck bei reifen Neugeborenen und Frühgeborenen am 1. und 3. Lebenstag				
	TI am 1. LT [m/s]	TI am 3. LT [m/s]	PAP am 1. LT [mmHg]	PAP 3. LT [mmHg]
Reife Neugeborene	3,5	2,7	55	30
Frühgeborene	3,2	2,4	41	23

Kindern gemessen worden. Andererseits kann eine Veränderung von 0,3–0,4 m/s bereits eine relevante Veränderung des Pulmonalarteriendruckes bedeuten. Eine weitere Einschränkung bezüglich der Bewertung der Befunde ist die Tatsache, dass bei Kindern mit klinisch manifester BPD häufig keine Trikuspidalinsuffizienz aufzuzeigen ist. Ebenso ist überraschenderweise auch bei schwer hypoxischen Neugeborenen in vielen Fällen keine TI zu messen (Skinner et al. 1993; Schmitz et al. 1997).

Mehrere Arbeitsgruppen geben Normalwerte für den Pulmonalarteriendruck an, berechnet aus der gemessenen TI (◼ Tab. 3.7). Eine genaue Druckbestimmung ist jedoch nur in 30–73% der Fälle zu erwarten (Berger et al. 1985; Melek et al. 2006).

Beurteilung des Flussprofils und Bestimmung der Geschwindigkeiten des Flusses über dem persistierenden Ductus arteriosus

Eine Persistenz des Ductus arteriosus innerhalb der ersten Lebensstunden bis Tage ist physiologisch und kann damit zur Bestimmung des Druckes in der Arteria pulmonalis genutzt werden. Die Richtung und Geschwindigkeit des duktalen Flusses ist abhängig vom Verhältnis des Druckes zwischen Aorta und Arteria pulmonalis. Bei klinisch gesunden Neugeborenen kann aufgrund des höheren Systemdruckes niemals ein kompletter Rechts-links-Shunt über dem Duktus gemessen werden. Bei strukturellen Herzerkrankungen oder einer schwerwiegenden persistierenden pulmonalen Hypertension des Neugeborenen ist ein Rechts-links-Shunt diagnostisch wegweisend.

Ein bidirektionaler Shunt ist nachweisbar, wenn gleicher Druck im rechten und linken Herzen vorliegt. Dabei ist in der Systole ein Rechts-links-Shunt zu registrieren, da die Pulmonaliswelle durch ihre morphologische Beziehung den Duktus vor der Aortenwelle erreicht. Ein solcher bidirektionaler Shunt ist normal bei gesunden Neugeborenen innerhalb der ersten 12 Stunden, danach sollte der Lungengefäßwiderstand nachlassen und ein kompletter Links-rechts-Shunt zu verzeichnen sein. Die Geschwindigkeit ist während der ersten Lebensstunden zunächst während der Systole niedrig (< 1 m/s) und höher in der Diastole. Während des Duktusverschlusses kommt es zum Anstieg der Geschwindigkeiten bis zu etwa 2–3 m/s in der Systole. Typisch für einen großen Duktus mit hohen Shuntvolumen ist eine hohe systolische Geschwindigkeit mit niedriger enddiastolischer Geschwindigkeit. Im Gegensatz dazu lassen sich bei ebenfalls komplettem Links-rechts-Shunt, morphologisch weitem Duktus, aber systemischer Hypotension niedrige Flussgeschwindigkeiten nachweisen.

Zur qualitativen und quantitativen Darstellung des Ductus arteriosus ist wie bei allen Flussmessungen zunächst eine Visualisierung mit Hilfe des Farbdopplers hilfreich und meist unkompliziert möglich. Bei bidirektionalem Shunt ist die Messung vom pulmonalen Ende des PDA günstig. Das Sample Volume sollte dabei in Richtung Aorta bewegt werden. Die Geschwindigkeit der Rechts-links-Komponente lässt sich dann in Richtung des aortalen Endes am besten messen. Zur Beurteilung des pulmonalen Widerstandes ist es möglich, die Dauer des Rechts-links- und Links-rechts-Flusses während des Herzzyklus zu messen und als Ratio auszudrücken. Logischerweise wird die Rechts-links-Komponente kürzer, wenn der Pulmonalisdruck fällt. Ist ein kompletter Links-rechts-Shunt darstellbar, ist die Messung der Flussgeschwindigkeiten von deren Höhe abhängig, niedrige Geschwindigkeiten können mit dem pw-Doppler, hohe mit dem cw-Doppler gemessen werden. Charakteristisch lässt sich wie mit dem Stethoskop auch mit dem Doppler akustisch das typische Maschinengeräusch nachweisen. Die höchste Flussgeschwindigkeit ist in der späten Systole oder frühen Diastole zu messen. Die Messung bei komplettem Rechts-links-Shunt ist wie für die anderen Shuntverhältnisse möglich, jedoch technisch nicht objektiv zu realisieren und von einer großen Fehlerbreite behaftet (◘ Tab. 3.8).

Normalwerte für die Geschwindigkeiten über dem PDA für gesunde reife Neugeborene und Frühgeborene wurden von mehreren Studiengruppen publiziert.

Die Messung des PDA und der Geschwindigkeiten über dem Shunt sind für die Klinik relevante Methoden zur Beurteilung der Druckverhältnisse im Pulmonalkreislauf. Veränderungen der Shuntrichtung geben dabei sehr sensitiv sich verändernde pathophysiologische Bedingungen an. Die interindividuelle Reproduzierbarkeit hinsichtlich der Geschwindigkeiten ist jedoch nur mäßig und ein Range von 0,6–0,9 m/s ist normal (Schmitz et al. 1997; Houston et al. 1989).

Tab. 3.8 Flussgeschwindigkeiten über Ductus arteriosus bei gesunden reifen Neugeborenen und Frühgeborenen mit Links-rechts-Shunt nach Geburt, am 2. und 3. Lebenstag			
	Geschwindigkeit postnatal [m/s]	**Geschwindigkeit 2. LT [m/s]**	**Geschwindigkeit 3. LT [m/s]**
Reife Neugeborene	1,0	2,1	2,7
Frühgeborene	1,4	2,4	2,4

Messung der rechtsventrikulären systolischen Zeitintervalle (RSTI)

Die Geschichte der systolischen Zeitintervalle und Anwendung in der Perinatologie wurde schon im vorliegenden Kapitel geschildert. Die Messung der rechtsventrikulären Zeitintervalle erfolgt, wie bereits beschrieben, über die Erfassung der Zeit von Pulmonalklappenöffnung- bis -schluss (RVET) und der Zeit von Q im integrierten EKG bis Klappenöffnung, das entspricht physiologisch der Dauer von Schluss Trikuspidalklappe bis Öffnung Pulmonalklappe (RPEP). Die Einstellung der Pulmonalklappe ist am günstigsten in der kurzen parasternalen Achse, mit möglichst kleinem Sample Volume auf die Klappe gerichtet, gewährleistet. Es ist zusätzlich eine Messung der Akzelerationszeit, d.h. Beginn der Pulmonaliskurve bis zum höchsten Punkt der Kurve, möglich. Bei ansteigendem pulmonal-arteriellen Druck lassen sich signifikante Verkürzungen der Akzelerationszeit und möglicherweise der Ejektionszeit nachweisen (Yared et al. 2011; Su et al. 1997). Durch die Bildung einer Ratio aus RPEP/RVET oder AT/RVET lassen sich vergleichbare Parameter zur Beurteilung des Widerstandes im pulmonalen Gefäßbett schaffen. Unter Beachtung der Pulmonaliskurve kann bereits ein pathophysiologisch typisches Flussprofil bei persistierender pulmonaler Hypertension mit kurzer Akzelerationszeit, damit steilem Kurvenanstieg und »notch« oder Schulter nach dem Gipfel der Kurve dargestellt werden. Die rechtsventrikuläre Präejektionszeit (RPEP) korreliert direkt mit dem vorhandenen Pulmonalisdruck, die Akzelerationszeit (AT) steht im inversen Zusammenhang. Die RPEP ist pathologisch verlängert, wenn der rechte Ventrikel einen höheren Druck aufbringen muss, um die Pulmonalklappe zu öffnen. Der plötzliche Druckanstieg resultiert dann in der plötzlichen Akzeleration des Druckes, wenn die Klappe sich öffnet. Die frühe Dezeleration des Flusses ist wahrscheinlich auf eine erniedrigte Kapazität und hohe Impedanz der pulmonalen

▣ Tab. 3.9 Normalwerte rechtsventrikuläre STI und Veränderungen bei pulmonaler Hypertension

	RPEP	RVET	Ratio PEP/VET
1. Lebenstag	30–55 ms	160–180 ms	0,33–0,44
3. Lebenstag	30–45 ms	160–200 ms	0,32–0,40
Pulmonale Hypertension	> 50 ms	Meist erniedrigt	> 0,46

Muskulatur und relativ starre Gefäße zurückzuführen. Die beschriebene Notch-Bildung in der Systole ist pathognomonisch für eine schwerwiegende pulmonale Hypertension.

Normalwerte für die rechtsventrikulären Zeitintervalle sind in ▣ Tab. 3.2 angeben. Einige Autoren beschreiben eine erhöhte RPEP/RVET-Ratio > 0,38 bei Frühgeborenen während hypoxämischer Episoden, wobei diese Absolutwerte durchaus bei gesunden Kindern gemessen werden können. Wesentlich ist auch hier die Relation zu Voruntersuchungen. Bei schwerwiegender pulmonaler Hypertension sind jedoch typischerweise Werte > 0,5 zu messen. Als eingeschränkt in ihrer Bedeutung sind die STI bei großem, hämodynamisch relevantem PDA aufgrund der Shuntvolumina anzusehen (▣ Tab. 3.9).

Die Reproduzierbarkeit der Messwerte wird in der Literatur kritisch eingeschätzt, wobei wir in eigenen Untersuchungen eine zufrieden stellende Reproduzierbarkeit aufzeigen konnten (Schmitz et al. 1997; Riggs et al. 1977; Murase u. Ishida 2000; Subhedar u. Shaw 1996; Her u. Frost 1999). In ▣ Tab. 3.10 sind Vor- und Nachteile der genannten Untersuchungsmethoden zusammengestellt, wobei hervorzuheben ist, dass ohne entsprechende klinische Untersuchung und kardiopulmonales Monitoring der alleinige Wert sonographischer Methoden selbstverständlich eingeschränkt ist. Mit Hilfe zusätzlicher Messparameter oder Bildung verschiedener Rationes und Indizes ist in den letzten Jahren von verschiedenen Arbeitsgruppen versucht worden, die Spezifität und Sensitivität dopplersonographischer Untersuchung zur Feststellung des rechtsventrikulären Druckes zu steigern und den Vorteil gegenüber invasiven Methoden zu unterstreichen (Her et al. 2008; Suguira et al. 2003; Gaiderisi et al. 2002; Banarjee et al. 2003).

◻ Tab. 3.10 Vor- und Nachteile unterschiedlicher dopplersonographischer Verfahren zur Beurteilung des Pulmonalarteriendrucks

Methode	Vorteile	Nachteile
Messung der Trikuspidalinsuffizienz	Sehr aussagefähig Gute Reproduzierbarkeit Direkte Beziehung zum PAP	Technisch etwas anspruchsvoll Bei einigen Kindern nicht messbar Bei BPD nicht aussagefähig
Ductus-Shunt und Geschwindigkeit	Einfach zu messen Guter Verlaufsparameter	Durch Systemdruck beeinträchtigt Physiologischer Verschluss
Systolische Zeitintervalle	Einfach zu messen Direkte Beziehung der Ratio zum PAP	Beeinflusst durch PDA Gestört bei ventrikulärer Dysfunktion

Messung der Flussvolumina in der Vena cava superior

Eine in der klinischen Praxis noch weniger etablierte Methode zur Einschätzung der hämodynamischen Situation von Neugeborenen ist die dopplersonographische Bestimmung des Blutflussvolumens in der Vena cava superior. Die Messung des Blutflusses zum Herzen über die Vena cava superior ist unbeeinflusst von den postnatal noch erheblichen Shunts über Ductus arteriosus und Foramen ovale. Damit lässt sich eine objektive Einschätzung der Perfusion der oberen Körperhälfte erreichen, wobei etwa 80% des Blutvolumens zum Gehirn gelangen. Seit 2000 wurde von mehreren Autoren eine enge Korrelation zur zerebralen Perfusion und zum Cerebral Tissue Oxygenation Index beschrieben. Ebenso wird eine enge Korrelation erniedrigter Blutflüsse in der Vena cava superior innerhalb der ersten Lebenstage und dem neurologischen Auskommen der Kinder im Kleinkindalter festgestellt. In den meisten der durchgeführten Studien wird wiederholt durch signifikante Befunde unterstrichen, dass der arterielle Blutdruck als ein insgesamt unbefriedigender Marker für die hämodynamische Situation der Kinder zu bewerten ist. Es ließen sich keine Korrelationen zwischen arteriellem Mitteldruck und Blutfluss in der Vena superior beweisen, wie auch schon für das links- und rechtsventrikuläre Minutenvolumen aufgezeigt. Nach den Erfahrungen der Untersuchungsgruppen ist der Blutfluss in der VCS ein geeigneter Parameter, um die Kreislaufsituation von beeinträchtigten Neugeborenen objektiv beurteilen zu können. Es wird ein hoher prädiktiver Wert für das neurologische Langzeitauskommen, aber auch kurzfristig für die Entwicklung intraventrikulärer Hämorrhagien oder periventrikulärer Leukomalazien oder schwere metabolische Störungen bewiesen (Evans u. Kluckow 2002; Groves et al. 2008; Hunt et al. 2004; Miletin u. Dempsey 2008; Moran et al. 2009; Osborn et al. 2003, 2004, 2007).

Für die Einführung in die klinische Praxis sind eine gute Erlernbarkeit sowie zufriedenstellende intra- und inter-observer Reproduzierbarkeit ausschlaggebend. In aktuellen Studien wurde einerseits eine kritische Feststellung hinsichtlich einer geringen Übereinstimmung des durch MRT bestimmten linksventrikulären Herzzeitvolumens und des durch Echokardiographie gemessenen Vena-cava-Flusses kritisiert und andererseits auf eine schlechte inter-observer Reproduzierbarkeit hingewiesen (Ficial et al. 2013; Groves et al. 2008; Kluckow 2014). Eine tatsächliche Etablierung der Methode innerhalb der letzten 5 Jahre in die neonatologische Praxis ist bisher nicht gelungen.

Messung des Blutflussvolumens

Die Methode wird durch nur mäßige Reproduzierbarkeit in ihrer Anwendung eingeschränkt. Wie auch bei Berechnung der links- und rechtsventrikulären Volumina sind die Messungen der Gefäßdurchmesser von erheblichen Einfluss auf die Volumina, so dass es empfohlen werden kann, eine begrenzte Anzahl von Untersuchern einzusetzen, um den Fehler zu minimieren.

Die technische Durchführbarkeit der dopplersonographischen Untersuchung ist relativ unkompliziert gegeben. Die Vena cava superior und Vena cava inferior laufen streng parallel der Wirbelsäule und sind damit in gerader Achse aufwärts und abwärts im Körper darzustellen. Die Messung erfolgt während des Einstromes des Blutes von der Vena cava superior in den rechten Vorhof. Das Kind wird in einer leicht supinierten Position gelagert und ein subkostaler Blick eingestellt. Der Einfallswinkel kann durch Bewegen des Schallkopfes bis zum Erreichen der maximalen Geschwindigkeit minimiert werden. Es wird ein pulsatiler Fluss mit 2 »Peaks« abgebildet. Dabei ist der erste Peak mit der ventrikulären Systole (S-Welle), der 2. (D-Welle) mit der frühen ventrikulären Diastole assoziiert. Es folgt häufig anschließend eine kurze Periode eines Reverse Flow (A-Welle). Die Geschwindigkeit unter dem Integral der Kurve wird aus positiver und negativer Flusskurve kalkuliert. Die Berechnung erfolgt, ähnlich wie die der links- und rechtsventrikulären Minutenvolumina: Flussvolumen Vena cava superior = Flussgeschwindigkeit × Diameter × Hf/Gewicht. Normalwerte für das Flussvolumen wurden für reife

Neugeborene im Alter von 17 Stunden mit 76 ml/kg/min, nach 48 Stunden mit 93 ml/kg/min berechnet. Für Frühgeborene wird ein Volumen nach 5 Lebensstunden von 62 ml/kg/min und nach 48 Stunden von 86 ml/kg/min als normal angegeben. Weitere Autoren haben bei reifen Neugeborenen einen Abfall des Flussvolumens von 99ml/kg/min am 1. LT auf 77ml/kg/min am 5. Lebenstag angegeben (Lee et al. 2010). Als Grenzwert für einen pathologisch erniedrigten Blutfluss über der Vena cava superior werden von mehreren Arbeitsgruppen 40 ml/kg/min definiert (Kluckow u. Evans 2001).

Messung des Durchmessers der Vena cava superior

Die dazu erforderliche Messung des Durchmessers der Vena cava superior erfolgt bei Einstellung des Gefäßes in der hohen parasternalen Achse. Der Schallkopf wird in der Mittellinie platziert, um einen direkten Blick auf die anterior-posteriore Achse des Gefäßes zu ermöglichen. Der Durchmesser des Gefäßes variiert während des Herzzyklus um etwa 22%. Deshalb muss eine Bestimmung des minimalen und maximalen Durchmessers im M-Mode durchgeführt werden, der Mittelwert wird zur Berechnung der Volumina benutzt. Normalwerte für reife Neugeborene für die Vena cava superior werden mit 5,0 mm (3,6–6,1 mm) angegeben, bei Frühgeborenen entsprechend des Gestationsalters und Gewichts zwischen 2,0 und 4,0 mm (Groves et al. 2008; Kluckow 2005; Kluckow u. Evans 2000, 2001).

3.1.3 Funktionelle kardiale Erkrankungen in der Neonatologie

Persistierender Ductus arteriosus

Der persistierende Ductus arteriosus (PDA) und die damit verbundenen Störungen der Hämodynamik des Neugeborenen stehen seit langem im Mittelpunkt des Interesses sowohl der klinischen Neonatologie als auch der neonatologischen Forschung. Eine Vielzahl von Arbeitsgruppen hat sich in den vergangenen Jahrzehnten mit der Problematik des PDA beschäftigt. Es sind dabei zwei wesentliche Aspekte zu betrachten. Zum einen soll die Diagnostik des PDA eindeutige Schlüsse auf die hämodynamische Bedeutung und damit die Behandlungsbedürftigkeit des PDA erlauben, zum anderen muss eine Therapiekontrolle mit Hilfe sonographischer Untersuchungen möglich sein. Diese Ziele sind nur im Zusammenhang mit einer subtilen klinischen Untersuchung zu erreichen. Um schwerwiegende klinische Folgen für das Kind zu vermeiden, ist es erforderlich, ein zyanotisches, duktusabhängiges Vitium auszuschließen, bevor man sich zum medikamentösen Duktusverschluss entschließt.

Klinische Befunde

Auch wenn das Ziel dieses Buches nicht ein klinischer Leitfaden sein soll, erscheint im Zusammenhang mit typischen Krankheitsbildern ein kurzer Hinweis auf klinische Symptome sinnvoll. Beim PDA sind in der Regel

- das spezifische Maschinengeräusch,
- kräftige bis springende Pulse in den peripheren Arterien,
- ein aktives, meist sichtbares Präkordium,
- eine große peripher-zentrale Temperaturdifferenz (> 2°),
- Tachykardie (> 160 min) und
- große Blutdruckamplitude
  nachweisbar.

Nicht alle Symptome müssen vorhanden sein oder können durch bestimmte Therapiemaßnahmen maskiert sein.

Zum Ausschluss eines duktusabhängigen Vitiums ist es erforderlich, die Fußpulse zu tasten und dies auch im Verlauf einer medikamentösen Verschlusstherapie zu kontrollieren. Aus gleichem Grund ist es außerdem sinnvoll, vor Therapie des Duktus eine Blutdruckdifferenz zwischen rechtem Arm und Bein auszuschließen. Sonographisch sollte im B-Bild eine TGA oder eine kritische Aortenisthmusstenose ausgeschlossen werden. Ein normales Flussmuster in der Arteria mesenterica superior ist mit hoher Wahrscheinlich prädiktiv für den Ausschluss eine Aortenisthmusstenose.

Morphologische Darstellung des Duktus

Morphologisch ist der persistierende Ductus arteriosus bei seinem Abgang aus der Pulmonalarterie in Höhe der Arteria pulmonalis sinistra und Einmündung in die Aorta descendens darstellbar. Ein weit offener Duktus ist im B-Bild gut darstellbar, jedoch ist die Dopplersonographie erforderlich, um Flussrichtung und Geschwindigkeit zu beurteilen (Evans 1994) (◘ Abb. 3.19).

In der kurzen parasternalen Achse kann, wie bereits in vorliegenden Kapiteln beschrieben, der PDA am sichersten eingestellt und beurteilt werden. Zunächst ist es sinnvoll, im Farbdoppler die Arteria pulmonalis einzustellen und auf Turbulenzen zu achten. Das Sample Volume ist kurz unterhalb der Pulmonalklappe zu platzieren. Es ist darauf zu achten, dass eine sichere Klappenöffnung zu registrieren und ein Fluss vom Schallkopf weg unterhalb der

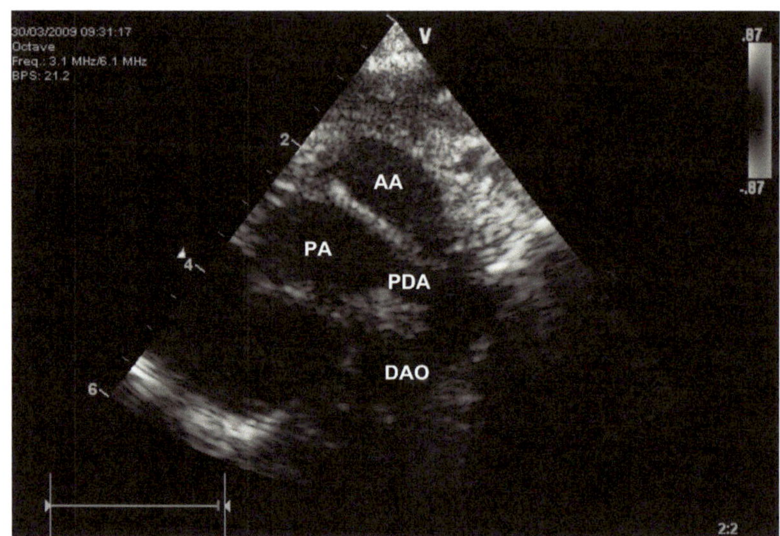

Abb. 3.19 Darstellung des offenen Ductus arteriosus (PDA) aus suprasternaler Schallkopfposition zwischen Aorta descendens (DAO) und Pulmonalarterie (PA)

Nulllinie als Zeichen eines pulmonalen Flusses zu verzeichnen sind. Durch Bewegung des Schallkopfes ist der Ursprung des duktalen Jets, meist nahe des Abgangs der linken Pulmonalarterie, darzustellen. Im Verlauf ist der PDA leicht kranial entlang des Truncus pulmonalis, die Aorta descendens kreuzend und unterhalb des Ursprungs der linken Arteria subclavia, lateral des Aortenbogens aufzufinden. Durch Drehung des Schallkopfes entgegen des Uhrzeigersinns in einer »hohen« parasternalen Schallkopfpositionierung kann der Duktus im Verlauf visualisiert werden.

Im so genannten Duktusblick ist die Darstellung des PDA vom Truncus pulmonalis zur Aorta descendens führend erkennbar.

Aus der suprasternalen Schallkopfposition lässt sich vom Aortenbogen durch langsame Rückwärtsbewegung ein Bild mit »dreibeinigem« Gefäßabgang herstellen. Die rechte und linke Pulmonalarterie bilden das rechte und mittlere »Bein«, der Duktus das linke.

Nach der Geburt ist der Duktus meist in seiner Weite mit der Aorta descendens vergleichbar, der Verschluss setzt vom pulmonalen oder mittleren Ende her ein.

Die Messung der Weite des Ductus arteriosus kann sehr schwierig sein, und die Reproduzierbarkeit gemessener Werte ist oft unzureichend. Die Messung der Breite des im Farbdoppler aufgenommen Jets ist dabei hilfreich. Es wird von vielen Autoren empfohlen, sich nicht auf Absolutwerte zu verlassen, sondern eine qualitative Einschätzung mit sehr groß, mittel oder klein anzugeben. Zur Beurteilung der hämodynamischen Bedeutung müssen immer weitere funktionelle Parameter heran gezogen werden.

Dopplersonographische Befunde

Die Flussrichtung und die Geschwindigkeit des Flusses über dem Shunt sind das direkte Produkt des relativen Druckes zwischen beiden Enden des Ductus. Die Beurteilung des ductalen Shunts ist kompliziert durch die Tatsache, dass die Druckwelle beide Enden des Ductus nicht synchron erreicht. Die Druckwelle vom rechten Herzen erreicht den Ductus etwas eher als die des linken Herzens. Wenn der pulmonale Druck sicher niedriger ist als der systemische, wird der Shunt sicher links-rechts und umgekehrt sein. Wenn der pulmonale Druck allmählich den systemischen erreicht, wird zunächst in der frühen Systole ein Rechts-links-Shunt nachweisbar sein.

Flussrichtung und Geschwindigkeit Die Flussrichtung und Flussgeschwindigkeit über dem PDA sind mit pw- oder cw-Doppler, wie bereits im vorangehenden Kapitel beschrieben, zu bestimmen. Der persistierende Ductus arteriosus ist pathophysiologisch begründet, beim gesunden Neugeborenen durch einen kompletten kontinuierlichen links-rechts-Shunt mit hoher Geschwindigkeit festzustellen. Der große PDA des Frühgeborenen ist jedoch durch hohe Geschwindigkeiten in der späten Systole und niedrige Geschwindigkeiten in der Enddiastole (< 1 m/s oder Nullfluss) gekennzeichnet. Es ist dabei von annähernd gleichem aortalen und pulmonalem Druck auszugehen.

Bei Nachweis eines bidirektionalen Shunts mit Rechts-links-Shunt in der Systole und Links-rechts-Shunt in der Diastole kann auf einen erhöhten pulmonalen Widerstand rückgeschlossen werden, und es ist unbedingt von einem medikamentösen Duktusverschluss abzusehen.

Flussvolumen Die Quantifizierung des Flussvolumens über dem PDA ist sehr schwierig, da eine korrekte Messung des Durchmessers nicht mit zufrieden stellender Reproduzierbarkeit möglich ist. Einige Studien geben Normwerte für reife Neugeborene an:

- Lebensstunde 4,2 ± 0,6 mm
- Lebensstunde 2,3 ± 0,5 mm

Ein Duktus mit einer Weite < 1,4 mm ist beim Frühgeborenen im B-Bild meist nicht darstellbar.

Eine Möglichkeit der Einschätzung des Shuntvolumens ist über die Beurteilung des pulmonalen Jets möglich. Die Weite des Jets korreliert mit der Menge des durchfließenden Blutvolumens.

- geringer Shunt: Jet erreicht nicht die Pulmonalklappe,
- moderater Shunt: Jet ist weiter, verläuft in Pulmonalarterie bis zur Klappe,
- großer Shunt: Jet ist breit, erreicht Pulmonalklappe und läuft zurück in die Arterie.

Mit Hilfe dieses Verfahrens ist eine semiquantitative Beurteilung des Flussvolumens möglich, das jedoch subjektiven Einflüssen unterlegen ist.

Flusskurve Es gibt insgesamt relativ wenig Aussagen zur Form der Flusskurve in Relation zur Hämodynamik der Neugeborenen.

Typisch, wie bereits beschrieben, ist bei gesunden Neugeborenen der kontinuierliche Fluss mit hoher Geschwindigkeit (■ Abb. 3.20a–c).

Bei Frühgeborenen lässt sich klassisch bei großem Duktus eine hohe systolische Geschwindigkeit und erniedrigte diastolische Geschwindigkeit beweisen. Hilfreich zur Objektivierung kann die Bildung einer Ratio aus systolischer zu enddiastolischer Geschwindigkeit sein. Diese Ratio kann sich zwischen 2:1 bis 5:1 bewegen, ein enddiastolischer Nullfluss ist beim gesunden Kind nicht aufzufinden. Bei Verschluss des Duktus steigt die Geschwindigkeit, besonders der enddiastolischen Flusskomponente, und damit sinkt die Ratio (Kluckow 2005; Kluckow u. Evans 1995; Evans 1993; Hirsimaki et al. 1990; Hiraishi et al. 1987; Server et al. 1982; Keller u. Clyman 2003; Skinner et al. 1991).

Beurteilung Vorhof- und Ventrikelgröße Die Messung der diastolischen Vorhofweite im Vergleich zur Aortenweite ist eine historisch angewandte Methode zur Beurteilung des hämodynamischen Einflusses des PDA, die bereits vor Einführung dopplersonographischer Messungen in die Diagnostik integriert wurde. Bereits 1977 wurde von Silverman eine LA:Ao-Ratio inauguriert und Normwerte erstellt. Die Messung erfolgt in der langen Achse im 3./4. ICR mittels M-Mode. Es hat sich in den vergangenen Jahren jedoch eine sehr nied-

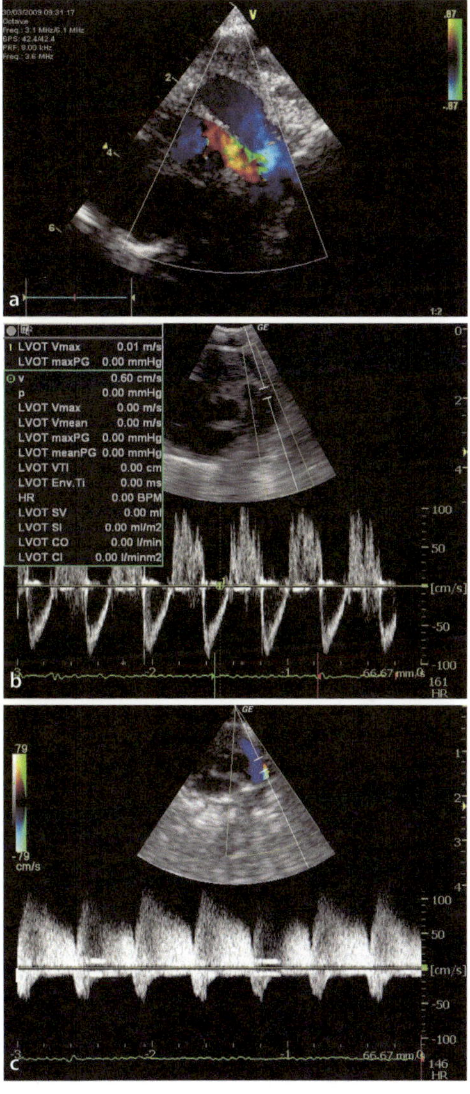

■ **Abb. 3.20** **a** Farb-Dopplerdarstellung eines PDA mit Links-rechts-Shunt aus suprasternaler Schallkopfposition. **b** Dopplersonographische Darstellung eines PDA mit bidirektionalem Shunt (kurze parasternaler Achse). **c** Dopplersonographische Darstellung eines PDA mit Links-rechts-Shunt bei einem Frühgeborenen (kurze parasternale Achse)

rige Sensitivität und Spezifität der Methode beweisen lassen, so dass wir auf eine nähere Erläuterung verzichten wollen (Skinner et al. 1991).

Für die klinische Praxis ist die Beurteilung der Weite des linken Vorhofes und des linken Ventrikels bei Nachweis eines PDA eine wesentliche diagnostische Information (Toyoshima et al. 2014).

Messung des linksventrikulären Herzzeitvolumens Die Bestimmung des linksventrikulären Herzzeitvolumens ist im vorigen Kapitel ausführlich beschrieben. Ebenso sind Normalwerte für reife Neugeborene und Frühgeborene angegeben. Pathophysiologisch kommt es beim PDA in der Diastole zum Rückfluss in die Aorta ascendens und damit zur erhöhten Vorlast. Ein erhöhter pulmonaler Rückstrom führt zur Senkung der Nachlast und damit der pulmonalen Resistance. Der vermehrte Auswurf des linken Herzens ist logische Folge des funktionierenden Frank-Starling-Gesetzes. Beim signifikanten, hämodynamisch bedeutungsvollen Duktus ist das linksventrikuläre Herzzeitvolumen dabei um mehr als 60% gesteigert.

Die Aussagekraft der Methode muss, eingeschränkt durch die Möglichkeit einer myokardialen Dysfunktion bei Frühgeborenen mit großem Duktus, kritisch beurteilt werden (Alverson et a. 1983; Skinner et al. 1991; Walther et al. 1989; Grove et al. 2008; Noori et al. 2008; Barlow et al. 2004; El Hajjar et al. 2005; Harling et al. 2008).

Eine kardiologisch gesichert Methode zur Beurteilung der Größe des Shuntvolumens beim Links-rechts-Shunt wird durch eine Ratio aus pulmonalen und systemischen Blutfluss ausgedrückt. Qp : Qs. Das Herzzeitvolumen links und rechts kann dopplersonographisch unkompliziert, wie bereits beschrieben, bestimmt werden. Jedoch ist beim Neugeborenen häufig ein Shunt über den Vorhöfen koexistent, der die Messung beeinflussen kann. Eine Ratio von durchschnittlich 1,01 wird als Normalwert angesehen, ansteigende Indices bis 1,7 sprechen für eine hämodynamische Relevanz des PDA mit erhöhtem pulmonalen Blutfluss (Evans 2011; Smith et al 2015).

Klinisch bedeutungsvoll resultiert der große Ductus arteriosus in einen Anstieg des pulmonalen Blutflusses und kann somit langfristig zu pulmonalen Schädigungen führen. Besonders beim sehr unreifen Frühgeborenen spielt der erhöhte pulmonale Widerstand nur eine geringe Rolle, und der negative Einfluss des persistierenden Ductus ist bedeutungsvoll. Echokardiographische Messungen des pulmonalen Blutflusses können individuell durch interratriale Shunts kompliziert werden. Die einzige Möglichkeit, den pulmonalen Blutfluss zu objektivieren, besteht in der Messung der Geschwindigkeit über der linken Pulmonalarterie. Normalwerte beim gesunden reifen Kind liegen meist unter 0,2 m/ sec. In einer Studie von El-Hajar et al. (2005) wurde gezeigt, dass beim großen Ductus die Geschwindigkeit in der linken Arteria pulmonalis > 0,43 m/ sec beträgt. Einschränkend muss betont werden, dass bei einer großen Anzahl von Frühgeborenen eine erhöhte Geschwindigkeit in der linken Pulmonalarterie nachgewiesen wird. Häufig wird die Diagnose aufgrund eines Herzgeräusches gestellt. Der pathophysiologische Grund für diese Flussbeschleunigung ist nicht vollständig geklärt (Evans et al. 1994).

Bestimmung der linksventrikulären systolischen Zeitintervalle Die Messung der systolischen Zeitintervalle ist im vorangehenden Kapitel bereits erläutert worden und Normwerte wurden angegeben. Es besteht eine lineare Korrelation zwischen linksventrikulärer Austreibungszeit (LVET) und linksventikuläres Herzzeitvolumen. Somit ist beim persistierenden Duktus eine Verlängerung der LVET zu erwarten. Die linksventrikuläre Präejektionszeit ist signifikant verkürzt, damit liegt die Ratio aus LPEP/LVET unterhalb der Norm. Quotienten < 0,30 sind als typisch für eine hämodynamisch bedeutsamen Duktus anzusehen. Mehrere Autoren haben die Bedeutung der systolischen Zeitintervalle zur Diagnostik des PDA unterstrichen. Die Spezifität der Ratio wird von einer Studiengruppe mit 100%, die Sensitivität mit 91,3% angegeben (Robel-Tillig et al. 2002; Hsich et al. 1986; Cai et al. 2008; Puviani et al. 1986).

Veränderung der diastolischen Funktion des linken Ventrikels Bei Frühgeborenen mit hämodynamisch bedeutungsvollen PDA ließ sich eine signifikante Verkürzung der isovolumetrischen Relaxationszeit nachweisen. Die Untersuchung der diastolischen Funktionen ist in der klinischen Praxis wenig gebräuchlich. Ein Grund besteht sicher in der noch unausgereiften diastolischen Funktion der Ventrikel, besonders bei sehr unreifen Frühgeborenen. Damit ist die Möglichkeit zur objektiven Beurteilung eingeschränkt. Dennoch ergänzt dieser Befund das diagnostische Konzept (Tei 1995; Ichida et al. 1987; Schmitz et al. 2004).

Pathologische Flussveränderungen peripherer Arterien Der niedrige diastolische Druck in der Aorta als pathophysiologische Folge des PDA, führt zu dem bekanntem duktalen Steal-Phänomen. Das Blutvolumen, das die Aorta in der Systole passiert, fließt in der Diastole rückwärts durch den persistierenden Duktus in die Pulmonalarterien. Damit kommt es zur Minderperfusion in allen systemischen Arterien.

Zum Nachweis des duktalen Steal-Phänomens eignen sich besonders die dopplersonographischen Untersuchungen in der Arteria cerebri anterior, der Arteria mesenterica superior und der Arteria renalis. In allen drei Gefäßen sind beim signifikanten Duktus erhöhte bis normale systolische Geschwindigkeiten, massiv bis zum Reverse Flow erniedrigte diastolische Geschwindigkeiten und ein signifikant erhöhter Pulsatilitätsindex nachweisbar.

Arteria cerebri anterior Die Arteria cerebri anterior beim Neugeborenen ist über die offene Fontanelle gut sonographisch darzustellen und kann damit als Referenzgefäß für die zerebrale Perfusion dienen. Bei Platzierung des Sample Volume unterhalb des Balkenknies ist das Gefäß sicher einstellbar und die Perfusionsparameter sind meist ohne Winkelkorrektur beurteilbar. Typische Veränderungen der Normalwerte beim signifikanten Ductus arteriosus sind die deutlich erniedrigten diastolischen Geschwindigkeiten bis hin zum diastolischen Flussverlust oder Reverse Flow. Der Pulsatilitätsindex ist damit signifikant erhöht (◘ Abb. 3.21a, b). Die systolische Geschwindigkeit kann bei dem erhöhten Herzzeitvolumen ebenso erhöht sein.

Es ist zur diagnostischen Sicherheit erforderlich, ein zweites arterielles Gefäß mit Nachweis des duktalen Steal-Phänomens zu untersuchen, da die aufgeführten Veränderungen der Perfusionsparameter in der Arteria cerebri anterior pathophysiologisch auch andere Hintergründe haben können. Wie in nachfolgenden Kapiteln erläutert, ist ein diastolischer Flussverlust oder Reverse Flow auch bei schweren zerebralen Störungen nach hypoxischen Phasen zu beobachten. Ebenso kann in den ersten Lebensstunden dieser Befund bei hypotrophen Frühgeborenen, bei denen intrauterin eine Kreislaufzentralisation stattgefunden hat, nach Normalisierung der hämodynamischen Situation postnatal aufgezeigt werden. Zur Erhöhung der Spezifität der Aussage ist demzufolge die dopplersonographische Untersuchung der Arteria renalis oder Arteria mesenterica superior wertvoll (Robel-Tillig 2011).

Arteria renalis Die Arteria renalis ist in beiden Nieren relativ unkompliziert durch Einstellung des Nierenhilus kurz vor ihrem Eintritt in das Parenchym bzw. vor Aufgabelung in die Aa. segmentales darstellbar. Bestimmt werden die üblichen Flussparameter, und es ist beim duktalen Steal-Phänomen, wie in der Arteria cerebri anterior eine signifikante Erniedrigung der diastolischen Geschwindigkeit sowie Erhöhung des Pulsatilitäts- und Resistance-Index aufzuzeigen (Normalwerte siehe Kapitel Nierenperfusion). Besonders wertvoll als Vergleichsparameter zur A. cerebri anterior erscheint die A. renalis durch den

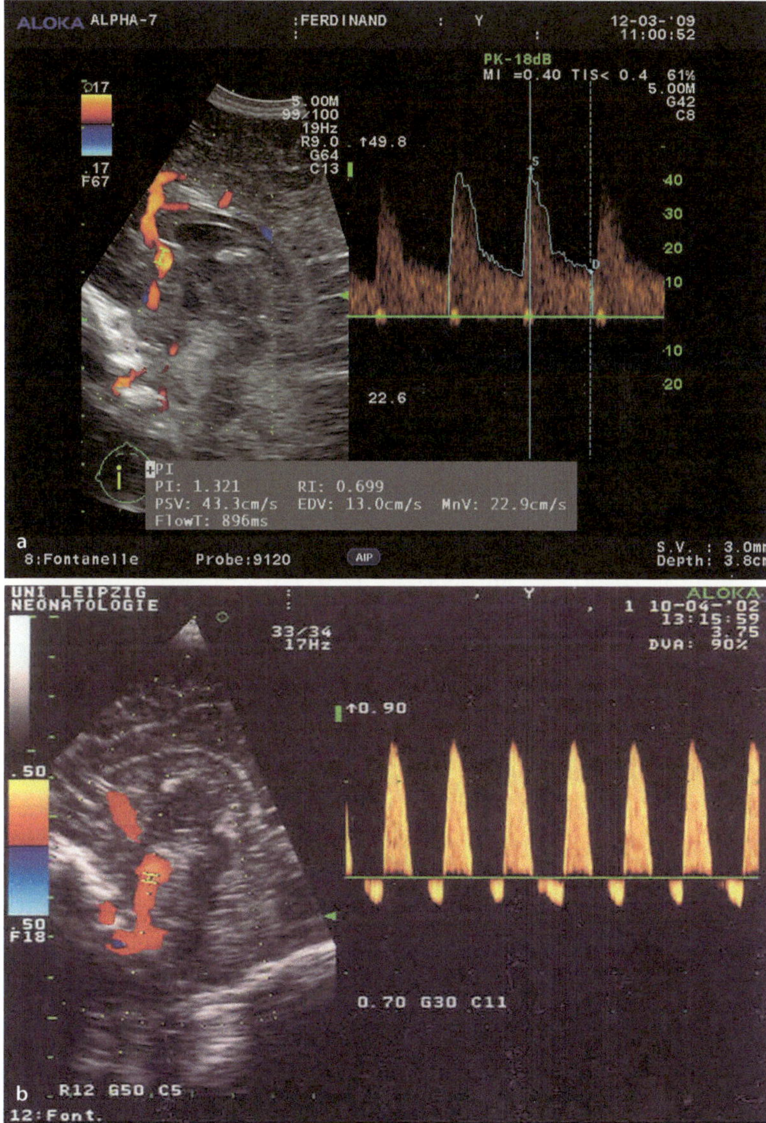

Abb. 3.21 **a** Dopplersonographische Darstellung des normalen Flusses in der Arteria cerebri anterior. **b** Diastolischer Reverse Flow in der Arteria cerebri anterior bei hämodynamisch bedeutungsvollem PDA

Nachweis annähernd gleicher Flussgeschwindigkeiten in den Gefäßen. Kann also in beiden Gefäßen eine für das Steal-Phänomen typische Veränderung der Parameter dargestellt werden, ist mit hoher Spezifität ein PDA zu beweisen, wenn klinische und weitere hämodynamische Parameter dafür sprechen. Ein diastolischer Flussverlust mit hohem Pulsatilitätsindex in der A. renalis bei normaler zerebraler Perfusion ist im Rahmen eines renalen Versagens bei verschiedenen neonatalen Erkrankungen vorhanden. Ebenso ist bei intrauterin wachstumsretardierten Kindern postnatal eine lang anhaltende Perfusionsstörung der Nieren in schwerwiegenden Fällen darstellbar, ohne dass ein unmittelbarer Zusammenhang zum PDA bewiesen werden kann.

Arteria mesenterica superior Die Arteria mesenterica superior kann als drittes Referenzgefäß für den Nachweis eines persistierenden Duktus vorgeschlagen werden. Die Arterie entsteht in unmittelbarer Nähe des Truncus coeliacus aus der Aorta abdominalis. Sie ist rechts, also unterhalb des Truncus aufzufinden, und während der Truncus sehr steil aus der Aorta entspringt, ist der Verlauf der A. mesenterica in der Regel etwas flacher. Bei Neugeborenen oder besonders bei Frühgeborenen ist ein steiler Abgang jedoch möglich und sollte nicht als Hinweis auf intraabdominelle Raumforderung gewertet werden. Die dopplersonographische Untersuchung der A. mesenterica superior kann durch Luftansammlung im Abdomen oder bei zu heftigem Aufsetzen des Schallkopfes auf das Abdomen erschwert sein (Normalwerte siehe Abdomen). Beim persistierenden Duktus ist auch in der A. mesenterica superior eine Erniedrigung des diastolischen Flusses und eine Erhöhung des Pulsatilitäts- und Resistance-Index zu finden. Es muss auch bei diesem Gefäß wieder darauf hingewiesen werden, dass ähnliche Veränderungen auch ohne PDA, z. B. bei postnatalen intestinalen Motilitätsstörungen besonders bei SGA- Frühgeborenen, als Ausdruck eines erhöhten Widerstandes im intestinalen Gefäßbett zu beweisen sind (Freeman-Ladd et al. 2005; Jim et al. 2005; Molicki et al. 2000; Agata et al. 1994; Visser et al. 1992).

Die Bedeutung des beschriebenen duktalen Steal-Phänomens muss in schwerwiegenden Fällen nicht nur für die Störung der Zirkulation in Hirn, Darm und Niere beachtet werden, sondern auch als Ursache für eine myokardiale Ischämie. Eine kardiale Ischämie, hervorgerufen durch ein koronares Steal-Phänomen, muss in die Therapie besonders durch zusätzliche Sauerstoff-Supplementation bedacht werden (Crystal et al. 2014).

Zusammenfassend ist darauf hinzuweisen, dass eine Vielzahl von Untersuchungen zum Nachweis und zur Verifizierung der hämodynamischen Bedeutung des PDA durchgeführt werden können. Es liegt einerseits eine Vielzahl von Studien vor, die die Bedeutung der klaren Diagnose des PDA unterstreichen, andererseits sind klare Strategien und Konzepte zur Therapieindikation eher selten (Evans 2015; Olsson 2015; Meyer 2015; Gutmundsdottir 2015; Sadeck et al. 2014).

Es erscheint sinnvoll, ein konkretes diagnostisches Konzept mit klarem Vorgehen zu entwickeln. Wir stellen einen diagnostischen Plan, der sich in der klinischen Anwendung bewährt hat, im Folgenden vor (Robel-Tillig 2011).

1. klinische Untersuchung: Auskultation, Beurteilung der Pulsqualität, Bewertung des Präkordiums
2. Monitorparameter: Herzfrequenz, oszillometrisch gemessener Blutdruck, peripher-zentrale Temperaturdifferenz
3. Sonographie und Dopplersonographie des PDA: Darstellung des PDA mit Shuntrichtung und Qualität, Flussgeschwindigkeit über PDA
4. Messung kardialer Funktionsparameter: Bestimmung der linksventrikulären systolischen Zeitintervalle, Messung des linksventrikulären Herzzeitvolumens
5. Dopplersonographie peripherer Arterien: Bestimmung der Perfusionsparameter in A. cerebri anterior, A. mesenterica superior, A. renalis

Die hämodynamische Signifikanz des persistierenden Duktus ist als bewiesen anzusehen, wenn

- mindestens 2 klinische Parameter pathologisch sind, wobei die Temperaturdifferenz von größter Relevanz ist,
- PDA mit Links-rechts-Shunt sicher darstellbar ist und ein mindestens moderater Jet darstellbar ist,
- das linksventrikuläre HZV erhöht und/oder die LPEP verkürzt, die LVET verlängert ist,
- in mindestens 2 peripheren Arterien ein erhöhter PI, erniedrigte diastolische Flussgeschwindigkeiten messbar sind.

Wenn diese Bedingungen erfüllt sind, ist eine therapeutische Intervention angezeigt.

Eigene Studien haben für dieses Konzept eine hohe Spezifität und Sensitivität ergeben (Robel-Tillig et al. 2002). Damit ist es möglich, mit guter Sicherheit die Kinder auszuwählen, die von einem medikamentösen Duktusverschluss profitieren, und anderen Kindern eine unnötige Therapie zu ersparen. Es hat sich im letzten Jahrzehnt der Duktusverschluss über Indomethacin als effektiv bewährt, wobei Nebenwirkungen des Medikamentes zu einer zusätzlichen Minderung der intestinalen Perfusion und der anderer Organe führen (Ohlsson 2015; Kent et al. 2014). Ibuprofen führt als parenteral verabreichtes Medikament ebenso erfolgreich zum Verschluss des Ductus arteriosus, die Nebenwirkungsrate ist jedoch signifikant geringer (Kang et al. 1999; Romangnoli et al. 2000).

Eine aktuelle Cochrane-Analyse hat die Effektivität und hohe Sicherheit der Therapie mit Ibuprofen bewiesen, so dass diese Medikation als Therapie der Wahl betrachtet werden kann (Ohlsson 2015).

Relativ neu ist die Diskussion um den Einsatz von Paracetamol in der Therapie des offenen Ducuts arteriosus. Erste Studien weisen auf eine mögliche Langzeitwirkung hinsichtlich der Entwicklung eines frühkindliches Asthma hin. Vorteile der Methode konnten nicht dargestellt werden (LeJ 2015; Riley et al. 2015).

Hypovolämie

Ein weiteres wesentliches hämodynamisches Problem besonders des unreifen oder anpassungsgestörten Neugeborenen ist die Hypovolämie. Die Inzidenz besonders bei Frühgeborenen ist mit 20–45% sehr hoch. Grundlegende Ursachen für die Entstehung einer Hypovolämie sind zu einem, postnatal selten, das durch Verlust absolut reduzierte Blutvolumen, häufiger aber die Veränderung der peripheren Vasoregulation, myokardiale Dysfunktion oder aber bedeutungsvolle intrakardiale Shunts. Die klinischen Zeichen sind meist untypisch und durch die zugrunde liegende Erkrankung, wie RDS oder Sepsis bestimmt.

Klinische Symptome

- Blässe
- Tachykardie
- hohe peripher-zentral Temperaturdifferenz > 2°
- Rekapillarisierungszeit > 3–4 s
- erniedrigte arterielle Blutdruckwerte

Im klinischen Alltag ist nach wie vor das Monitoring des arteriellen Blutdrucks meist praktizierte Methode, und die Hypotension mit Blutdruckwerten unterhalb der Norm dient als Indikator für eine Hypovolämie und Auslöser einer entsprechenden Therapie. Die Definition der arteriellen Hypotension ist dabei problematisch und Gegenstand vielfältiger Studien. Es ist bekannt, dass eine signifikante Abhängigkeit des Blutdrucks von Gestations- und Lebensalter besteht. Wie bereits erläutert, ist jedoch ein eindeutiger Zusammenhang zwischen kardialer Leistung und gemessenem Blutdruck nicht darstellbar. Bei ausreichendem Herzminutenvolumen ist es durchaus möglich, einen Blutdruck unterhalb der 10. Perzentile zu messen, während bei normalem Blutdruckwerten, Kinder mit kritisch gestörter System- und Organperfusion zu beobachten sind. So zeigten echokardiographische Studien keine Korrelation zwischen Blutdruck und linksventrikulärem und rechtsventrikulärem Herzzeitvolumen und sogar eine negative Korrelation zum Flussvolumen in der Vena cava superior innerhalb der ersten 48 Lebensstunden bei sehr unreifen Frühgeborenen. Besonders wesentlich ist gerade bei diesen Kindern die Aufrechterhaltung der zerebralen Perfusion. Der zerebrale Blutfluss ist durch den zerebralen Perfusionsdruck und den vaskulären Widerstand bestimmt. Bei kritisch kranken Frühgeborenen ist durch Störung der zerebralen Autoregulation die Gefahr einer morphologischen zerebralen Schädigung durch Ischämie oder Hyperperfusion in der Phase der Reperfusion gegeben.

Die spezifische Diagnose einer Hypovolämie ist aus den genannten Gründen, klinisch und mit Hilfe von Monitorparametern nicht sicher zu stellen. Es ist durch Anwendung funktioneller echokardiographischer Doppleruntersuchungen mit besserer Spezifität und Sensitivität möglich, diese Diagnose zu stützen und insbesondere die Therapie zu steuern (Romangnoli et al. 2000; Seri u. Noori 2005; Evans 2003; Fanaroff u. Fanaroff 2006; Nuori u. Seri 2005; Seri 2001).

Systolische Zeitintervalle

Die Messung der Zeitintervalle ist zur Diagnostik der Hypovolämie aus unserer Sicht in der klinischen Praxis äußerst hilfreich und unkompliziert durchführbar. In der Literatur finden sich nur geringe Angaben, wenn auch in einzelnen Studien eine signifikante Verkürzung der LVET bei bereits klinisch nicht relevanter Verringerung des Blutvolumens bewiesen wurde.

In eigenen Untersuchungen konnten wir aufzeigen, dass sich bei einer Hypovolämie, die im Rahmen eines Kapillarlecksyndroms, tatsächlicher Volumenverluste durch verstärkte Urinausscheidung oder auch durch Verringerung des peripheren Widerstands aufgetreten war, eine signifikante Verkürzung der LVET unter die Altersnorm gemessen wurde. Wesentlich ist dabei, dass bei der bei diesen Patienten zu beobachtenden Tachykardie eine Verkürzung der LVET zunächst physiologisch ist und eine Frequenzkorrektur des Parameters damit sinnvoll erscheint. Für die Klinik ist jedoch generell festzustellen, dass eine LVET < 140 ms auch bei hohen Herzfrequenzen als symptomatisch für eine Hypovolämie zu werten ist. Durch eine Volumensubstitution und anschließende erneute Messung können Diagnose und Therapie bestätigt werden. Die LPEP ist meist gering verkürzt, so dass der Quotient aus beiden normal sein kann (Ibrahim 2008).

Linksventrikuläres Herzzeitvolumen

Bei Frühgeborenen oder erkrankten Neugeborenen ist im Rahmen einer Hypovolämie auch bei normalen Blutdruckwerten mit einer Erniedrigung des Herzzeitvolumens zu rechnen. Dabei ist diese funktionelle Veränderung auch ohne Bestehen einer myokardialen Dysfunktion nachzuweisen. Bei Frühgeborenen in den ersten Lebenstagen wurden linksventrikuläre Auswurfvolumina < 200 ml/kg/min bei normaler Kontraktion als Ausdruck einer Hypovolämie dargestellt, wenn bei den betroffenen Kindern kein persistierender Ductus arteriosus vorhanden war. Bei Nachweis einer Hypovolämie und persistierendem Duktus sind Volumina < 260 ml/kg/min gemessen worden. Damit werden gegenüber Normalwerten erniedrigte linksventrikuläre Volumina gemessen, die Unterschiede können jedoch auch nur marginal sein. Durch die kompensatorisch nachweisbare Tachykardie wird der Cardiac Output aufrechterhalten, das Schlagvolumen kann jedoch bereits signifikant erniedrigt sein. Das Schlagvolumen ist durch Vorlast, ventrikuläre Füllung, Nachlast, gebildet aus systemischer oder pulmonal vaskulärer Resistance, und myokardialer Kontraktilität bestimmt. Die Therapie muss also auf die Beeinflussung dieser kausalen Parameter zielen (Lundell u. Lagercrantz 1983; Pladys et al. 1997).

Flussvolumina Vena cava superior

Die Messung des Flussvolumens in der Vena cava superior bietet eine objektive Möglichkeit, dopplersonographisch eine Hypovolämie zu diagnostizieren. Ergebnisse einer Studie mit sehr unreifen Frühgeborenen beweisen innerhalb der ersten 48 Lebensstunden sogar eine inverse Korrelation zwischen gemessenem Blutdruck und Flow in der Vena cava superior. Der oft sogar erhöhte arterielle Blutdruck ist als Zeichen einer steigenden vaskulären Resistance zu werten. In den oberen Hohlvenen sind die Volumenverhältnisse auch ohne Einfluss kardialer Shunts bestimmbar (Schmitz et al. 2004; Freeman-Ladd et al. 2005; Gill u. Weindling 1993). Gewichtskorrigierte Percentile für die Vena cava superior sind im Rahmen einer Bewertung umfassender Studien erstellt worden. Damit erhöht sich die Reproduzierbarkeit der Befunde signifikant (de Waal 2013).

Dopplersonographie peripherer Arterien

Ziel der Aufrechterhaltung einer stabilen Hämodynamik beim Neonaten ist in erster Linie die Sicherung der Organperfusion und vor allem einer adäquaten Hirndurchblutung. Wie bereits beschrieben, sind als Referenzgefäße die Arteria cerebri anterior, die Arteria renalis und die Arteria mesenterica superior zur Einschätzung der regionalen Perfusion geeignet.

Es konnte bewiesen werden, dass bei Hypovolämie, unabhängig von der Genese des erniedrigten Blutflusses, in der Arteria cerebri anterior gehäuft ein enddiastolischer Flussverlust aufzuzeigen ist. Pathophysiologisch ist dieser Befund am ehesten als Korrelat eines erhöhten peripheren Widerstands im Sinne eines Kompensationsversuches einzuordnen. Bei erniedrigtem Herzzeitvolumen ist mit erniedrigten systolischen Geschwindigkeiten zu rechnen.

Die Arteria renalis ist ein ähnlich sensibler Parameter zu Beurteilung der hämodynamischen Situation. Bei einer ausgeprägten Hypovolämie ist bei Frühgeborenen ebenso in diesem Gefäß ein enddiastolisch eingeschränkter Blutfluss darzustellen (Ayabakan u. Ozkutho 2003).

Die Messungen der Dopplerparameter der peripheren Gefäße sind von guter Sensitivität. Eine genaue Zuordnung zu einer definierten Form der hämodynamischen Störung ist jedoch nicht möglich (Toth-Heyn et al. 2000; Julikuunen et al. 2008; Schwartz et al. 2003).

Flussmuster in peripheren Arterien Die Beurteilung des Flussmusters in den häufig zur Beurteilung der Hämodynamik verwendeten peripheren Arterien erlaubt Rückschlüsse auf die Volumensituation des Kindes. Schmale, oft gar haarnadelförmige Systolen sind mit einer signifikanten Hypovolämie gekoppelt. Die Accelerationszeit ist dabei extrem kurz und damit der Anstieg der Kurve wie beschrieben steil. Nach Volumengabe lässt sich meist eine Normalisierung des Flussmusters mit Verbreiterung der Systole darstellen.

Um diesen Befund zu objektivieren, untersuchten wir in einer eigenen Studie 78 Frühgeborene mit den typischen klinischen Zeichen einer Hypovolämie und einer Tachykardie (> 160 bpm) im Vergleich mit 68 Frühgeborenen, die aus anderen Gründen, z.B. Hyperthermie oder als Reaktion auf medikamentöse Therapie eine Tachykardie aufwiesen. Es wurde eine Ratio aus Systolendauer zu Gesamtdauer der Herzaktion bestimmt. Es ließ sich dabei nachweisen, dass die Gesamtdauer der Herzaktion sich zwischen beiden Gruppen nicht unterschied, während die Zeit für die darstellbare Systole (Anstieg der Kurve bis Ende) sich signifikant zwischen beiden Gruppen unterschied. Zwischen beiden Zeiten wurde ein Index gebildet, der als Normalwert

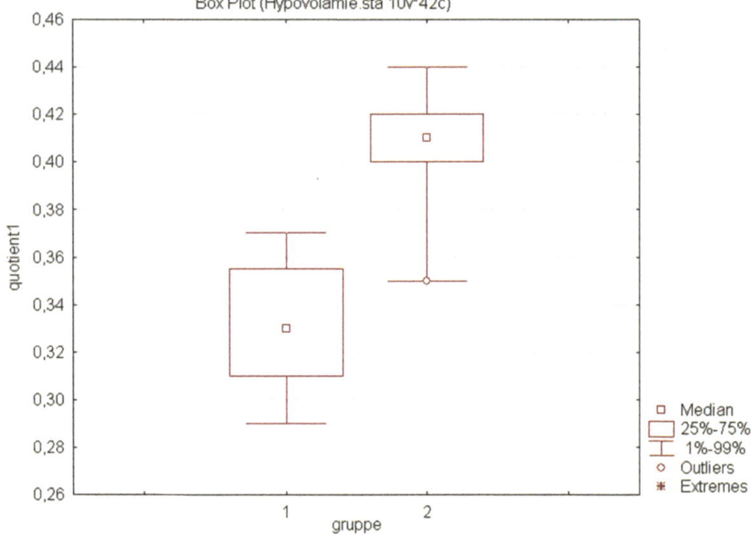

■ Abb. 3.22 Index aus Gesamtflussdauer und Dauer der Systole in der A.cerebri anterior bei Frühgeborenen mit Hypovolämie und Tachycardie anderer Genese

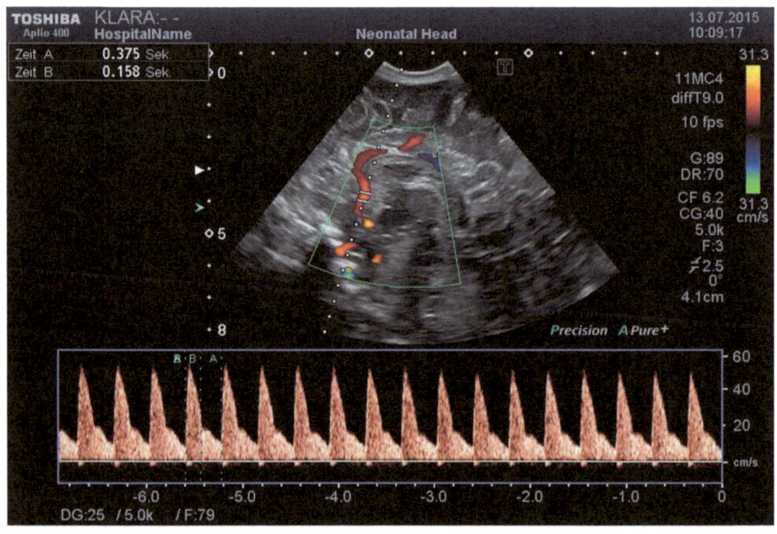

■ Abb. 3.23 Messung der Dauer der Systole und Gesamtflussdauer in der Arteria cerebri anterior bei Kindern ohne Hypovolämie

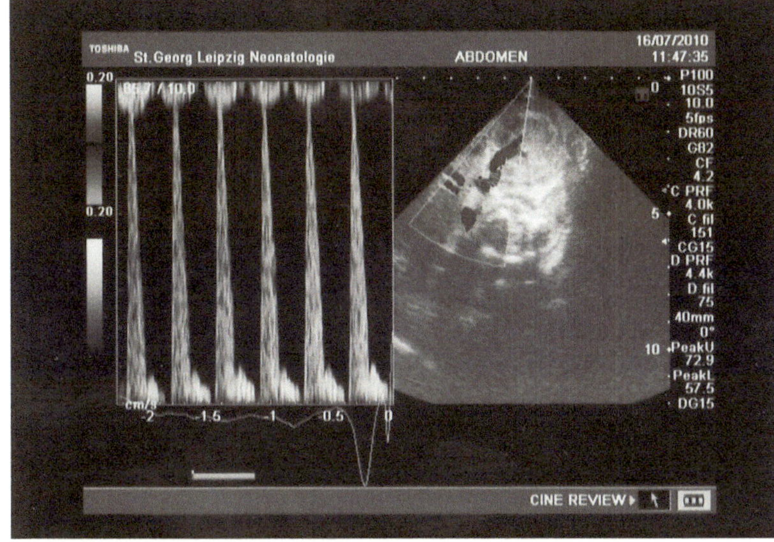

Abb. 3.24 Flussmuster bei Hypovolämie in der Arteria renalis

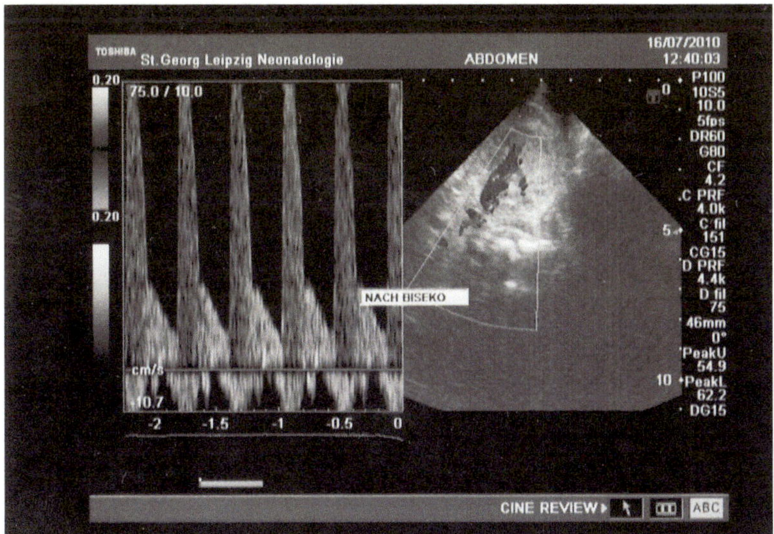

Abb. 3.25 Flussmuster in der Arteria renalis nach Volumensubstitution

zwischen 0,38 und 0,43 liegt. Als Cut-off für den Nachweis einer Hypovolämie bestimmten wir einen Indexwert von 0,4 (◘ Abb. 3.22). Für die klinische Beurteilung der Kausalität einer hämodynamischen Störung erscheint damit die Beurteilung der Form der Flusskurve von großer Bedeutung (◘ Abb. 3.23, ◘ Abb. 3.24, ◘ Abb. 3.25).

Die zusammenfassende Beurteilung der beschriebenen echokardiographischen und dopplersonographischen Untersuchungen unter Berücksichtigung der klinischen Symptome erlaubt eine sichere Erfassung von Abweichungen gegenüber der Norm, eine Differenzialdiagnose zum PDA und der myokardialen Dysfunktion (◘ Tab. 3.11).

Myokardiale Dysfunktion

Die myokardiale Dysfunktion des Frühgeborenen und kranken Neugeborenen ist ein Krankheitsbild, das durch insgesamt wenig spezifische Symptome beschrieben wird. Die klinische Relevanz ist bedeutend und die Ursachen können in jeder Störung der postnatalen Adaptation oder des klinischen Verlaufs begründet liegen. Das noch unreife Myokard des Neugeborenen ist extrem stressanfällig, Störungen der Kardiomyozytenstruktur führen zu Einschränkungen der Funktion und erhöhen die Morbidität der Kinder signifikant (Jing et al. 2006). Schwere Adaptationsstörungen nach der Geburt oder ausgeprägte Azidosen mit ph-Werten < 7.0 führen zur Beinträchtigung der myokardialen Kontraktilität. Dabei konnten die Untersucher eine negative Korrelation zwischen pH-Wert und linksventrikulärem Auswurfvolumen und eine positive Korrelation zwischen pH-Wert und Flussvolumen in der Vena cava superior beweisen (Noori 2013). Ein erhöhtes Risiko, eine myokardiale Dysfunktion zu entwickeln, besteht ebenfalls bei Frühgeborenen nach intrauteriner Wachstumsrestriktion (Fouzas 2014; Vijlbrief 2014).

Klinische Symptome sind:

- blasses, wenig reagibles Kind
- ruhiges Präkordium
- ansteigende Herzfrequenz
- erhöhte peripher-zentrale Temperaturdifferenz
- ansteigender Sauerstoffbedarf bei unveränderter Ventilation
- verlängerte Rekapillarisierungszeit
- metabolische Azidose

Verschiedene laborchemische Methoden, wie z.B. die Bestimmung des Troponin im Serum, sind hilfreiche Parameter in der Diagnostik der myokardialen Dysfunktion, jedoch besonders bei sehr kleinen Frühgeborenen zur Verlaufskontrolle nicht geeignet (Perugu 2014). Morphologisch-echokardiographische Untersuchungen zeigen das Bild des sich wenig kontrahierenden großen Herzens. Im M-Mode lässt sich bei myokardialer Dysfunktion eine deutliche Erhöhung der Verkürzungsfraktion (»fractional shorting«) nachweisen. Dopplersonographische Befunde können einerseits die Diagnose verifizieren, andererseits den Verlauf und Therapieerfolg beschreiben.

Systolische Zeitintervalle

Die im vorangehenden Kapitel beschriebene Messung der systolischen Zeitintervalle ist zur Diagnostik der myokardialen Dysfunktion als Methode mit guter Spezifität anzusehen. In eigenen Studien konnten wir feststellen, dass bei reifen Neugeborenen und Frühgeborenen, die aufgrund einer myokardialen Dysfunktion einer Katecholamintherapie bedurften, die linksventrikuläre Präejektionszeit > 0,65 ms signifikant verlängert war. Die linksventrikuläre Ejektionszeit war signifikant auf durchschnittlich < 160 ms verkürzt und damit die Ratio aus LPEP/LVET mit Werten > 0,45 signifikant erhöht. Die rechtsventrikulären Zeitintervalle lagen im Normbereich. Unter Katecholamintherapie hatte sich bereits nach 20 Minuten die Präejektionszeit signifikant verkürzt und die Ratio erniedrigt (Wagner 2008; Robel-Tillig et al. 2007; Stopfkuchen et al. 1987, 1999; Winterova et al. 1980; Ichihashi et al. 2005).

Tei-Index – Kombination aus systolischen und diastolischen Funktionen

Die Bestimmung des Tei-Index erfolgt über die Messung des Mitraliseinflusses über einen apikalen 4-Kammer-Blick. Das Mitralisflussmuster ist durch eine niedrigere E-Welle und eine zweite höhere A-Welle, die durch die atriale Kontraktion bzw. die frühe Füllung entstehen, gekennzeichnet. Die Ejektionszeit stellt sich als Flussprofil unterhalb der Nulllinie dar. Die Zeit zwischen Ende und Beginn des Mitralflusses ist als Summe aus isovolumetrischer Kontraktionszeit, Ejektionszeit und isovolumetrischer Relaxationszeit anzusehen. Die isovolumetrische Kontraktionszeit ist zwischen Ende Mitralisflow und Beginn der Ejektionszeit und die isovolumetrische Relaxationszeit zwischen Ende Ejektionszeit und Mitralisflow-Beginn zu messen. Die Summe der isovolumetrischen Zeiten dividiert durch die Ejektionszeit bildet den Tei-Index. Ein erhöhter Index wird von verschiedenen Autoren als Zeichen für eine myokardiale Beeinträchtigung angesehen. Bei Patienten, die nach perinataler Asphyxie geboren wurden, geben die Autoren einen Index von 0,34 vs. 0,30 bei Patienten mit ungestörter postnataler Adaptation an. Die Messung der isovolumetrischen Zeiten wurde von einigen Arbeitsgruppen zur Objektivierung der myokardialen Beeinträchtigung bereits propagiert. Insgesamt ist die Methode sicher im klinischen Alltag nicht routinemäßig etabliert, stellt aber einen Beitrag zur Diagnostik der myokardialen Dysfunktion des Neonaten dar (Tei 1995; Tsutsumi et al. 1999; Tapia-Rombo et al. 2000).

Linksventrikuläres Herzzeitvolumen

Das in seiner Funktion beeinträchtigte Herz ist nicht in der Lage, adäquate Volumina durch entsprechende linksventrikuläre Kontraktion zur Verfügung zu stellen. Erwartungsgemäß kommt es bei schwerwiegender myokardialer Dysfunktion des Neugeborenen zu einer signifikanten Reduktion des linksventrikulären Schlagvolumens und Herzzeitvolumens (Cardiac Output). Durch die beschriebene Erhöhung der Herzfrequenz ist es möglich, dass die Abweichung von der altersentsprechenden Norm noch kompensiert sein kann. Es lässt sich jedoch eine Verbesserung der linksventrikulären Leistung durch Erhöhung des Cardiac Output nach supportiver Therapie z. B. durch Katecholamine beweisen (Ibrahim 2008; Robel-Tillig et al. 2007; Stopfkuchen et al. 1999). So wurde in zwei unabhängigen Studien vor einer Therapie mit 9 µg/kg/min Dobutamin bei Frühgeborenen mit typischen Symptomen der myokardialen Dysfunktion ein linksventrikuläres Herzzeitvolumen von 196 ml/kg/min bzw. 220 ml/kg/min, 20 Minuten nach Therapiebeginn von 240 ml/kg/min bzw. 290 ml/kg/min gemessen (Jing et al. 2006; Wagner 2008).

Eine Verminderung des linksventrikulären Zeitvolumens ist als absolut hinweisend auf eine myokardiale Dysfunktion zu betrachten, und die Bestimmung des Cardiac-Outputs sollte deshalb in die Diagnostik integriert werden (van Bel et al. 1991; Perugu 2014; Kahr 2015). An dieser Stelle muss erneut darauf hingewiesen werden, dass Neugeborene mit schwer gestörter myokardialer Kontraktilität durchaus völlig normale oder in Folge der Kreislaufzentralisation erhöhte Blutdruckwerte haben können. Entscheidend zur Beurteilung der Therapienotwendigkeit ist immer die Beurteilung des Herzzeitvolumens oder Flussvolumens in der Vena cava superior (Shah 2012; Bhat 2015).

Zerebraler Blutfluss

Ein wesentlicher Grund, die myokardiale Funktion zu überprüfen und bei nachgewiesener Beeinträchtigung eine supportive Therapie anzustreben, liegt in der nachgewiesenen Verminderung der Organperfusion bei myokardialer Dysfunktion. Besonders die Störung der zerebralen Perfusion stellt eine prognostisch schwerwiegende Komplikation der myokardialen Störung dar. Bei Frühgeborenen mit hypoxisch-ischämischer Enzephalopathie wurden signifikant erhöhte Rationes aus linksventrikulärer Präejektionszeit und Ejektionszeit sowie erniedrigte linksventrikuläre Herzeitvolumina gemessen. Der Schweregrad der myokardialen Funktionsstörung korrelierte dabei signifikant mit dem Schweregrad der zerebralen Störung (Wagner 2008; Bernatar et al. 1995). Ähnliche Schlüsse lassen sich aus Untersuchungen ziehen, die eine Bestimmung der Akzelerationszeiten in den Karotiden und Vertebralarterien zum Ziel hatten und ebenfalls enge Korrelationen zur myokardialen Kontraktilität feststellten. Dabei war neben einer verlängerten Akzelerationszeit auch die verminderte systolische Spitzengeschwindigkeit festzustellen.

Eine weitere Arbeitsgruppe konnte im Tierversuch aufzeigen, dass eine Verlängerung der Präejektionszeit in der Arteria cerebri anterior mit einer schweren myokardialen Dysfunktion korreliert (van Bel et al. 1992; Liu et al. 2007).

Der Schluss, dass bei myokardialer Dysfunktion eine Beeinträchtigung des zerebralen Blutflusses erfolgt, ist pathophysiologisch naheliegend, wesentlich sollte aber für den Kliniker sein, dass bei vorliegenden pathologischen Ergebnissen einer zerebralen Dopplersonographie, immer an eine systemische hämodynamische Störung gedacht werden sollte.

Persistierende pulmonale Hypertension

Die persistierende pulmonale Hypertension des Neugeborenen (PPHN) ist eines der schwerwiegendsten Krankheitsbilder der Neonatologie und auch unter den Bedingungen der modernen Intensivtherapie durch eine hohe Mortalität gekennzeichnet. Die Ursachen können sehr vielschichtig sein, und in einer großen Zahl der Fälle lässt sich kein kausaler anamnestischer Zusammenhang zum klinischen Verlauf darstellen. In der unmittelbaren Perinatalperiode sind häufiger reife Neugeborene nach perinataler Asphyxie, unspezifischer Adaptationsstörung oder Mekoniumaspiration betroffen (Choudhary 2016). Große Bedeutung für die Mortalität oder Morbidität hat das Ausmaß der pulmonalen Hypertension bei Neugeborenen mit kongenitalem Zwerchfelldefekt. Während die chirurgische Korrektur häufig gut durchgeführt werden kann, ist die hämodynamische Relevanz der pulmonalen Hypertension immens (Lusk 2015; Ambalavanan 2014). Wesentlicher Parameter für die Langzeitmorbidität ist der Nachweis und der Schweregrad der pulmonalen Hypertension bei ehemaligen Frühgeborenen mit einer bronchopulmonalen Dysplasie. Der echokardiographische Nachweis des pulmonalen Hochdruckes ist entscheidend für die spezifische Therapie dieser kleinen Patienten (Naguib 2015; Joshi 2014; Berkelhamer 2013).

Die klinische Symptomatik ist wenig spezifisch:

- ansteigender Sauerstoffbedarf bei unveränderter Ventilation
- besonders in der frühen Perinatalperiode negativer Hyperoxietest
- aktives Präkordium

Dopplersonographische Untersuchungen der kardialen Funktionen sind in die klinische Diagnostik und Verlaufskontrolle fest etabliert. Im Zentrum steht dabei die Messung der rechtsventrikulären Belastung und des Pulmonalarteriendruckes. In vorangehenden Kapiteln wurde auf die Möglichkeiten der Verifizierungen der rechtsventrikulären Funktionen und Darstellung unterschiedlicher Messmethoden bereits ausführlich eingegangen. Es erscheint nun wesentlich, erhobene Befunde der Diagnose zuzuordnen (Harabor 2015).

Systolische rechtsventrikuläre Zeitintervalle

Die Bestimmung der rechtsventrikulären Zeitintervalle hat sich in der Diagnostik der PPHN als spezifisch und unkompliziert durchführbar erwiesen.

In der kurzen parasternalen Achse ist die Pulmonalklappe gut darstellbar und die rechtsventrikuläre Präejektionszeit, Ejektionszeit und die Akzelerationszeit als Zeit zwischen Beginn der Ejektion und Gipfelpunkt der Flusskurve sind mit Hilfe des integrierten EKG messbar.

Pathognomonisch für die PPHN ist eine signifikant verlängert Präejektionszeit (> 60 ms) und verkürzte Ejektionszeit (< 155 ms). Damit steigt die Ratio zwischen RPEP/RVET ebenso signifikant auf Werte > 0,45 an. Bei Reproduzierbarkeit dieser Befunde ist vom Vorliegen einer PPHN mit einer Spezifität > 90% auszugehen. Im Rahmen einer Studie, bei der parallel die rechtsventrikulären STI und die Ejektionsfraktionen von Neugeborenen mit extrem ansteigenden Sauerstoffbedarf unter dem Verdacht einer PPHN gemessen wurden, konnte für Patienten mit einer RPEP > 78 ms eine PPHN mit einer Sensitivität von 89% und einer Spezifität von 88% vorhergesagt werden, bei Kindern mit einer RPEP von > 80 ms lagen Spezifität und Sensitivität bei 100% (Bernatar et al. 1995; Garcia-Fernandez et al. 1995; Yared 2011).

Ein weiterer typischer Befund ergibt sich aus einer signifikanten Verkürzung der Akzelerationszeit und damit einem extrem steilen Anstieg der Flusskurve. Die Bildung einer Ratio aus Akzelerationszeit/Ejektionszeit kann die Befunde objektivieren. Es liegen in der Literatur unterschiedliche Angaben zu konkreten Werten für diese Ratio vor. Normalwerte werden dabei zwischen 0,37 und 0,39 angegeben, für Neugeborene mit einer PPHN liegen diese signifikant niedriger bei 0,29–0,31 (Bernatar et al. 1995; Subhedar u. Shaw 2000). Bereits pränatal lässt sich mit Hilfe dieser Messungen die Prädiktion einer pulmonalen Hypoplasie bei Feten mit hoher Sensitivität und Spezifität treffen (Fuke et al. 2003).

Hilfreich für die Diagnostik ist die Beurteilung der Pulmonalisflusskurve hinsichtlich ihrer Form. Typischerweise ist bei Kindern mit PPHN neben der beschriebenen kurzen Akzelerationszeit und damit des steilen Anstieges der Flusskurve, im abfallenden Teil der Kurve eine »Schulter« darstellbar. Mit nachlassendem rechtsventrikulären Druck normalisiert sich auch optisch die Form der Flusskurve.

Einschränkende Aussagen zum diagnostischen Wert der AT/ET-Ratio werden von einer Arbeitsgruppe hinsichtlich der Anwendung der Untersuchung bei sehr unreifen Frühgeborenen getroffen. Es wird festgestellt, dass die Ratio sehr rasch nach Geburt ansteigt, bei Kindern < 30 SSW dieser Anstieg jedoch sehr verzögert ist und auch ohne pulmonale Hypertension ausbleibt (Murase u. Ishida 2000). Die Relevanz der Methode wird durch diese Arbeit sicher nicht generell eingeschränkt, die pathophysiologische Besonderheit bei sehr kleinen Frühgeborenen sollte bekannt sein.

Messung des rechtsventrikulären Druckes durch Bestimmung der Trikuspidalinsuffizienz

Die Messung der Insuffizienz über der Trikuspidalklappe wurde bereits beschrieben. Die Einstellung der Klappenebenen kann von subkostal, parasternal oder apikal erfolgen. Die Messung sollte, besonders bei hohen Geschwindigkeiten im cw-Mode erfolgen. Die Erfassung der Trikuspidalinsuffizienz ist technisch anspruchsvoll und es wird von einer Arbeitsgruppe mit einer Dauer von 45 Minuten pro Patienten angegeben, um ein befriedigendes Messergebnis zu erreichen. Eine Trikuspidalisuffizienz bei PPHN ist meist durch Geschwindigkeiten > 2,5 m/s und einen Druck von > 35–40 mmHg gekennzeichnet. Es besteht eine signifikant inverse Korrelation zum Quotienten aus AT und ET (Bernatar et al. 1995; Evans et al. 1998; Fitzgerald et al. 2001; Mourani et al. 2008; Fan u. Feng 2007; Su 2001). Wie bereits beschrieben, sind jedoch auch beim gesunden reifen Neugeborenen und ebenso bei Frühgeborenen innerhalb der ersten Lebenstage ohne Nachweis einer PPHN, Trikuspidalinsuffizienzen mit Geschwindigkeiten bis 3,5 m/s und pulmonal-arterielle Drücke > 40 mmHg zu messen. Eine akkurate Druckbestimmung ist für die Einschätzung der klinischen Relevanz schwierig und nur in 30–73% der Fälle zutreffend (Melek 2006).

Bei Kindern mit klinisch relevanter PPHN ist mit zunehmenden Sauerstoffbedarf bzw. sinkender Sauerstoffsättigung eine Zunahme der rechtsventrikulären Druckes und der Trikuspidalinsuffizienz nachweisbar.

Eine weitere Einschränkung der Methode bei Untersuchung von älteren Frühgeborenen mit bronchopulmonaler Dysplasie ergibt sich aus der Tatsache, dass nur bei etwa 44% dieser Patienten eine messbare TI aufzuzeigen ist. Bei mehr als der Hälfte der Kinder ist trotz deutlicher pulmonaler Hypertension keine TI nachweisbar (Bernatar et al. 1995).

Shunt über persistierendem Ductus arteriosus

Die Shuntrichtung über dem persistierenden Duktus ist für die Veränderung des pulmonal-arteriellen Druckes diagnostisch wegweisend. Voraussetzung ist natürlich die Persistenz des Duktus, die in den ersten Lebensstunden bei Neugeborenen mit PPHN in hohem Maße gegeben, bei älteren Frühgeborenen meist nicht mehr vorhanden ist.

Ein persistierender kompletter Rechts-links-Shunt, dessen technischer Nachweis ebenfalls schon beschrieben wurde, ist mit einer ungünstigen Prognose für das Kind assoziiert (Fraisse et al. 2004a,b). Bei ca. 90% aller Patienten mit pulmonaler Hypertension ist bei Diagnosestellung ein Rechts-links-Shunt nachzuweisen. Die Veränderung der Shuntrichtung zum bidirektionalen und schließlich Links-rechts-Shunt zeigt den Therapieerfolg und das Absinken des rechtsventrikulären Druckes an (Evans et al. 1998; Nagiub 2015).

Veränderungen Herzzeitvolumina

Die linksventrikulären Herzzeitvolumina sind bei PPHN meist unverändert und erst bei schwersten Verläufen eingeschränkt. Das rechtsventrikuläre Herzzeitvolumen ist demgegenüber deutlich, und zwar bis über 50% des Normalen erhöht. Dieser Befund persistiert häufig auch nach Erniedrigung des pulmonal-arteriellen Druckes (Evans et al. 1998; Burkett 2015).

Mykardialer Performance Index des rechten Ventrikels (RIMP)

Ein relativ neuer, vielversprechender Parameter ist, wie bereits beschrieben, der myokardiale Performance Index des rechten Ventrikels (RIMP). Durch Berechnung des Index lässt sich die globale Funktion des rechten Ventrikels erfassen. Bei Frühgeborenen, die keine BPD entwickelten, konnte ein stetiger Abfall des Index innerhalb der ersten 28 Lebenstage nachgewiesen werden. Am 2. Lebenstag wurde bei Frühgeborenen mit späterer BPD ein Index von median 0,39 berechnet werden. Bei Frühgeborenen ohne BPD lag der Wert am Tag 28 bei 0,21. Vorteil dieser Methode ist die Unabhängigkeit von Herzfrequenz, Blutdruck und Persistenz des Ductus arteriosus (Eidem 1998; Cernik 2012).

Zusammenfassend kann aufgezeigt werden, dass auch für eine persistierende pulmonale Hypertension mit Hilfe dopplersonographischer Untersuchungen eine Diagnosestellung mit hoher Spezifität und Sensitivität möglich ist.

Die hier beschriebenen funktionellen Störungen der neonatalen Adaptation und des klinischen Verlaufs bei reifen Neugeborenen oder Frühgeborenen sind im klinischen Alltag häufig nachweisbar und bedürfen somit einer exakten Diagnose, um eine möglichst frühzeitige adäquate Therapie einzuleiten. In der folgenden Tabelle sollen spezifische Veränderungen dopplersonographischer Funktionsparameter in Relation zu den diskutierten Krankheitsbildern zusammengefasst werden (◙ Tab. 3.11).

Die genannten Veränderungen können sowohl komplett als auch nur isoliert nachweisbar sein. Wie schon mehrfach betont, wird die Diagnostik durch ein wiederholbares, individuelles Konzept verbessert. Neben möglichst umfangreicher Erfassung der kardialen Funktionsparameter ist eine Beurteilung der Organperfusion zur Einschätzung der hämodynamischen Situation der Kinder erforderlich und muss das diagnostische Programm komplettieren.

Die Beurteilung der Form der Flusskurve in einer peripheren Arterie, wie der Arteria cerebri anterior oder der Arteria renalis können hilfreich bei der Diagnosestellung einer primär systemisch- hämodynamischen Störung sein ◙ Tab. 3.12.

◘ Tab. 3.11 Veränderungen der linksventrikulären systolischen Zeitintervalle (LPEP, LVET), rechtsventrikulären Zeitintervalle (RPEP, RVET), linksventrikulären Herzzeitvolumen (LVO), rechtsventrikulären Herzzeitvolumen (RVO), Trikuspidalinsuffizienz (TI), pulmonal-arterieller Druck (PAP) bei Neugeborenen mit persistierendem Ducuts arteriosus (PDA), Hypovolämie, myokardialer Dysfunktion, persistierender pulmonaler Hypertension (PPHN)

	PDA	Hypovolämie	Myokardiale Dysfunkton	PPHN
LPEP	Verkürzt	Normal	Verlängert	Normal
LVET	Verlängert	Verkürzt	Verkürzt	Normal
RPEP	Normal	Normal	Normal	Verlängert
RVET	Normal	Normal	Normal	Verkürzt
LVO	Erhöht	Normal	Erniedrigt	Normal
RVO	Normal	Normal	Normal	Erhöht
TI	Nein	Nein	Nein	Ja
PAP	Normal	Normal	Normal	Erhöht
Shunt über PDA	Links-rechts Bidirektional Rechts-links	–	–	Rechts-links

◘ Tab. 3.12 Form der Blutflusskurve in peripheren Arterien (z. B. A. cererbi anterior oder A. renals)

	Akzeleration	Systole	Diastole
PDA	Kurz bis normal	hoch	Erniedrigt bis reverse
Myokardiale Dysfunktion	Langsam, flacher Anstieg	erniedrigt	Normal bis erniedrigt
PPHN	normal	Normal oder erniedrigt	Normal oder erniedrigt
Hypovolämie	Extrem kurz	Spitz »haarnadelform«	Normal bis erniedrigt

Literatur

Agata Y, Hiraishi S, Misawa H, Hirota H, Nowatari M, Hiura K, Fujivo N, Oguchi K, Horiguchi Y (1994) Regional blood flow distribution and left ventricular output during early neonatal life: a quantitative ultrasonographic assessment. Pediatr Res 36: 805–810

Akiba T, Akiba K (2002) Continuous wave Doppler echocardiographic evaluation of changes in pulmonary arterial pressure during the first seven days of life. Am J Cardiol 89: 479–481

Alp H, Karaalslan S, Baysal T, Cimen D et al. (2012) Normal values of left and right ventricular function measured by m-mode, pulsed Doppler and Doppler tissue imaging in healthy term neonates during 1-year period. Early Hum Dev 88; 853–859

Alverson D, Aldridge M, Johnson J (1983) Effect of patent ductus arteriosus on left ventricular output in premature infants. J Pediatr 102: 754–757

Alverson DC (1985) Neonatal cardiac output measurements using pulsed Doppler ultrasound. In: Noninvasive Neonatal Diagnosis. Clin Perinatol 12: 101–127

Alverson DC (1988) Pulsed Doppler assessment of ascending aortic flow velocity in newborns and infants: clinical application. Echocardiography 5: 1–22

Alverson DC, Eldridge MW, Dillon T (1982) Noninvasive Doppler determination of cardiac output in neonates and children. J Pediatr 10: 46–50

Ambalavanan N, Mourani P (2014) Pulmonary hypertension in bronchopulmonary dysplasia. Birth Defects Res A Clin Mol Teratol 100: 240–246

Ayabakan C, Ozkutho S (2003) Normal patterns of flow in the superior caval, hepatic and pulmonary veins as measured using Doppler echocardiography. Cardiol Young 13: 143–151

Banarjee SK, Ahmed CM, Rahman MA, Hossain M, Mahmud RS, Khan HI, Haque KM (2003) Improvement in pulsed wave Doppler echocardiographic assessment of pulmonary artery pressure. Bangladesh Med Res Counc Bull 29: 92–102

Barlow AJ, Ward C, Webber SA, Sinclair RG, Potts JE, Sandor GG (2004) Myocardial contractility in premature neonates with and without patent ductus arteriosus. Pediatr Cardiol 25: 102–107

Bhat B, Plakkal N (2015) Management of shock in neonates. Indian J Pediatr 82: 923–929

Berger M, Haimovitz A, van Tosh et al. (1985) Quantitative assessment of pulmonary hypertension in patients with triscuspid regurgitation using continious Doppler ultrasound. J Am Coll Cardiol 6: 359–365

Berkelhamer SK, Mestan KK, Steinhorn RH (2013) Pulmonry hypertension in bronchopulmonary dyslasia. Semin Perinatol 37: 124–131

Bernatar A, Clarke J, Silverman M (1995) Pulmonary hypertension in infants with chronic lung disease: non-invasive evaluation and short-term effect of oxygen treatment. Arch Dis Child 72: 14–18

Burkett DA, Slorach C, Patel SS et al. (2015) Left ventricular myocardial function in children with pulmonary hypertension: relation to right ventricular performance and hemodynamics. Circ Cardiovasc Imaging 8: 15–18

Cai W, Roberson DA, Chen Z, Madronero LF, Cuneo BF (2008) Systolic and diastolic time intervals measured from Doppler tissue imaging: normal values and Z-score tables, and effects of age, heart rate and body surface area. J Am Soc Echocardiogr 21: 361–370

Cantor A, Wanderman KL, Karolevitch T, Gureon M (1978) Stolic time intervals in children. Normal standards for clinical use. Circulation 58: 1123–1129

Cernik C, Rhode S, Metze B, Bührer C (2012) Persistently elevated right ventricular index of myocardial performance in preterm infants with incipient bronchopulmonary dysplasia. PloS One 7: 38352

Chen MR, Wu SJ, Chin IS, Wang JK, Wu MH, Lae BC (2007) Morphologic substrates for first-branch pulmonary arterial hypoplasia in transposition of the great arteries. Cardiology 107: 362–369

Choudhary M, Meena MK, Chhangani N et al. (2016) To study prevalence of persistent pulmonary hypertension in newborn with meconium aspiration syndrome in western Rajasthan, India: a prospective observational study. J Fetal Neonatal Med 29: 324–327

Clark SJ, Yoxall CW, Subbedar NV (2004) Right ventricular volume measurements in ventilated preterm neonates. Pediatr Cardiol 29: 149–153

Coombs RC, Morgan ME, Durbin M, Booth A, Mc Neish A (1980) Gut blood flow velocities in the newborn effects patent ductus arteriosus and parenteral indomethacin. Arch Dis Child 65: 1067–1071

Crystal MA, Yacouby S, Petit CJ (2014) Ischemic changes associated with large patent arterial duct in small infants. Catheter Cardiovasc Interv 83: 95–98

David N, Iselin M, Blaysat G, Durand I, Petit A (1997) Disproportion in diameter of the cardiac chambers and great arteries in the fetus. Contribution to the prenatal diagnosis of coarction of the aorta. Arch Mal Coeur Vaiss 90: 673–678

De Waal, K Kluckow M, Evans N (2013) Weight corrected percentiles for blood vessel diameter used in flow measurements in preterm infants. Early Hum Dev 98: 939–942

Eidem BW, Tei C, O Leary PW et al. (2000) Nongeometric quantitative assessment of right and left ventricular function: myocardial performance index in normal children and patients with Ebstein anaomly. J Am Soc Echocardiogr 11: 895–898

El Hajjar M, Vaksman G, Rakza T, Kongolo G, Storme L (2005) Severity of the ductal shunt: a comparison of different markers. Arch Dis Child Fetal Neonatal Ed 90: 419

Evans N (1993) Diagnosis of patent ductus arteriosus in the preterm newborn. Arch Dis Child 68: 58–61

Evans N. (1994) Assessment of the Ductus arteriosus shunting in preterm infants requiring ventilation: effect of inter-atrial shunting. J Pediatr 125: 778–785

Evans N (2003) Volume expansion during neonatal intensive care: do we know what we are doing? Semin Neonatol 8: 315–323

Evans N (2006) Assessment and support of the preterm circulation. Early Hum Dev 82; 803–10

Evans N, Kluckow M (1996) Early determinants of right and left ventricular output in ventilated preterm infants. Arch Dis Child Fetal Neonatal Ed 74: 88–94

Evans N, Kluckow M, Currie A (1998) Range of echocardiographic findings in term neonates with high oxygen requirements. Arch Dis Child Fetal Neonatal Ed 78: 105–111

Evans N, Kluckow M, Simmons M, Osborn D (2002) Which to measure, systemic or organ blood flow? Middle cerebral artery and superior vena cava flow in very preterm infants. Arch Dis Child Fetal Neonatal Ed 87: 181–184

Evans N (2011) Echocardiographic assessment of the patent ductus arteriosus in the preterm infant. In: Poets C, Koehne P, Franz A (Hrsg) Controversies around treatment of the open duct, Springer Heidelberg 38–53

Evans N (2015) Preterm patent ductus arteriosus: A continuing conundrum for the neonatologist? Semin Fetal Neonatal Med 20: 272–277

Fan C, Feng Z (2007) Doppler echocardiographic evaluation of left ventricular configuration and function in children with pulmonary artery hypertension secondary to congenital heart disease. Zhongguo Dong Dai 94: 422–424

Fanaroff J, Fanaroff A (2006) Blood pressure disorders in the neonate: Hypotension and Hypertension. Semin in Fet and Neonat Medicine 11: 174–181

Ficial B, Finnemore AE, Cox DJ, Groves AM et al. (2013) Validation study of the accuracy of echocardiographic measurement of systemic blood flow volume in newborn infants. J Am Soc Ecoocardiogre 26: 1365–1371

Fitzgerald D, Davis GM, Rohlicek C, Gottesman C (2001) Quantifying pulmonary hypertension in ventilated infants with bronchiolitis: a pilot study. J Pediatr Child Health 57: 64–66

Fraisse A, Geva T, Gaudart J, Wessel D (2004a) Doppler echocardiographic predictors of outcome in newborns with persistent pulmonary hypertension. Cardiol Young 14: 277–283

Fraisse A, Geva T, Gaudart J, Wessel D (2004b) Predictive factors of Doppler echocardiography in persistent pulmonary artery hypertension. Arch Mal Coeur Vaiss 97: 501–506

Freeman-Ladd M, Cohen JB, Carver JD, Huhta JC (2005) The hemodynamic effects of neonatal patent ductus arteriosus shunting on superior mesenteric blood flow. J Perinatol 25: 459–462

Fouzas S, Karatza A, Davlouros P et al. (2014) Neonatal cardiac dysfunction in intrauterine growth restriction. Pediatr Res 75: 651–657

Fuke S, Kanzaki T, Junwa M, Wasada K, Takemuru M, Mitsuda N, Murata Y (2003) Antenatal prediction of pulmonary hypoplasia by acceleration time/ejection time ratio of fetal pulmonary arteries by Doppler blood flow velocimetry. Am J Obstet Gynecol 18: 226–233

Gaiderisi M, Severino S, Cicala S, Caso P (2002) The usefulness of pulsed tissue Doppler for clinical assessment of right ventricular function. Ital Heart J 34: 241–247

Garcia-Fernandez MA, Cotrim C, Moreno M, Mudoz J, Roman S, Torrecilla E, Prieto J, Palomino R, Merino C, Delez JL (1995) Prediction of right ventricular ejection fraction by Doppler determination of right systolic time intervals. Rev Port Cardiol 14 : 451–458

Gill AB, Weindling AM (1993) Echocardiographic assessment of cardiac function in shocked very low birth weight infants. Arch Dis Child 1993; 68: 17–21

Groves AM, Kuschel CA, Knight DR, Skinner JR (2008a) Does retrograde diastolic flow in the ascending aorta signify impaired systemic perfusion in preterm infants? Pediatr Res 63: 89–94

Groves AM, Kuschel CA, Knight DB, Skinner JR (2008b) Echocardiographic assessment of blood flow volume in the superior vena cava and descending aorta in the newborn. Arch Dis Child Fetal Neonatal Ed 93: 24–28

Groves AM, Kuschel CA, Knight DB, Skinner JR (2008c) Relationship between blood pressure and blood flow in preterm infants. Arch Dis Child Fetal Neonatal Ed 93: 29–32

Gudmundsdottir A, Johansson S, Hakansson S et al. (2015) The importance of echocardiography and an individual approach to patent ductus arteriosus treatment in extremely preterm infants. Neonatology 107: 257

Gussenhoven W, Lebenen BF, Kuis W, De Villneuve V, Rom N, vam Meurs H, van Woezik M (1983) Comparison of great arteries in congenital heart disease. Br Heart J 49: 45–50

Harabor A, Soraisham AS (2015) Utility of targeted neonatal echocardiography in the management of neonatal illness. J Ultrasound Med 34: 1259–1263

Harada K, Shiota T, Takahashi Y, Tamura M, Takada G (1994) Changes in the volume and performance of the left ventricle in the early neonatal period. Early Hum Dev 39: 201–209

Harada K, Shiota T, Takahashi Y et al. (1994) Doppler echocardiographic evaluation of left ventricular output and left ventricular diastolic filling changes in the first day of life. Pediatr Res 35: 506–509

Harling S, Jansson T, Gudmundson S, Pesonen E (2009) Quantification of left to right shunt in patent ductus arteriosus by color Doppler. Ultrasound Med Biol 35: 403–408

Hata T, Manabe A, Makihara K, Hata K, Miyazaki K (1997) Plasma catecholamines and Doppler-derived cardiac time intervals in vaginally and cesarean-delivered neonates. Gynecol Obstet Invest 44: 173–176

Heitz F, Fouron JC, van Duesburg NH, Bard H, Teasdale F, Chessex P, Davignon A (1984) Value of systolic time intervals in the diagnosis of large patent ductus arteriosus in fluid restricted and mechanically ventilated preterm infants. Pediatrics 74: 1069–1074

Her C, Frost EA (1999) Assessment of right ventricular function by right ventricular systolic time intervals in acute respiratory failure. Crit Care Med 27: 2703–2706

Her C, Koike H, O'Connell J (2009) Estimated right ventricular systolic time intervals for the assessment of right ventricular function in acute respiratory distress syndrome. Shock 31: 460–465

Hiraishi S, Horiguchi Y, Misawa H (1987) Noninvasive Doppler echocardiographic evaluation of shunt flow hemodynamics of the ductus arteriosus. Circulation 75: 1146–1153

Hirsimaki H, Kero P, Wanne O (1990) Doppler ultrasound and clinical evaluation in detection and grading of patent ductus arteriosus in neonates Crit Care Med 18: 490–493

Houston AB, Lin MK, Dog WB (1989) Doppler flow characteristics in the assessment of pulmonary artery pressure in ductus arteriosus. Brit Heart J 62: 284–290

Hsich KS, Sanders SP, Colan SD, Mac Pherson D, Holland C (1986) Right ventricular systolic time intervals: comparison of echocardiographic and Doppler-derived values. Am Heart J 112: 103–107

Hunt RW, Evans N, Rieger J, Kluckow M (2004) Low superior vena cava flow and neurodevelopment at 3 years in very preterm infants. J Pediatr 145: 573–575

Hunter St, Yen Ho S, Cook A (2000) Essential cardiac anatomy. In: Skinner J (ed) Echocardiography for the neonatologist. Churchill Livingston, Edinburgh, pp 31–38

Hutter PA, Thomeer BJ, Jansen P, Hitchcook JR, Faber JA, Mejboom FJ, Bennink GR (2001) Fate of the aortic root after arterial switch. Eur J Cardiothorc Surg 20: 82–88

Ibrahim C (2008) Hypotension in preterm infants. Indian Pediatrics 45: 285–294

Ichida F, Aubert A, Denef B, Dumoulin M, van der Hauwaert L (1987) Cross sectional echocardiographic assessment of great artery diameters in infants and children. Br Heart J 58: 627–634

Ichihashi K, Yada Y, Takahashi N, Honma Y, Momoi M (2005) Utility of a Doppler- derived index combining systolic and diastolic performance (Tei index) for detecting hypoxic cardiac damage in newborns. J Perinat Med 33: 549–552

Ichihashi K, Yada Y, Takahashi N, Honna Y, Mommoi M (2005) Utility of a Doppler- derived index combining systolic and diastolic performance (Tei-index) for detecting hypoxic cardiac damage in newborns. J Perinat Med 33: 549–552

Jim WT, Chiu NC, Chen MR, Hung HY, Kao HA, Hsu CH, Chang JH (2005) Cerebral hemodynamic change and intraventricular hemorrhage in very low birth weight infants with patent ductus arteriosus. Ultrasound Med Biol 31: 197–202

Jing L, Jian L, Mei G (2006) The correlation between myocardial function and cerebral hemodynamics in term infants with hypoxic- ischemic encephalopathy. J Trop Pediatr 50: 44–48

Joshi S, Wilson DG, Kotecha S et al. (2014) Cardiovascular function in children who had chronic lung disease of prematurity. Arch Dis Child Fetal Neonatal Ed 99: 373–379

Julikuunen M, Parvininen T, Janas M, Tammeda O (2008) End- diastolic block in cerebral circulation may predict intraventricular hemorrhage in hypotensive extremely low-birth weight infants. Ultrasound Med Biol 34: 538–545

Kahr PC, Kahr MK, Dabral H et al. (2015) Changes in myocardial contractility and electromechanical interval during the first month of life in healthy neonates. Pediatr Cardiol 24: ahead of print

Kagiya A, Echiteniya N, Hamada A, Tachziaki T, Satoh H, Saitooh Y (1989) The evaluation of systolic time intervals and impedance cardiogram of neonates. Nippon Sanka Fujinka Gakkai Zasshi 5: 601–608

Kang S, Hwang Y, Cheon H, Choi Y, Lee J, Kim S (1999) Indomethacin treatment decreases renal blood flow velocity in human neonates. Biol Neonate 78: 261–264

Keller RL, Clyman RI (2003) Persistent Doppler flow predicts lack of response to multiple courses of indomethacin in premature infants with recurrent patent ductus arteriosus. Pediatrics 112: 583–587

Kent A, Koina M, Gubhaju L (2014) Indomethacin administered early in the postnatal period results in reduced glomerular number in the adult rat. Ann J Physiol Renal Physiol 15: 1105–1110

Kirk JS, Comstock CH, Lee W, Smith RS, Riggs TW, Weinhouse E (1999) Fetal cardiac asymmetry : a marker of congenital heart disease. Obstet Gynecol 93: 189–192

Kluckow M (2005) Low systemic blood flow and pathophysiology of the preterm transitional circulation. Early Hum Dev 8: 429–437

Kluckow M, Evans N (1995) Early echocardiographic prediction of symptomatic patent ductus arteriosus in preterm infants undergoing mechanical ventilation. J Pediatr 127: 774–779

Kluckow M, Evans N (2000) Superior vena cava flow in newborn infants: a novel marker of systemic blood flow. Arch Dis Child Fetal Neonatal Ed 82: 182–187

Kluckow M, Evans N (2001) Low systemic blood flow and hyperkalemia in preterm infants. J Pediatr 139: 227–232

Kluckow M, Seri I, Evans N (2007) Functional echocardiography: an emerging clinical tool for the neonatologist. J Pediatr 150: 125–130

Kluckow M, Evans N (2014) Superior vena cava flow is a clinically valid measurement in the preterm newborn. J Am Soc Echocardiogr 27: 749

Lai WW, Mertens LL, Cohen MS (2006) Guidelines and standards for performance a pediatric echocardiogram: a report from the Task force of Pediatric Council oft he american society of Echocardiography. J Soc Echocardiogr 19: 1413–1430

Landell BP, Hängnevik K, Faxelius G, Irestedt L, Lagercrantz H (1984) Neonatal left ventricular performance after vaginal delivery and cesean section under general or epidural anesthesia. Am J Perinatol 1: 152–157

Lee A, Liestol K, Nestaas E, Fugelseth D (2010) Superior vena cava flow: feasibility and reliability of the off_line analyses. Arch Dis Child Fetal Neonatal Ed 95: 121–125

Le J, Gales M, Gales R (2015) Acetaminophen for patent ductus arteriosus. Ann Pharmacother 49: 241–246

Lindner W, Döhlemann C, Schneider K, Versmold H (1985) Heart rate and systolic time intervals in healthy newborn infants: longitudinal study. Pediatr Cardiol 6: 117–121

Liu J, Li J, Gia M (2007) The correlation between myocardial function and cerebral hemodynamics in term infants with hypoxic- ischemic encephalopathy. J Trop Pediatr 53: 44–48

Lundell BP, Lagercrantz H (1983) Left ventricular systolic time intervals and plasma noradrenaline concentrations during acute hypovolaemia in newborn infants. J Dev Physiol 5: 23–29

Lusk LA, Wai KC, Moon Grady AJ (2015) Persistence of pulmonary hypertension by echocardiography predicts short-term outcomes in congenital diaphragmatic hernia. J Pediatr 166: 251–256

Madar J, Hunter S, Skinner J (2000) Obtaining the standard echocardiographic views. In: Skinner J (ed) Echocardiography for the neonatologist. Churchill Livingston, Edinburgh, pp 39–50

Makihura K, Hata T, Hata K, Kituo M (1993) Echocardiographic assessment of systolic time intervals in vaginal and cesarean delivered neonates. Am J Perinatol 10: 53–56

Melek M, Esen O, Esem AM et al. (2006) Tissue Doppler evaluation of tricuspid anaulus for estimation of pulmonary artery pressure. Lung 184: 687–692

Mertens L, Seri I, Marek J, Barker P et al. (2011) Targeted Neonatal Echocardiography in the Neonatal Intensive Care Unit: Practice Guidelines and Recommendations for Training. J Am Soc Echocardiogr 12: 715–736

Meyer S (2015) Adequate timely treatment of patent ductus arteriosus in extremely low birth weight infants: an ongoing challenge. Neonatology 107: 256

Miletin J, Dempsey EM (2008) Low superior vena cava flow on day 1 and adverse outcome in the very low birth weight infant. Arch Dis Child Fetal Neonatal Ed 93: 368–371

Miletin J, Pichova K, Dempsey EM (2009) Bedside detection of low systemic flow in the very low birth weight infant on day 1 of life. Eur J Pediatr 168: 809–813

Molicki J, Dekker I, de Groot Y, van Bel F (2000) Cerebral blood flow velocity waveforms as an indicator of neonatal ventricular heart function. Eur J Ultrasound 12: 31–41

Moran M, Miletin J, Pichova K, Dempsey EM (2009) Cerebral tissue oxygenation index and superior vena cava flow in the very low birth weight infants. Acta Pediatr 98: 43–46

Mourani P, Sontag M, Younoszni A, Dunbar I, Steven H (2008a) Clinical utility of echocardiography for the diagnosis and management of pulmonary vascular disease in young children with chronic lung disease. Pediatrics 317–325

Mourani PM, Sontag MK, Youmoszai A, Ivy DD, Abman SH (2008b) Clinical utility of echocardiographiy for the diagnosis and management of pulmonary vascular disease in young children with chronic lung disease. Pediatric 121: 317–321

Murase M, Ishida A (2000) Serial pulsed Doppler assessment of pulmonary artery pressure in very low birth-weight infants. Pediatr Cardiol 21: 452–457

Musawe NN, Poppe D, Smallborn JF (1990) Doppler echocardiographic measurement of pulmonary artery pressure from ductal Doppler velocities in the newborn. J Am Coll Cardiol 15: 544–556

Nagiub M, Lee S, Guglani L (2015) Echocardiographic assessment of pulmonary hypertension in infants with bronchopulmonary dysplasia: systematic review of literature and a proposed algorithm for assessment. Echocardiography 32: 819–833

Nidorf SM, Picard MW, Thomas JD, Newell J, King ME, Weymann AE (1992) New perspectives in the assessment of cardiac chamber dimension during development and adulthood. J Am Coll Cardiol 19: 983–988

Noori S, Friedrich P, Seri I, Wong P (2008) Changes in myocardial function and hemodynamics after ligation of the ductus arteriosus in preterm infants. J Pediatr 152: 595–596

Nuori S, Seri I (2005) Pathophysiology of newborn hypotension outside the transitional period. Early Hum Dev 81: 399–404

Ohlsson KW, Sindelar R (2015) Future benefits of sequential echocardiography: unmasking the indications for treatment of patent ductus arteriosus in extremely preterm infants. Neonatology 108: 99–102

Ohlsson A, Walia R, Shah SS (2015) Ibuprofen for the treatment of patent ductus arteriosus in preterm or low birth (or both) infants. Cochrane Database Syst Rev 18: 44–56

Osborn DA, Evans N, Kluckow M (2003) Hemodynamic and antecedents risk factors of early and late periventricular/ intraventricular hemorrhage in preterm infants. Pediatrics 112: 33–39

Osborn DA, Evans N, Kluckow M (2004) Clinical detection of low upper blood flow in very premature infants using blood pressure, capillary refill time, and central- peripheral temperature difference. Arch Dis Child Fetal Neonatal Ed 89: 168–173

Osborn D, Evans N, Kluckow M, Bowen J, Rieger I (2007) Low superior vena cava flow and effect of inotropes on neurodevelopment to 3 years in preterm infants. Pediatrics 20: 372–379

Pepas LP, Savis A, Jones A, Sharland GK, Tultoh RM, Simpson JM (2003) An echocardiographic study of tetralogy of Fallot in the fetus and infant. Cardiol Young 13: 240–247

Perugu S, Rehan VK, Chow SL, Baylen B (2014) Plasma biomarkers and echocardiographic indices of left ventricular function in very low weight infants. J Neonatal Perinatal Med 7: 213–222

Pladys P, Wodey E, Betermeieux P, Beuchee A, Ecoffey C (1997) Effects of volume expansion on cardiac output in the preterm infant. Acta Paediatr 86: 1241–1245

Pladys P, Wodey E, Beuchee A, Branger B, Betremieux P (1999) Left ventricular output and mean arterial blood pressure in preterm infants during 1st day of life. Eur J Pediatr 158: 817–824

Puviani G, Venezia L, Cirelli G, Zanni G (1986) Systolic time intervals in patent ductus arteriosus before and after corrective surgery. G Ital Cardiol 16: 818–821

Riggs T, Hirschfeld S, Borkat C, Knoke J, Liebman J (1977) Assessment of the pulmonary vascular bed by echocardiographic right ventricular systolic time intervals. Circulation 5: 939–947

Riggs TW, Rodriguez S, Snider AR et al. (1989) Doppler echocardiographical evaluation of right and left ventricular diastolic function in normal neonates. J Am Coll Cardiol 13: 700–705

Robel-Tillig E, Knüpfer M, Pulzer F, Vogtmann C (2002) Doppler sonographic findings in neonates with significant persistent ductus arteriosus. Z Geburtsh Neonatol 206: 51–56

Robel-Tillig E, Knüpfer M, Vogtmann C (2003) Cardiac output in small for gestational age neonates after prenatal hemodynamic disturbances. Early Hum Dev 72: 123–129

Robel-Tillig E, Knüpfer M, Pulzer F, Vogtmann C (2007) Cardiovascular impact of dobutamine in neonates with myocardial dysfunction. Early Hum Dev 83: 307–312

Robel-Tillig E (2011) Evaluation of the open duct using systolic time intervals and Doppler sonography of peripheral arteries.in Controversies around the treatment of the open ducts. Springer, Berlin, S 55–63

Romangnoli C, Carolis M, Papacci P, Polimeni V, Luciano R, Piersigilli P, Delogu A, Torocolo G (2000) Effects of prophylactic ibuprofen on cerebral and renal hemodynamics in very preterm neonates. Clin Pharmacol Ther 67: 676–683

Ruckhäberle KE, Vogtmann C, Forberg J, Viehweg R, Chuikha S (1989) Fetal systolic time intervals in threatened premature labour and their relation to therapeutic effects. Z Geburtsh Perinatol 193: 129–133

Rudolph AM (2000) Myocardial growth before and after birth: clinical implications. Acta Paediatr. 89: 123–133

Schmidt KG, Beyer C, Häusler H-J, Holbeck M, Riedel D, Vogel M, Warnecke I (1999) Qualitäts-standards für die Echokardiographie bei Kindern und Jugendlichen. Empfehlung der Deutschen Gesellschaft für Pädiatrische Kardiologie zur Durchführung von echokardiographischen Untersuchungen im Kinder und Jugendalter Z Kardiol 88: 699–707

Schmitz AJ, Weinzheimer HR, Fahnenstich H, Le TP, Redel DA, Kowalewski S (1997) Color Doppler echocardiographic evaluation of tricuspid regurgitation and systolic pulmonary artery pressure in the full term and preterm newborn. Angiology 48: 725–734

Schmitz L, Schneider MBF, Lange PE (2003) Isovolumic relaxation time corrected for heart rate has a constant value from infancy to adolescence. J Am Soc Echocardiogr 16: 221–222

Schmitz L, Stiller B, Bein G et al. (1998) Left ventricular diastolic function in infants, children, and adolescents. Reference values and analysis of morphologic and physiologic determinants of echocardiographic Doppler flow signals during growth and maturation. J Am Coll Cardiol 32: 1441–1448

Schmitz L, Stiller B, Koch H, Koehne P, Lange P (2004a) Diastolic left ventricular function in preterm infants with a patent ductus arteriosus: a serial Doppler echocardiography study. Early Hum Dev 76: 91–100

Schmitz L, Stiller B, Koehne P, Koch H, Lange E (2004b) Doppler echocardiographic investigation of left ventricular function in preterm infants with and without a patent ductus arteriosus. Klin Pädiatr 216: 36–40

Schwartz SM, Duffy JY, Pearl JM, Nelson DP (2003) Cellular and molecular aspects of myocardial dysfunction. Crit Care Med 29: 214–219

Seri I (2001) Circulatory support of the sick preterm infants. Semin Neonatol 6: 85–95

Seri I, Noori S (2005) Diagnosis and treatment of neonatal hypotension outside the transitional period. Early Hum Dev 81: 405–411

Server GA, Armstrong BE, Anderson PAW (1982) Continuous wave Doppler ultrsonographic quantification of patent ductus arteriosus flow. J Pediatr 100: 297–299

Shah D, Condo M, Bowen J, Kluckow M (2012) Blood pressure or blood flow: which is important in the preterm ifant? A case report of twins. J Pediatr Child Health 48: 144–146

Shimada S, Kasai T, Hoshi A, Murata A, Chida S (2003) Cardiovasculatory effects of patent ductus arteriosus in extremely low-birth weight infants with respiratory distress syndrome. Pediatr Int 45: 255–262

Shiota T, Haruda K, Takada G (2002) Left ventricular systolic and diastolic function during early neonatal period using transthoracic echocardiography. Tohuko J Exp Med 197: 151–158

Shiraishi H, Endoh H, Ichihashi K, Kuramatsu T, Yano S, Yanagisava M (1988) Left and right ventricular cardiac output in early neonatal periods examined using Doppler echocardiography. J Cardiol 18: 1127–1135

Silverman NH, Lewis AL, Heyman MA (1974) Echocardiographic assessment of ductus arteriosus shunt in premature infants. Circulation 50: 821–825

Skinner JR, Boys RJ, Hunter S, Hey EN (1991a) Non invasive assessment of pulmonary arterial pressure in healthy neonates. Arch Dis Child 66: 386–390

Skinner JR, Boys RJ, Hunter S, Hey EN (1991b) Non- invasive determination of pulmonary arterial pressure in healthy neonates. Arch Dis Child 66: 386–390

Skinner JR, Hunter S, Hey EN (1991c) A new method to assess ductal shunting. Pediatr Rev 6: 58–59

Skinner JR, Hunter S, Hey EN (1991d) Regulation of cardiac output in the premature neonate. Stroke volume or heart rate? Pediatr Cardiol 12: 258

Skinner JR, Suart AGS, O`Sullivan J, Heads A, Boys RJ, Hunter S (1993) Validation of right heart pressure determination by Doppler in infants with tricuspid regurgitation. Arch Dis Child 69: 216–220

Skinner JR, Boys RJ, Heads A, Hey EN, Hunter S (1996a) Estimation of pulmonary arterial pressure in the newborn: a study of the repeatability of four Doppler echocardiographic techniques. Ped Cardiol 17: 360–369

Skinner JR, Hunter S, Hey EN (1996b) Haemodynamic features at presentation in persistent pulmonary hypertension of newborns and outcome. Arch Dis Child 74: 26–32

Smith A, Maguire M, Livingstone V, Dempsey EM (2015) Peak systolic to enddiastolic flow velocity ratio is associated with ductal patency in infants below 32 weeks of gestation. Arch Dis Child Fetal Neonatal Ed 100: 132–136

Stevenson GS (1999) Comparison of several non- invasive methods for estimation of pulmonary artery pressure. J Am Soc Echocardiograph 2: 157–171

Stopfkuchen H, Schranz D, Huth R, Jöngst BK (1987) Effects of dobutamine on left ventricular performance in newborns determined by systolic time intervals. Eur J Pediatr 146: 135–139

Stopfkuchen H, Queisser-Luft A, Vogel K (1999) Cardiovascular response to dobutamine determined by systolic time intervals in preterm infants. Crit Care Med 18: 722–724

Su BH, Watanabe T, Shimizu M et al. (1997) Doppler assessment of pulmonary artery pressure in neonates at risk of chronic lung disease. Arch Dis Child Neonatal Ed 77: 23–27

Su B, Pong C, Tsai C (2001) Persistent pulmonary hypertension of the newborn: echocardiographic assessment. Acta Paediatr Taiwan 42: 218–223

Su BH, Watanabe T, Shimizu Yanagisawa M (1997) Doppler assessment of pulmonary artery pressure in neonates at risk of chronic lung disease. Arch Dis Child Neonatal Ed 77: 23–27

Subhedar NV, Shaw N (2000) Changes in pulmonary arterial pressure in preterm infants with chronic lung disease. Arch Dis Child Fetal Neonatal Ed 82: 243–247

Subhedar NY, Shaw (1996) Intraobserver variation in Doppler ultrasound assessment of pulmonary artery pressure. Arch Dis Child 75: 50–61

Suguira T, Suzuki S, Hussein MR, Kato T, Togar H (2003) Usefulness of a new Doppler index for assessing both ventricular function and pulmonary circulation in newborn piglet with hypoxic pulmonary hypertension. Pediatr Res 53: 927–932

Suhedar NY, Hamdam AR, Ryan SW, Shaw NJ (1998) Pulmonary artery pressure: early predictor of chronic lung disease in preterm infants. Arch Dis Child Fetal Neonatal Ed 78: 20–24

Suhedar NY, Shaw NJ (2000) Change in pulmonary arterial pressure in preterm infants with chronic lung disease. Arch Dis Child Fetal Neoantal Ed 82: 243–247

Takahashi Y, Harada K, Ishida A, Tamura M, Tanaka T, Takada G (1996) Changes in left ventricular volume and systolic function before and after the closure of ductus arteriosus in full- term infants. Early Hum Dev 44: 77–85

Tapia-Rombo CA, Carpio-Hernandez JC, Slazar-Acufa AH, Alvarez-Vazquez E, Merdoza-Zamelia RM, Perez-Olea V, Rosas-Fernandez C (2000) Detection of transitory myocardial ischemia secondary to perinatal asphyxia. Arch Med Res 31: 377–383

Tei C (1995) New non-invasive index for combined systolic and diastolic function. J Cardiol 25: 135

Teitel D. Developmental spects of cardiac performance. In: Shady R (ed) Pediatric heart failure. Taylor, London, pp 31–63

Toth- Heyn P, Drakker A, Guiguard JP (2000) The stressed neonatal kidney: from pathophysiology to clinical management of neonatal vasomotor nephropathy. Pediatr Nephrol 14: 277–290

Toyoshima K, Masutani S, Senzaki H et al. (2014) Left atrial volume is superior to the ratio of the left atrium to aorta diameter for assessment of the severity of patent ductus arteriosus in extremely low birth weight infants. Circ J 78: 1701–1709

Trowitzsch E, Berger T, Stute M (1991) The diameter of the large arteries in the first 3 years of life. An echocardiography study. Monatsschr Kinderheilkd 139: 355–359

Tsutsumi T, Ishi M, Eto G, Hota M, Kato H (1999) Serial evaluation for myocardial performance in fetuses and neonates using a new Doppler index. Pediatr Int 4: 722–727

van Bel F, Schippner IB, Klautz RJ, Teitzel DF, Streendijk P, Baan J (1991) Acceleration of blood flow velocitiy in the carotid artery and myocardial contractility in the newborn lamb. Ped Res 30: 375–380

van Bel, Steendijk P, Teitzel DF, de Winter JP, Van der Weide ET, Basan J (1992) Cerebral blood flow velocity: the influence of myocardial contractility on the velocity waveform of brain supplying arteries. Ultrasound Med Biol 18: 411–449

Van Meure-van Wozik H, Krediet P (1982) Measurements of the descending aorta in infants and children: coparison with other aortic dimension. J Anat 135: 273–279

Van Meurs-van Wozik H, Debets T, Klein HW (1987) Growth of internal diameters in the pulmonary arterial tree in infants and children. J Anat 151: 107–115

Vijlbrief D, van Bel F, Molenschot M, de Vries W. (2014) Early detection of prenatal cardiocirculatory compromise in small for gestational age infants. Neonatology 105: 256–262

Visser MO, Leighton JO, van de Bor M, Walther FJ (1992) Renal blood flow in neonates: quantification with color flow and pulsed Doppler. Radiology 183: 441–446

Wagner R (2008) A new score for evaluating myocardial dysfunction in preterm neonates. Dissertation an der Universität Leipzig

Walther F, Kim D, Ebrahimi M, Siassi B (1989) Pulsed Doppler measurement of left ventricular output as early predictor of symptomatic patent ductus arteriosus in very preterm infants. Biol of Neonate 56: 121–128

Winterova J, Vrana M, Fabian J, Winter Z (1980) Automatized determination of left ventricular systolic intervals and assessment of their significance in the epidemiology of ischaemic heart disease. Cor Vasa 23: 335–337

Wunderlich M, Köhler D, Rohwedder G, Habricht B, Müller A (1986) Determination of systolic time intervals of fetal heart as an additional diagnosis sub partu. Zentralbl Gynäkol 108: 1501–1507

Yared K, Noseworthy P, Weymann AE et al. (2011) Pulmonary artery acceleration time provides an accurate estimate of systolic pulmonary arterial pressure during transthoracic echocardiography. J Am Soc Echocardiogr 24: 687–692

Yanowitz TD, Yao AC, Pettgrw KD, Werner JC, Oh W, Stonestreet BS (1999) Postnatal hemodynamic changes in very low birth weight infants. J Appl Physiol 87: 370–380

Dopplersonographische Untersuchungen zerebraler Gefäße

E. Robel-Tillig, *Dopplersonographie in der Neonatologie*,
DOI 10.1007/978-3-662-50484-0_4, © Springer-Verlag GmbH Deutschland 2017

4.1 Zerebrale Morphologie

Die Durchführung sonographischer Untersuchungen zerebraler Strukturen ist in den vergangenen Jahrzehnten zum festen Bestandteil der Diagnostik in der Neonatologie geworden. Die Darstellung intrazerebraler Strukturen beim Neugeborenen kann über die offenen Fontanellen unkompliziert ermöglicht werden. Zur Einführung der Dopplersonographie in die zerebrale Zustandsdiagnostik sollte, wie auch im Kapitel zur kardialen Leistungsdiagnostik angeführt, primär eine gute Kenntnis anatomischer Strukturen des untersuchten Organs vorausgesetzt werden.

Die Untersuchung der zerebralen Strukturen wird meist mit einem Sektorschallkopf (5–10 Mhz) über die offenen Fontanellen oder transkraniell durchgeführt. Prinzipiell bieten sich zwei Schnittebenen, die sagittale und die koronare an. Dabei ist es möglich, sowohl die beiden Hemisphären als auch das Frontal- und Okzipitalhirn zu beurteilen.

Die Hirnstrukturen lassen sich aufgrund unterschiedlicher Echogenität unterscheiden und pathologische Veränderungen, bei Kenntnis der normalen Dichte, können so erfasst werden.

Als hoch echogene Strukturen imponieren der Kleinhirnwurm, die Plexus chorioideus, die Fissuren, Sulci und Gefäße. Demgegenüber stellen sich Hirnstamm sowie Klein- und Großhirnhemisphären echoarm und die Cisterna magna sowie die Liquorräume echoleer dar.

4.1.1 Schnittebenen

Koronarschnitt

Zur Untersuchung im Koronarschnitt wird der Schallkopf auf die große Fontanelle quer aufgesetzt, und durch Vorwärts- und Rückwärtskippen ist eine umfassende Orientierung möglich.

Im mittleren Koronarschnitt liegt die Schnittebene in Höhe der A. carotis interna. Im mittleren kaudalen Abschnitt ist die Sella turcica darstellbar. Gegenüber ist die A. cerebri media in einem Winkel von 90° zu treffen. Die A. cerebri media verläuft dann zur Insel, die als echogene Struktur abgebildet wird. Die Insel und die Fissura Sylvii bilden eine sternförmige Struktur, die am seitlichen Bildausschnitt zur Darstellung kommt. Kranial der Fissura Sylvii liegt das Parietalhirn und medial die Basalganglien. Kaudal ist das Temporalhirn lokalisiert. Die Basalganglien sind von ihrer Dichte eher niedrig und im Einzelnen nicht voneinander abgrenzbar.

Das Ventrikelsystem ist mit Seitenventrikeln und 3. Ventrikel darstellbar. Die quer angeschnittenen Seitenventrikel werden lateral vom Kopf des Nucleus caudatus begrenzt, der Boden wird vom Thalamus gebildet, das Dach vom Balken und die mediale Wand vom Septum pellucidum. Der Plexus chorioideus tritt durch die Foramina monroi aus den Seitenventrikeln in den 3. Ventrikel. Die Echogenität der Seitenventrikel hängt vom Liquorgehalt ab und damit auch ihre Weite. Der 3. Ventrikel wird seitlich von Thalamus und Hypothalamus begrenzt.

Kranial ist in dieser mittleren koronaren Schnittebene der Interhemisphärenspalt einzustellen. Nur bei pathologischer Erweiterung der äußeren Liquorräume ist die Falx cerebri darstellbar.

Die vordere koronare Schnittebene führt durch den 3. Ventrikel und die Vorderhörner der Seitenventrikel. Im Unterschied zur mittleren Achse ist der Plexus chorioideus am Boden des Seitenventrikel nicht auffindbar.

Die hintere koronare Schnittebene verläuft tangential zur Schädelbasis. Die echogene Cisterna interpeduncularis kann dabei zur Orientierung herangezogen werden. Unterhalb der Cisterna ist die Pons und der proximale Anteil der Medulla oblongata darstellbar. Wie in den mittleren Schnittebenen sind die Abbildungen von Seitenventrikeln, Corpus callosum und Basalganglien möglich.

Der 3. Ventrikel ist sehr schmal. Weiter okzipital liegt die Schnittebene unter dem 4. Ventrikel, der als rautenförmige, echoarme Struktur in der Mittellinie zu verfolgen ist. Ein echofreies Areal distal des Kleinhirnwurms und kranial des Os occipitale wird von der Cisterna magna gebildet. Seitlich des Kleinhirnwurms kommen die Kleinhirnhemisphären zur Darstellung. Weiter okzipital führt die Schnittebene durch das Trigonum der Seitenventrikel. Die Seitenventrikel divergieren nach okzipital und sind nahezu gleich weit. Bei Frühgeborenen kann der linke Ventrikel etwas weiter als der rechte ausgemessen werden. Die mediale Wand der Seitenventrikel wird von den Plexus gebildet und ist glatt begrenzt. Hinter den Seitenventrikelkörpern verläuft als horizontale Linie das Splenium corporis callosi.

Der Interhemisphärenspalt stellt sich als echogene Mittellinienstruktur dar.

Weiter stark nach okzipital gekippt, liegt die Schnittebene oberhalb der Seitenventrikel. Die weiße Substanz ist in dieser Ebene großflächig angeschnitten und von physiologisch hoher Echogenität.

Sagittalschnitt

Zur Darstellung der Hirnstrukturen im Sagittalschnitt wird der Schallkopf längs auf die Fontanelle aufgesetzt. Es ist eine mediane und parasagittale Schnittebene zur kompletten Erfassung der zerebralen Morphologie einzustellen.

Im mittleren Sagittalschnitt sind zentral Corpus callosum, der 3. und 4. Ventrikel und der Kleinhirnwurm abzubilden. Oberhalb des Corpus callosum verlaufen Sulcus und Gyrus cinguli und die A. pericallosa. Weiter kaudal kommt das Cavum septum pellucidum zur Darstellung. Direkt vor dem 3. Ventrikel, in Höhe des Balkenknies, verläuft die A. cerebri anterior. In der hinteren Schädelgrube sind der Kleinhirnwurm und ventral davon der 4. Ventrikel aufzufinden. Kaudal des Kleinhirnwurms findet sich das Os occipitale, dazwischen die Cisterna magna. Ventral des 4. Ventrikel kann echogen die Pons und kaudal die Medulla oblongata echoarm abgebildet werden. Zwischen Schädelbasis und Pons ist die A. basilaris darstellbar.

Beim parasagittalen Schnitt durch die Seitenventrikel sollte der Schallkopf okzipital etwas nach außen gedreht werden, um die Seitenventrikel in ihrer gesamten Länge zu erfassen. Der Boden der Seitenventrikel wird durch die Plexus gebildet, die physiologisch glatt begrenzt sein sollten. Eine Echogenitätserhöhung im Vorderhornbereich der Seitenventrikel ist immer als pathologisch zu betrachten (Grant et al. 1988; Richardson u. Grant 1986).

Die ◘ Abb. 4.1, ◘ Abb. 4.2, ◘ Abb. 4.3 und ◘ Abb. 4.4 stellen die typischen Schnittebenen eines Untersuchungsganges dar.

4.2 Messung zerebraler Blutflussparameter

Mit Hilfe der Dopplersonographie ist es möglich, Strömungsverhältnisse in den zerebralen Gefäßen darzustellen. Seit 1979 wurde von Bada in der Neonatologie und pädiatrischen Intensivtherapie die Methode in die klinische Routine eingeführt. Es können sowohl pathologische Veränderungen der zerebralen Perfusion, die durch primär zerebrale Störungen hervorgerufen wurden, als auch zerebrale Blutflussstörungen, die durch systemisch-hämodynamische Erkrankungen entstanden sind, nachgewiesen werden. Die Beurteilung des zerebralen Blutflusses ist damit wesentlicher Bestandteil der hämodynamischen Diagnostik des Frühgeborenen und erkrankten Neugeborenen. Der Doppler-Ultraschall der zerebralen Gefäße stellt damit in der Hand des erfahrenen Untersuchers eine exzellente Möglichkeit dar, um sowohl kli-

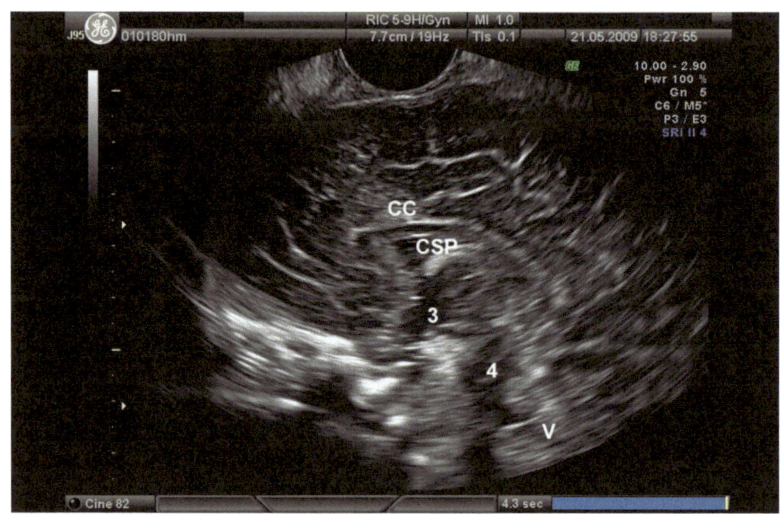

■ **Abb. 4.1** Medianer Sagittalschnitt; CC Corpus callosum, CSP Septum pellucidum Cyste, 3 III. Ventrikel, 4 IV. Ventrikel, V Kleinhirnwurm

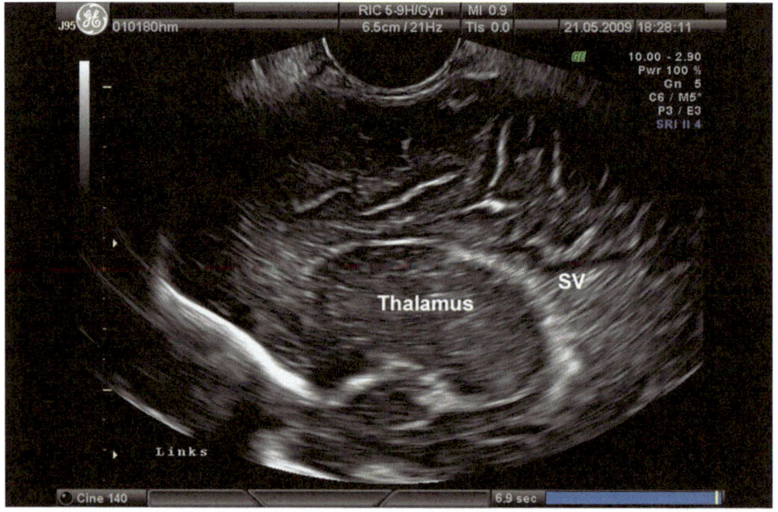

■ **Abb. 4.2** Lateraler Sagittalschnitt mit Darstellung SV Seitenventrikel und Thalamus

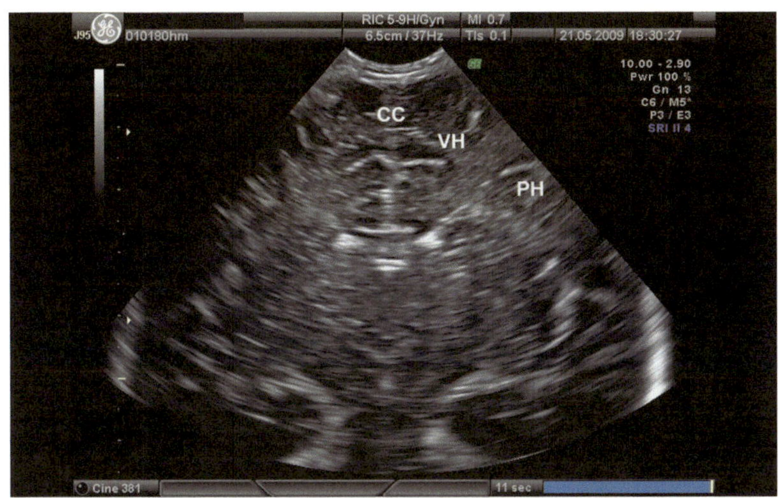

Abb. 4.3 Koronarschnitt mit Darstellung VH Vorderhörner, PH Parietalhirn

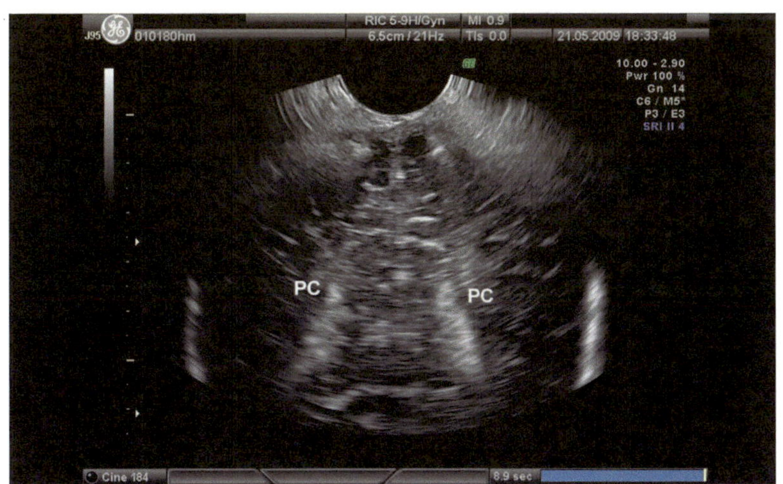

Abb. 4.4 Okzipitaler Koronarschnitt mit Darstellung PC Plexus choriodeus beidseits

nische als auch wissenschaftliche Fragestellungen unter pathophysiologischem Gesichtspunkt zu verfolgen und letztlich zu beantworten (Ecury-Goossen GM et al. 2015).

4.2.1 Gefäßanatomie

Das Gehirn wird von 3 großen arteriellen Blutgefäßen versorgt:
- Arteria basilaris
- 2 Arteriae carotides internae

Die A. basilaris entsteht durch den Zusammenfluss der beiden Vertebralarterien. Es bilden sich aus ihr multiple kleine Äste und die A. cerebri posterior.

Die A. carotis interna teilt sich links und rechts in die A. cerebri anterior und die A. cerebri media.

Über die große Fontanelle sind diese Gefäße außer der A. cerebri media darstellbar und dopplersonographisch zu messen.

Im medianen Sagittalschnitt sind die Blutflussparameter der A. cerebri anterior und die der A. basilaris unkompliziert ohne Winkelkorrektur zu messen. Die A. cerebri anterior führt vom Balkenknie aus nach okzipital weiter als A. pericallosa.

Im Koronarschnitt können bis auf die A. cerebri media alle Arterien dargestellt werden.

Im mittleren Koronarschnitt ist die A. carotis interna mit Flussrichtung dem Schallkopf entgegen, einstellbar. Je nach Position zur Sella kann eine Pars petrosa, Pars cavernosa und Pars cerebrales dargestellt werden. Die dopplersonographische Messung sollte am günstigsten am Übergang der Pars petrosa zur Pars cavernosa durchgeführt werden.

Durch leichtes Kippen des Schallkopfes nach okzipital ist die A. basilaris in der Mittellinie mit Fluss dem Schallkopf entgegen darzustellen.

Kaudal ist der Zusammenfluss der beiden Vertebralarterien zur A. basilaris sichtbar.

 Abb. 4.5 dokumentiert den Verlauf der A. cerebri anterior und der A. basilaris im medianen Sagittalschnitt, Abb. 4.6 die A. pericallosa und die A. carotis interna im lateralen Sagittalschnitt und Abb. 4.7 die beiden Aa. cerebri anteriores im Koronarschnitt.

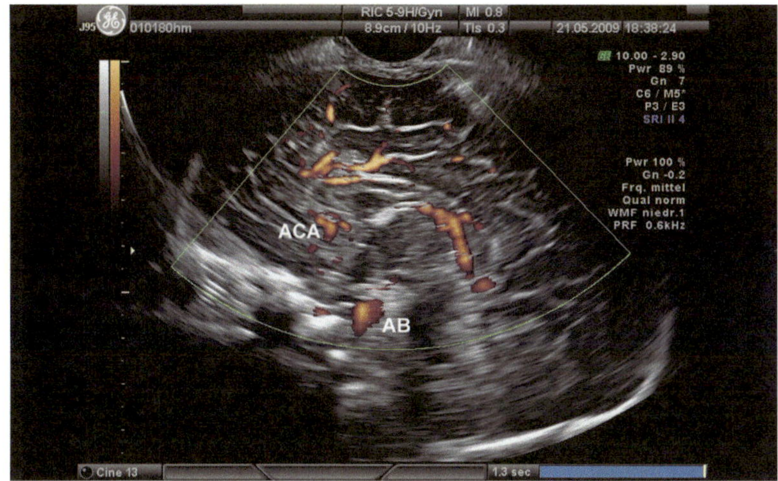

□ Abb. 4.5 Darstellung der ACA Arteria cerebri anterior und AB A. basilaris im Sagittalschnitt

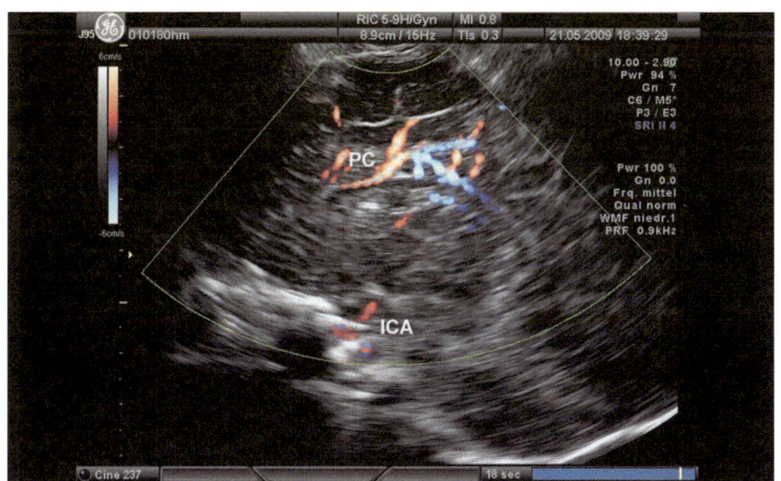

□ Abb. 4.6 Darstellung der PC Arteria pericallosa, ICA A. carotis communis

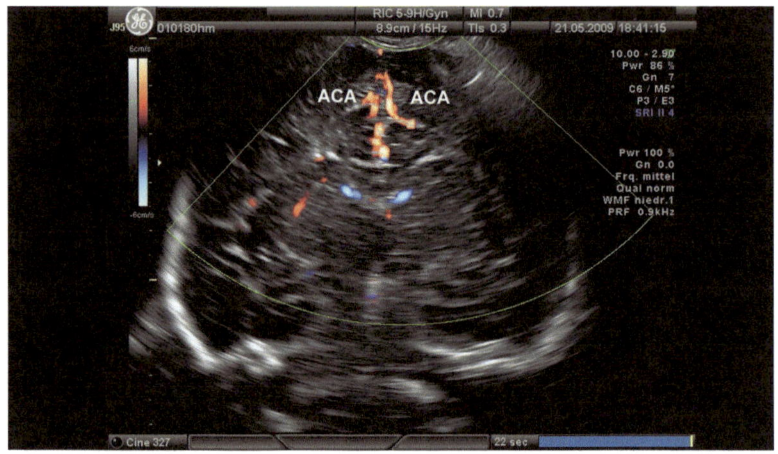

Abb. 4.7 Darstellung ACA beidseits im Koronarschnitt

4.2.2 Flussmessungen

Die arteriellen Gefäße werden, wie in vorangehenden Kapiteln beschrieben, unter Messung der systolischen, diastolischen und mittleren Geschwindigkeiten und der Pulsatilitäts- und Resistance-Indices beurteilt. Bei gesunden Kindern ist dabei in allen Hirngefäßen ein Vorwärtsfluss in Systole und Diastole zu beobachten. Die systolische Geschwindigkeit wird durch die Kontraktion des linken Ventrikels beeinflusst, die Diastole durch die Windkesselfunktion der Aorta. Es sollten mindestens 5 Herzzyklen erfasst werden, um optimale Messergebnisse zu ermöglichen. Dabei ist die maximal zu erreichende systolische Geschwindigkeit als Grundlage für die Auswahl des optimalen Messzyklus anzusehen (▪ Abb. 4.8, ▪ Abb. 4.9). Besonders bei kleinen Frühgeborenen ist es wichtig, den Schallkopf nur leicht auf die Fontanelle aufzusetzen, da bereits ein geringer Druck zu Veränderungen, besonders der diastolischen Geschwindigkeit und damit auch der Indizes, führen kann. Um eine korrekte Aussage über die Hirnperfusion treffen zu können, ist es wesentlich, alle gemessenen Blutflussparameter, d.h. Geschwindigkeiten und Indizes, zu bewerten. Wenn ausschließlich die Indizes in die Bewertung eingehen, können Störungen, die symmetrisch sowohl die systolische als auch die diastolische Geschwindigkeit betreffen, übersehen werden.

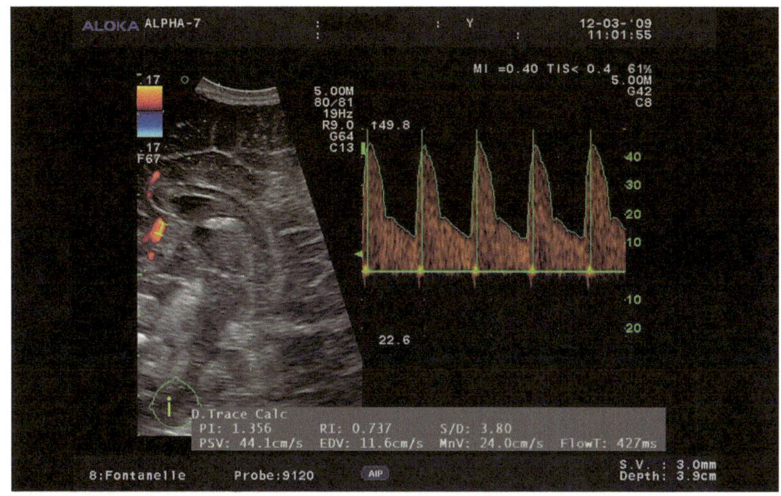

Abb. 4.8 Normales Flussmuster in der A. cerebri anterior

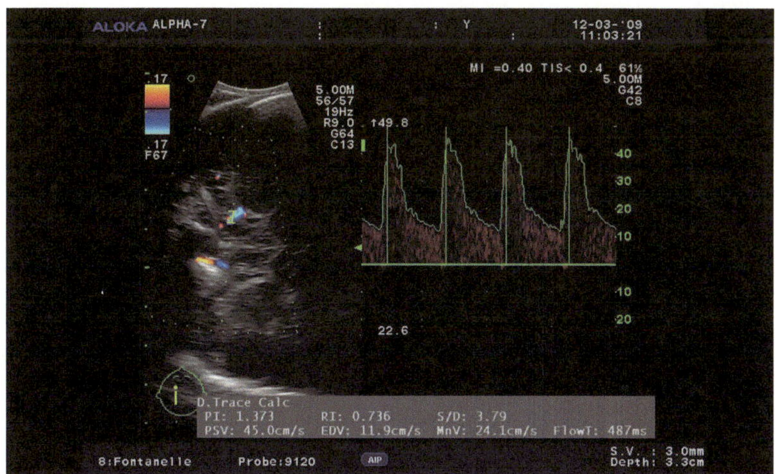

Abb. 4.9 Normales Flussmuster in der A. cerebri media (Schallfenster Os parietale)

4.2.3 Normalwerte für Blutflussgeschwindigkeiten und Indizes

In vielfältigen Studien wurden die Blutflussgeschwindigkeiten der zerebralen Arterien gemessen und mit Kreislaufparametern oder Faktoren der postnatalen Adaptation korreliert.

Es lässt sich dabei eine signifikante Zunahme der Blutflussgeschwindigkeiten mit steigendem Gestationsalter und Lebensalter feststellen (Deeg et al. 1987; Deeg 1989; Romagnoli et al. 2006; Pellicer et al. 2001; Meek et al. 1998; Robel-Tillig et al. 1999; Pezzati et al. 2002). Der wesentlichste Anstieg findet dabei zwischen dem ersten und zweiten Lebenstag statt. Es konnte von den meisten Studiengruppen keine Korrelation zwischen systemisch-arteriellem Blutdruck und zerebralen Blutflussgeschwindigkeiten bewiesen werden. In einer eigenen Untersuchung haben wir eine enge Beziehung der systolischen Geschwindigkeit in der A. cerebri anterior zur linksventrikulären Austreibungszeit festgestellt. Der physiologische Zusammenhang zwischen linksventrikulärem Herzzeitvolumen und zerebralem Blutfluss wurde bereits betont. Um zu entscheiden, ob eine pathologisch veränderte Flussgeschwindigkeit in einer zerebralen Arterie durch ein primär zerebrales Geschehen bedingt ist oder auf Grundlage einer verringerten myokardialen Kontraktilität mit der Folge einer verminderten linksventrikulären Auswurfleistung entstanden ist, ist es immer wesentlich, kardiale Funktionsparameter in die Diagnostik einzubeziehen.

In ◻ Tab. 4.1 stellen wir Normalwerte der Blutflussparameter in der A. cerebri anterior für Frühgeborene und reife Neugeborene innerhalb der ersten Lebenswoche dar. Es wurden Patienten in die Studie integriert, die keinen hämodynamisch bedeutungsvollen Duktus aufwiesen, keine Katecholamine oder während des Untersuchungszeitraums zusätzliche Volumentherapie erhielten. Bei keinem der Kinder war eine intrazerebrale Blutung nachweisbar, es bestanden keine Hinweise für eine ischämische Läsion. Die postnatale Adaptation war durch regelrechte Nabelarterien-pH-Werte und normalen Apgar-Score gekennzeichnet, zum Zeitpunkt der Untersuchung lagen die pCO_2-Werte im Normbereich (Robel-Tillig et al. 1999).

Die Geschwindigkeiten und Indizes in den anderen zerebralen Arterien sind durch die gleiche Dynamik, wie für die A. cerebri anterior dokumentiert, gekennzeichnet. Dabei ist die systolische Maximalgeschwindigkeit in der A. carotis interna um etwa 20% höher als in der A. cerebri anterior oder der A. basilaris. Endsystolische und enddiastolische Geschwindigkeit unterschei-

◘ Tab. 4.1 Auf das Gestationsalter bezogene Normalwerte für die systolische Maximalgeschwindigkeit, die enddiastolische Geschwindigkeit, die mittlere Geschwindigkeit und den Pulsatilitätsindex in der A. cerebri anterior am 1., 2., 3. und 5. Lebenstag

	24.–31. SSW	32.–36. SSW	37.–41. SSW
	Mittelwert ± 2 SD	Mittelwert ± 2 SD	Mittelwert ± 2 SD
V systolisch [cm/s]			
1. Lebenstag	24,70 ± 8,9	31,62 ± 9,4	34,91 ± 10,0
2. Lebenstag	29,04 ± 9,7	35,77 ± 11,9	39,59 ± 9,8
3. Lebenstag	33,02 ± 10,7	37,50 ± 10,5	42,95 ± 11,0
5. Lebenstag	34,31 ± 10,5	39,37 ± 11,1	45,91 ± 9,8
V diastolisch [cm/s]			
1. Lebenstag	4,36 ± 2,1	4,76 ± 2,8	8,81 ± 3,0
2. Lebenstag	6,82 ± 2,6	7,42 ± 3,2	10,58 ± 4,5
3. Lebenstag	6,91 ± 3,1	7,65 ± 3,9	11,79 ± 5,2
5. Lebenstag	7,00 ± 2,6	8,40 ± 3,2	12,76 ± 5,0
V mean			
1. Lebenstag	11,45 ± 5,7	16,08 ± 5,0	18,97 ± 7,2
2. Lebenstag	15,58 ± 4,8	18,03 ± 6,8	21,90 ± 6,9
3. Lebenstag	16,70 ± 5,1	17,90 ± 7,0	23,91 ± 7,4
5. Lebenstag	17,15 ± 6,1	19,36 ± 6,9	25,92 ± 8,1
PI			
1. Lebenstag	1,79 ± 0,21	1,57 ± 0,31	1,43 ± 0,22
2. Lebenstag	1,47 ± 0,22	1,59 ± 0,28	1,33 ± 0,19
3. Lebenstag	1,62 ± 0,30	1,47 ± 0,19	1,29 ± 0,16
5. Lebenstag	1,58 ± 0,34	1,44 ± 0,34	1,30 ± 0,27

Tab. 4.2 Ratio aus den systolischen Maximalgeschwindigkeiten, der enddiastolischen Geschwindigkeit, der mittleren Geschwindigkeit und des Pulsatilitätsindex der Arteria cerebri anterior/Arteria mesenterica superior am 1.,2.,3. und 5. Lebenstag

	1. Lebenstag	2. Lebenstag	3. Lebenstag	5. Lebenstag
Indizes	Mittelwert ± 2 SD	Mittelwert ± 2 SD	Mittelwert ± 2 SD	Mittelwert ± 2 SD
V systolisch	0,49 ± 0,21	0,49 ± 0,12	0,51 ± 0,11	0,56 ± 0,12
V diastolisch	0,51 ± 0,21	0,56 ± 0,21	0,56 ± 0,21	0,70 ± 0,23
V mean	0,52 ± 0,21	0,55 ± 0,22	0,56 ± 0,19	0,63 ± 0,25
PI	1,10 ± 0,22	1,04 ± 0,33	1,03 ± 0,31	1,00 ± 0,21

den sich jedoch kaum zwischen den genannten Gefäßen. Es ergibt sich daraus ein für die A. carotis interna höherer Resistance-Index mit durchschnittlich 0,77 gegenüber der A. cerebri anterior mit 0,73 und der A. basilaris mit 0,72 (Dani et al. 2006).

Wie im vorangehenden Kapitel bereits beschrieben, ist es sinnvoll, ein zweites, viszerales Referenzgefäß im diagnostischen Programm zu beurteilen, da hiermit eine gute Abgrenzung einer organbezogenen Perfusionsstörung von einer systemisch-hämodynamischen Problematik vollzogen werden kann. Es bieten sich für diese Messung die A. renalis oder die A. mesenterica superior an. Die Blutflussparameter der A. renalis gleichen denen der A. cerebri anterior quantitativ. Aus den Parametern der A. mesenterica superior und der A. cerebri anterior lässt sich eine Ratio bilden, die zur objektiven Beurteilung der Perfusionsverhältnisse empfohlen werden kann (Robel-Tillig et al. 1999; Tab. 4.2).

Aus der Beurteilung der Ratio ergibt sich, dass die Blutflussgeschwindigkeiten innerhalb der ersten Lebenstage in der A. mesenterica superior etwa doppelt so hoch wie die in der A. cerebri anterior sind. Besonders die diastolische Geschwindigkeit in der A. cerebri anterior nimmt in Relation zur A. mesenterica superior zum Ende der ersten Lebenswoche zu, damit sinkt die Ratio aus den Pulsatilitätsindizes zu diesem Zeitpunkt auf 1,0 ab. Physiologisch ist dieses Phänomen am ehesten durch einen nachlassenden Gefäßwiderstand im zerebralen Stromgebiet zu erklären (Robel-Tillig et al. 1999).

Zur routinemäßigen Beurteilung der zerebralen Perfusion bieten sich die A. cerebri anterior und die A. basilaris aufgrund der unkomplizierten Einstellbarkeit und der Möglichkeit, keine Winkelkorrektur durchführen zu müssen, an. Es ist erweist sich als günstig, innerhalb einer Arbeitsgruppe zur klinischen Verlaufskontrolle sich auf ein gewähltes Gefäß zu beziehen.

4.2.4 Darstellung und Messung zerebraler Venen

In der dopplersonographischen Diagnostik der zerebralen Perfusion spielen auf Grundlage der bisherigen Studienlage die Messungen venöser Gefäße eine untergeordnete Rolle. Dennoch ist zu erwarten, dass in den kommenden Jahren bei Veränderungen der zerebralen Hämodynamik auch die Beurteilung des venösen Blutflusses an diagnostischer Bedeutung gewinnen wird.

Folgende Venen sind darzustellen

- Im Sagittalschnitt:
  - Sinus sagittalis superior
  - Sinus sagittalis inferior
  - Sinus rectus
  - Vena Galeni magna
  - Venae cerebri internae
- Im Koronarschnitt:
  - Sinus sagittalis superior
  - Sinus transversus
  - Sinus rectus
  - Vena Galeni magna
  - Venae cerebri internae
  - Subepedymale Venen
  - Venae terminales
  - Venae thalamostriatae

Die Flussprofile einzelner zerebraler Venen sind aufgrund ungünstiger Winkel quantitativ nicht sicher messbar.

Charakteristisch für die meisten Venen ist eine bandförmige puls- und atemsynchrone Blutströmung.

Normalwerte für dopplersonographisch ermittelte Flussgeschwindigkeiten sind in ◘ Tab. 4.3 zusammengefasst. Es gibt dabei einige Schwankungen der Angaben in der Literatur, so dass die dargestellten Werte einen Anhalt zur Beurteilung unter Beachtung pathophysiologischer Einflüsse sein sollen (Chavhan et al. 2008; Vevrac et al. 2006; Deeg u. Lode 2005; Bezinque et al. 1995).

Eine aktuelle Arbeit (Ikeda T et al. 2015) stellt den Zusammenhang zwischen fluktuierenden Flusskurven in den Venae internae und dem Auftreten intrazerebraler Blutungen bei sehr unreifen Frühgeborenen dar. Die Studie weist deutliche Mängel durch sehr geringe Gruppenstärke und Nichterfassen hämodynamischer Faktoren auf. Der pathophysiologische Hintergrund ist sicher in Veränderungen des systemischen Blutflusses zu sehen. In eigenen, eher punktuellen Nachuntersuchungen, konnten wir zumindest keinerlei prädiktive Schlüsse bei Auftreten fluktuierender Flussmuster in zerebralen Venen auf mögliche Hämorrhagien ziehen. Dennoch ist ein neuer Ansatzpunkt für eine stärkere Orientierung auf die Beachtung venöser Flüsse gefunden. (⬛ Abb. 4.10)

4.3 Pathophysiologische Veränderungen der zerebralen Blutflussparameter

4.3.1 Die zerebrale Autoregulation

Um Einflussfaktoren auf die zerebrale Perfusion und die dopplersonographisch messbaren Parameter zu diskutieren, ist es erforderlich, den Begriff der zerebralen Autoregulation zu definieren. Zerebrale Autoregulation bedeutet die Aufrechterhaltung eines konstanten zerebralen Blutflusses trotz Veränderungen des zerebralen Perfusionsdruckes (Paulson et al. 1990). Diese Autoregulation funktioniert in einem bestimmten Rahmen, hat also Ober- und Untergrenzen, bei deren Über- oder Unterschreiten es zu Störungen der zerebralen Perfusion mit möglichen morphologischen Veränderungen zerebraler Strukturen kommt. Bei Erwachsenen wird der zerebrale Blutfluss bei einem mittleren arteriellen Blutdruck zwischen 50–150 mmHg konstant gehalten (Papile et al. 1987). Im Tierversuch wurde bei Schaffeten jedoch festgestellt, dass die Grenzen für eine Aufhebung der zerebralen Autoregulation nur 5–10 mmHg jenseits der Normalwerte für den mittleren arteriellen Systemdruck liegen. Damit sind besonders sehr unreife Frühgeborenen extrem gefährdet, Störungen des zerebralen Blutflusses zu erleiden.

Die physiologischen Grundlagen für die Steuerung der Autoregulation sind trotz vielfältiger Studien nicht vollständig geklärt. Ein aktuelles Modell geht davon aus, dass eine diffizile Balance zwischen endothelialen zellvermittelten Konstriktions- und Relaxationsfaktoren diese physiologische Schutzfunktion für das Gehirn ermöglichen (Volpe 2000).

◻ Tab. 4.3 Normalwerte für die mittlere und maximale Flussgeschwindigkeit in intrakraniellen Venen

	Sinus sagittalis superior	Sinus sagittalis inferior	Sinus rectus	Vena Galeni magna	Vena cerebri interna	Subependymale Venen	Vena terminalis
V mean [cm/s]	9,2	3,5	5,9	4,3	3,3	3	
V max [cm/s]	Reife NG 16,9 (± 17,3) FG 12,9 (± 10,5)		12,6 (± 7,8)	2,3–9,5	Reife NG: 9,8 FG: 7,2		Reife NG: 4,6 FG: 3,2

Mathematische Modelle stellen die Bedeutung der Perfusion einzelner zerebraler Gefäße auf den Blutfluss im Gehirn in Abhängigkeit von der Fähigkeit des Gehirns zur Autoregulation dar. Von Lodi und Ursino wurden Einflüsse selektiver Vasospasmen und Störungen der systemischen Hämodynamik in Relation zu dopplersonographischen Messungen überprüft (Lodi AC 1999). So postulierten die Autoren, dass bei einem Absinken des zerebralen Perfusiondruckes bei Erwachsenen < 40 mmHg die zerebrale Autoregulation faktisch aufgehoben ist (Ursino 1998). Ähnliche Modelle wurden von Piechnik (2008) entwickelt, bei dem die vaskuläre Weite und die CO_2- Reaktivität in die Untersuchungen einbezogen wurden. Aktuelle Studien entwickeln eine Vielzahl mathematischer Modelle, um eine objektive Kontrolle der zerebralen Autoregulation und damit die Überwachung einer medikamentösen, vaskulären Therapie zu ermöglichen (Lampe 2014).

Studien, die den Einfluss verschiedener Faktoren auf die zerebrale Autoregulation überprüfen, gehen meist von einer Änderung der Perfusionsparameter auf kurzzeitige Blutdruckschwankungen aus. Es ließ sich dabei beweisen, dass sehr unreife Frühgeborene und neurologisch auffällige, reife Neugeborene eine Störung der zerebralen Autoregulation aufweisen. Bei Frühgeborenen mit einem Gestationsalter > 32 SSW und ungestörten Neugeborenen zeigte sich bei rascher Reaktion der zerebralen Perfusion auf Veränderung der Blutdruckwerte eine ebenso rasche Rückkehr zur Ausgangssituation (Volpe 2000; Ramaekers et al. 1990; van de Bor u. Walther 1991; Jorch u. Jorch 1987; Boylan et al. 2000; Verma et al. 2000; Ramus et al. 2000; Panerai et al. 1996).

Aktuelle Studien beweisen die geringe und druckpassive diastolische Blutflussgeschwindigkeit. Im Kontrast dazu erscheint die Regulation der systolischen Blutflussgeschwindigkeit durch die druckempfindliche Autoregulation gesteuert und entwickelt sich positiv mit steigendem Gestationsalter. Steigende systolische Flüsse ohne systemisch, hamodynamische Ursachen waren in diesen Untersuchungen mit einer gestörten Autoregulation assoziiert (Rhee et al. 2014).

Die im Folgenden beschriebenen Einflussfaktoren auf die dopplersonographischen Perfusionsparameter können also besonders bei sehr unreifen Frühgeborenen oder neurologisch auffälligen Neugeborenen Ausgangspunkt für eine zerebrale Ischämie oder Blutung sein.

4.3.2 Metabolische Faktoren-Hyperkapnie und Hypokapnie, Hypoxie und Hyperoxie

Seit vielen Jahren ist bekannt, dass ein wesentlicher metabolischer Faktor zur Beeinflussung der zerebralen Perfusionsparameter der arterielle Kohlendioxid-Partialdruck ist. Eine deutliche Hypokapnie führt zur signifikanten Erniedrigung der diastolischen Flussgeschwindigkeit und einer Erhöhung des Pulsatilitäts- und Resistance-Index als Ausdruck einer zerebralen Vasokonstriktion (van Bel et al. 1988; Jorch u. Menge 1985; Greisen 2005; Fenton et al. 1992). Verschiedene Autoren haben konkrete Grenzwerte determinieren können, bei deren Unterschreitung eine signifikante Erniedrigung der diastolischen Blutflussgeschwindigkeit und Erhöhung des Pulsatilitätsindex beobachtet wurde. Ein Abfall des pCO_2 um 5,6% gegenüber Ausgangswerten wurde mit den vorbeschriebenen Veränderungen assoziiert bzw. von anderen Arbeitsgruppen ein pCO_2 unter 25–30 mmHg als Grenzwert für die einsetzende Vasokonstriktion definiert (Jorch u. Menge 1985; Greisen 2005).

Die Kenntnis dieses pathophysiologischen Phänomens sollte für den in der Intensivtherapie tätigen Neonatologen vorausgesetzt werden, da eine anhaltende Vasokonstriktion und damit Minderperfusion, Grundlage für eine ischämische Schädigung des Gehirns besonders des sehr unreifen Frühgeborenen sein kann. Eine schwere Hypokapnie kann damit das Risiko für eine ischämische Schädigung mit der Folge einer periventrikulären Leukomalazie wesentlich erhöhen (Zhou W. 2008)

Der Einfluss der Erhöhung des pCO_2 wird in einigen Arbeiten diskutiert, ohne dass ein definitiver Einfluss auf den zerebralen Blutfluss beschrieben wird (Al-Saif et al. 2008). Durch Messungen der Blutflussgeschwindigkeit in der Arteria cerebri media konnte in einer aktuellen Studie jedoch bewiesen werden, dass bei Frühgeborenen mit einem Gestationsalter < 30 SSW ab dem 2. Lebenstag eine positive Relation zum pCO_2 bei Werten > 52 mmHg festgestellt werden. Damit wird mit dieser Arbeit auf das Risiko einer zerebralen Reperfusionschädigung klar hingewiesen (Noori S. 2014)

Das Prinzip der permissiven Hyperkapnie wird für die pulmonale Situation des Neonaten, aber auch die neurologische Entwicklung als günstig angesehen. Physiologische Grenzwerte für den Partialdruck sind jedoch bisher nicht definiert und eindeutige Vorteile zur Senkung der Mortalität durch permissive Hyperkapnie wurden bisher nur für Frühgeborene zwischen 500 und 750 g wissenschaftlich belegt (Woodgate u. Davies 2001).

Es wird sich auch künftig schwierig gestalten, Absolutwerte zur Führung einer maschinellen Beatmung für den pCO_2 festzulegen, da letztliche Steuergröße einer Beatmung der pH-Wert im Blut sein muss und dieser von respiratorischer und metabolischer Komponente beeinflusst wird.

Es erscheint jedoch pathophysiologisch als logisch, dass eine schwere Hyperkapnie durch die entstehende Vasodilatation eine intraventrikuläre Blutung, besonders beim sehr unreifen Frühgeborenen, begünstigen kann. Bereits bei pCO_2-Werten > 6,7 kPa ließen sich bei Frühgeborenen signifikant erniedrigte Pulsatilitätsindizes, bedingt vorwiegend durch erhöhte diastolische Flussgeschwindigkeiten, nachweisen. Ein weiterer Abfall des Pulsatilitätsindex konnte von einer Studiengruppe bei einer Kombination aus schwerer Hyperkapnie und Hypoxämie mit pO_2 < 6,0 kPa dargestellt werden. In dieser Situation wurden ebenfalls erhöhte systolische Maximalgeschwindigkeiten gemessen, die kausal auf einen durch die Hypoxämie bedingten erhöhten Cardiac Output zurückzuführen sein dürften. Damit ist eine schwerwiegende Alteration der zerebralen Blutflussparameter mit möglichen morphologischen und funktionellen zerebralen Schädigungen bei den genannten metabolischen Störungen zu erwarten (van Bel et al. 1988; Kaiser et al. 2005; Koops et al. 2003).

Im Rahmen einer Studie konnte die These aufgestellt werden, dass Frühgeborene mit einer intrauterinen Wachstumsrestriktion und pränatalem »Brain-sparing«-Effekt, der eine Weitstellung der zerebralen Arterien bewirkt, postnatal durch eine extreme Vasokonstriktion in der A. cerebri anterior auffallen. Dieser Befund war unabhängig von der Persistenz eines Ductus arteriosus evaluierbar. Es ist somit davon auszugehen, dass hierbei eine Reaktion der zerebralen Gefäße auf das Umschlagen einer fetalen Hypoxie in eine relative neonatale Hyperoxie stattfindet. Man muss nach diesen Ergebnissen davon ausgehen, dass diese bereits intrauterin hämodynamisch beeinträchtigten Kinder postnatal durch zerebrale zirkulatorische Störungen in ihrer neurologischen Entwicklung gefährdet sein können (Robel Tillig et al. 1997). Aktuelle Untersuchungen unterstützen diese Schlussfolgerung. A EEG–Auswertungen bei SGA-Frühgeborenen zeigten deutlich unreifere Muster, als bei AGA-Frühgeborenen gleichen Gestationsalters. Bei den SGA-Frühgeborenen dieser Studie ließen sich signifikant zerebrale erhöhte Blutflussgeschwindigkeiten im Alter von 24 Stunden nachweisen. Diese Befunde wurden als Marker für die chronische fetale Hypoxie gewertet (Kolsuz et al. 2015).

Der Einfluss einer Hyperoxie auf die zerebrale Perfusion war bereits vor mehr als 30 Jahren Gegenstand einzelner Studien. Es konnte aufgezeigt werden, dass bei Frühgeborenen die zerebrale vaskuläre Resistance durch eine bereits milde Hyperoxie alteriert wird und die zerebrale Blutflussgeschwindigkeit signifikant absinkt (Niijma 1988). Bereits 1980 konnte dargestellt werden, dass während einer Beatmung mit 100 % Sauerstoff die Blutflussgeschwindigkeit signifikant absinkt, unabhängig vom gemessenen CO_2 (Leahy et al. 1980).

Aktuelle Studien beweisen einen vom Gestationsalter abhängigen Effekt der Hyperoxämie auf den zerebralen Blutfluss. Mit ansteigenden pO_2 konnte bei Frühgeborenen < 32. SSW ein Absinken des Pulsatilitätsindex und Ansteigen der Blutflussgeschwindigkeiten im Sinne einer Vasodilatation beschrieben werden. Frühgeborene > 32. SSW reagierten auf eine Hyperoxie mit einem reaktiven Absinken der Blutflussgeschwindigkeiten und Anstieg der Indizes, während bei einer Hypoxämie ein Anstieg der Flussgeschwindigkeiten und ein Absinken der Resistance beobachten werden konnte (Basu et al. 2014).

Die Bedeutung des CO_2 und O_2 für die neonatale Lunge sind durch Erneuerung der Beatmungsstrategien während des letzten Jahrzehntes klar berücksichtigt worden, der Einfluss auf die zerebrale Hämodynamik kann an dieser Stelle nur noch einmal klar unterstrichen werden.

Die Beeinflussung der zerebralen Blutflussparameter durch Kohlendioxid und Sauerstoff-Partialdruck sind in ◙ Tab. 4.3 vergleichend mit anderen beeinflussenden Faktoren zusammengefasst.

4.3.3 Physikalische Faktoren

Prinzipiell ist der Vorwärtsfluss in der Systole und der Diastole in den arteriellen zerebralen Gefäßen durch den Perfusionsdruck im Gehirn bedingt. Der intrakranielle Perfusionsdruck lässt sich aus arteriellem Blutdruck – intrakraniellem Druck berechnen. Beim ansteigendem intrakraniellen Druck und gleichbleibenden Blutdruck kommt es zum Abfall des Perfusionsdrucks besonders in der Diastole. Progredient ansteigender intrakranieller Druck führt zur Veränderung der diastolischen Flusskurve mit Erniedrigung des Flusses bis hin zum enddiastolischen Flussverlust und letztlich Reverse Flow. Im Extremfall entsteht nachfolgend eine Reduktion der systolischen Flussgeschwindigkeiten und Minderperfusion sowie Ischämie des Gehirns (Deeg 1989; Bode et al. 1988).

Im Tierversuch konnte nachgewiesen werden, dass bei akut ansteigendem intrakraniellem Druck die zerebrale Autoregulation aufgehoben war (Pesek M. 2014).

Dieses Phänomen ist bei verschiedenen Erkrankungen auch in der Neonatalperiode zu beobachten. Nach schweren intrazerebralen Blutungen, die letztlich zum Gewebsuntergang und zur Erweiterung des Ventrikelsystems führen, sowie beim manifesten Hydrocephalus internus kann die Beurteilung der zerebralen Perfusion wesentliches prognostisches, aber natürlich auch diagnostisches Kriterium zur Einschätzung der Therapiepflichtigkeit der Erkrankung sein. Beim Hydrocephalus internus ist jedoch physiologisch die Möglichkeit des Neugeborenen zu bedenken, durch Erweiterung der Schädelnähte über längeren Zeitraum eine Steigerung der intrakraniellen Druckes zu kompensieren.

Zerebrale Blutsflussstörungen sind auch beim schweren Hirnödem und der hypoxisch-ischämischen Enzephalopathie nachweisbar und ihre Bewertung für die Prognose der Erkrankung wesentlich. Konkrete Veränderungen der Blutflussgeschwindigkeiten bei diesen Erkrankungen werden in folgenden Abschnitten erläutert.

Seltener in der Neonatalperiode sind Tumoren oder andere Raumforderungen als Ursache für Perfusionsveränderungen zu diagnostizieren.

4.3.4 Hämodynamische Einflüsse

Wie bereits in vorangehenden Kapiteln mehrfach beschrieben, ist darauf zu achten, dass die dopplersonographische Diagnostik immer auf eine Beurteilung sowohl der systemischen als auch der organbezogenen Perfusion zielen sollte.

Myokardiale Dysfunktion, Hypovolämie und Schocksituationen führen zur negativen Beeinflussung der linksventrikulären Auswurfleistung. Die zerebrale Perfusion wird dabei gestört und die systolischen Flussgeschwindigkeiten sind signifikant erniedrigt. Über Kompensationsversuche kann der periphere Widerstand erhöht werden, und damit sind erhöhte Pulsatilitätsindizes messbar (Lin et al. 2007; Munro et al. 2004, Giesinger et al. 2016).

Linksventrikuläre Obstruktionen des Ausflusstraktes, wie z. B. hochgradige Aortenstenosen oder Linksherzhypoplasien führen zu insgesamt abgeflachten Flussprofilen der zerebralen Gefäße. Bei einer Aortenisthmusstenose kommt es typischerweise zu einem hohen Blutdruck der oberen Extremitäten und damit hohen Flussgeschwindigkeiten im Gehirn. In diesen Fällen ist es sinnvoll, wie beschrieben, vergleichend die Flussprofile in der A. mesenterica superior zu messen, die dann deutlich erniedrigt sind (Victor et al. 2006).

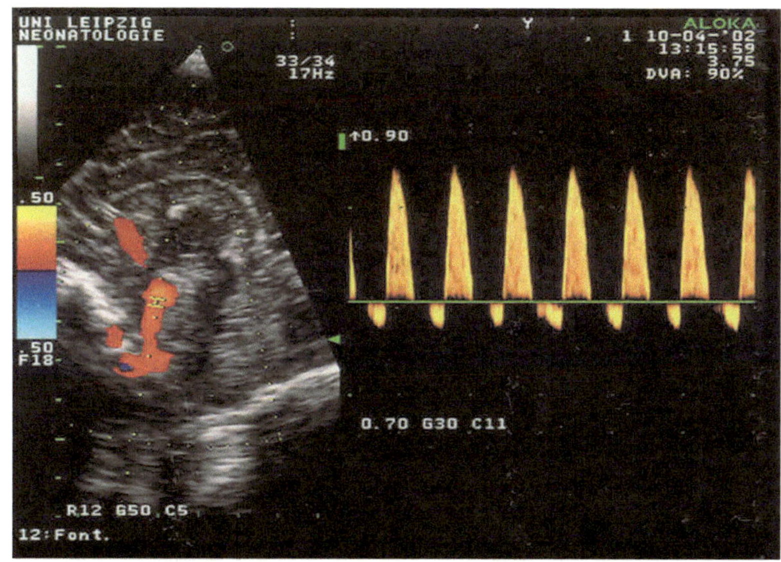

Abb. 4.10 Diastolischer Reverse Flow in der A. cerebri anterior

Eine signifikante Beeinflussung der zerebralen Perfusion, bedingt durch eine Störung der Windkesselfunktion in der Neonatologie, wird durch den persistierenden Ductus arteriosus des Neugeborenen hervorgerufen. Hier ist bei hämodynamischer Relevanz des PDA eine Erniedrigung der diastolischen Flussgeschwindigkeit bis hin zum Reverse Flow (**Abb. 4.10**) in den zerebralen Arterien diagnostisch und therapeutisch wegweisend (Robel-Tillig et al. 2002; Rodriguez et al. 1999; Lemmers et al. 2008; Shimeda et al. 2003). Die typische Reduktion der diastolischen Geschwindigkeit und Erhöhung des Pulsatilitätsindex auf Grundlage eines PDA ist ebenso in peripheren Gefäßen wie in der A. renalis oder A. mesenterica superior zu verzeichnen (**Tab. 4.4**).

Durch Beurteilung der Form der Flusskurve in der Arteria cerebri anterior oder anderer zerebraler Arterien, die der Diagnostik gut zugänglich sind, ist ein Rückschluss auf pathophysiologische Grundlagen der Störungen der systemischen Hämodynamik möglich. Die Anstiegsgeschwindigkeit der Kurve (Akzelerationszeit), die systolische Maximalgeschwindigkeit, die Dauer der Systole in Relation zur Gesamtdauer der Flusskurve und letztlich die Geschwindigkeit der Diastole ergeben wesentliche Hinweise auf die spezifische Veränderung der systemischen Hämodynamik (vgl. **Tab. 3.12**). Es wird da-

Tab. 4.4 Qualitative Veränderungen der Blutflussparameter zerebraler Arterien in Folge metabolischer, physikalischer und hämodynamischer Einflussfaktoren

	Hyper-kapnie	Hypo-kapnie	Hypoxämie	Erhöhter intra-kranieller Druck	Erniedrigter Cardiac Output	PDA
V systolisch	Unbeein-flusst	Unbeein-flusst	Erhöht	Sekundär erniedrigt	Erniedrigt	Erhöht oder unbeeinflusst
V diastolisch	Erhöht	Erniedrigt	Mäßig erhöht	Erniedrigt	Unbeeinflusst	Erniedrigt
V median	Erhöht	Erniedrigt	Erhöht	Erniedrigt	Gering erniedrigt	Erniedrigt
PI/RI	Erniedrigt	Erhöht	Gering erniedrigt oder unbeeinflusst	Erhöht	Unbeeinflusst bis erhöht	Erhöht

mit dem in der funktionellen Echokardiographie noch ungeübten Untersucher möglich, durch die technisch unkompliziert durchzuführende zerebrale Dopplersonographie, einen Beitrag zur Einschätzung der kardialen Situation des Neugeborenen zu leisten.

4.3.5 Medikamentöse Beeinflussung der zerebralen Blutflussparameter

Die Veränderung zerebraler Perfusionsparameter durch verschiedene Medikamente stellt ein großes Problem in der neonatologischen Praxis dar. Nur ein geringer Anteil verwendeter Therapien sind durch Studien geprüft und für Neugeborene zugelassen. In keinem anderen Gebiet der Pädiatrie ist der Anteil an Off-label-Medikamenten so hoch wie in der Neonatologie. Dabei müssen gerade hier Störungen des zerebralen Blutflusses vermieden werden, um die Langzeitmorbidität nicht artifiziell negativ zu beeinflussen.

Katecholamine

In der neonatologischen Intensivtherapie ist die Anwendung verschiedener positiv inotroper Substanzen zur Aufrechterhaltung der systemischen Hämodynamik und Organperfusion erforderlich. Es dabei wesentlich zu unterscheiden, ob eine Hypotension oder Hypoperfusion beim untersuchten Neugeborenen vorliegt. Eine Hypotension ohne nachweisbare Beeinträchtigung der Organperfusion ist keine Indikation, eine Steigerung des Blutdrucks zu erzielen (Toth-Heyn et al. 2012, Bonestroo et al. 2011).

Die in der Klinik am häufigsten verwendeten Substanzen sind dabei die Katecholamine Dobutamin und Dopamin.

Dobutamin ist besonders durch eine positive Wirkung auf die myokardiale Kontraktilität gekennzeichnet. Unter einer Dosis von 8–10 µg/kg/min konnte bereits nach 20 Minuten eine Verkürzung der linksventrikulären Präejektionszeit und signifikante Anhebung des linksventrikulären Herzzeitvolumens beschrieben werden. Durch dopplersonographische Messung wurde nach 8 Stunden Therapie auch eine signifikante Erhöhung der systolischen Geschwindigkeit und Erniedrigung des Pulsatilitätsindex in der A. cerebri anterior festgestellt. Diese Veränderungen blieben über den Zeitraum der Behandlung stabil, so dass von einer positiven Auswirkung auf die zerebrale Perfusion ausgegangen werden kann (Robel-Tillig et al. 2007). Unter Dobutamin konnte ein deutlicher Anstieg auf den Blutfluss in der Vena cava superior festgestellt werden, was ebenfalls den Schluss auf eine generelle Verbesserung der systemischen Hämodynamik und damit der Organperfusion erlaubt (Osborn et al. 2007).

Negative Auswirkungen auf die Perfusionsparameter konnten auch bei höheren und niedrigeren Dosierungen nicht festgestellt werden.

Mehrere Studiengruppen haben sich mit der Wirkung von Dopamin auf den zerebralen Blutfluss beschäftigt. In der neonatologischen Intensivtherapie ist Dopamin trotz des Nachweises von schwerwiegenden Nebenwirkungen durch zahlreiche Studien das Medikament der ersten Wahl zur Therapie von hämodynamisch schwer beeinträchtigten Frühgeborenen. Bei Dosierungen von 3–5 µg/kg/min wurde eine Erhöhung der zerebralen Blutflussgeschwindigkeiten gemessen, die ermittelten Geschwindigkeiten überschritten jedoch nicht gestationsaltersabhängige Normwerte. Die Pulsatilitätsindizes waren bei niedrigen Dosierungen, aber auch bei einer Therapie von 6–10 µg/kg/min nicht beeinflusst (Seri et al. 1998; Zhang et al. 2000; Pellicer et al. 2006).

In aktuellen Arbeiten konnte eine signifikante Beeinträchtigung der zerebralen Autoregulation beobachtet werden (Eriksen et al. 2014). Mit Erhöhung des mittleren arteriellen Blutdrucks wurde dabei ein Anstieg der zerebralen Blutflussgeschwindigkeit dargestellt und damit bei Störung oder relevanter zerebraler Autoregulation die Gefahr einer zerebralen Blutung erhöht (Lightburn et al 2013, Sassano-Higgins et al. 2011, Eriksen 2014).

Unter Epinephrin in niedriger Dosierung mit 0,125 µg/kg/min wurden ebenfalls leichte Erhöhungen der Blutflussgeschwindigkeiten gemessen (Pellicer et al. 2006).

Surfactant-Therapie

Mit Einführung der endotrachealen Surfactant-Therapie wurde ein neues Zeitalter der Behandlung des Atemnotsyndroms des Frühgeborenen begonnen. Die Mortalität der Kinder sank und auch die Langzeitmorbidität nahm ab. Dennoch bedurfte es vielfältiger Studien, um die Wirkung des Surfactant pathophysiologisch zu belegen und optimale Applikationsformen zu finden. Eine effektive Verbesserung der pulmonalen Situation ist nur über eine Bolusgabe möglich, wobei es aber zu vorübergehenden Obstruktionen der Atemwege kommen kann (Hentschel u. Jorch 2002, Schmölzer et al. 2011). Dopplersonographische Untersuchungen wurden mit dem Ziel durchgeführt, in diesen Phasen Veränderungen der zerebralen Perfusion festzustellen oder auszuschließen. In den meisten Studien wurde eine signifikante Erniedrigung der zerebralen Blutflussgeschwindigkeiten unter der Bolusgabe nachgewiesen. Dabei fielen die systolischen Geschwindigkeiten um 36–76% der Ausgangswerte ab. Die niedrigsten Werte wurden 15 Minuten nach Verabreichung des Surfactant gemessen. Eine Rückkehr zu Normalwerten ist zwischen 30 und 60 Minuten nach Therapie erreicht. In keiner Studie wurden irrelevante Veränderungen der Blutflussgeschwindigkeiten festgestellt. Die Pulsatilitäts- und Resistance-Indizes waren in den vorliegenden Arbeiten unbeeinflusst (Kaiser et al. 2004; Schipper et al. 1997; Murdoch u. Kempley 1998; Nuntnarumit et al. 2000). Ein 35 %iger Anstieg der mittleren Geschwindigkeit in der Arteria cerebri media und ein abrupter Anstieg der elektrischen Aktivität im aEEG wurden in einer Studie von Chalak et al. (2011) beobachtet. Bei einem hohen Prozentsatz der untersuchten Kinder kam es im Verlauf zum Auftreten von Burst-Suppression-Mustern, die bei 57 % der Frühgeborenen mit einer intraventrikulären Blutung kombiniert waren.

Wenn auch die Surfactant-Therapie zu einer signifikanten Verbesserung der frühzeitigen pulmonalen Morbidität bei sehr unreifen Frühgeborenen geführt hat, muss festgestellt werden, dass keine Reduktion der Häufigkeit und der Schwere der zerebralen Blutung erreicht wurde. Risiken müssen wie bei jeder therapeutischen Intervention bedacht werden (Perlman 2009).

Analgetika, Sedativa

Die Analgosedierung hat in den letzten Jahrzehnten zunehmend an Bedeutung gewonnen. Eine adäquate Schmerztherapie ist wesentlicher Bestandteil einer erfolgreichen Behandlung sehr unreifer Frühgeborener und kranker Neugeborener. Die zentrale Wirkung zahlreicher Pharmaka ist bekannt und so besteht besonders bei der Anwendung dieser Medikamente die Sorge, ungünstige Nebenwirkung besonders für die neurologische Entwicklung der Kinder hervorzurufen.

Phenobarbital ist eines der bewährtesten und in der Pädiatrie am häufigsten verwendeten Sedativa. Der Schwerpunkt der Anwendung liegt in der antikonvulsiven Therapie, aber auch zur Neuroprotektion bei Frühgeborenen über postnatale oder auch maternale Therapie sind vielfältige Studien durchgeführt worden. Der Effekt zur Verringerung der Hirnblutungsrate bei Frühgeborenen konnte nicht aufgezeigt werden, wenn auch eine sichere Anwendung zur der Sedierung der Kinder und Stabilisierung des Blutdruckes bestätigt werden konnte (Smit et al. 2013, Crowther et al. 2010). Bei einer Startdosis von 20 mg/kg konnte keine Veränderung der zerebralen Blutflussgeschwindigkeiten oder des Pulsatilitätsindex aufgezeigt werden (Rabe u. Jorch 1991; Andersen et al. 1994; Saliba et al. 1991, 1992; Jorch et al. 1988). Somit ist zu schlussfolgern, dass eine indizierte Sedierung mit Phenobarbital keine negative Beeinflussung des zerebralen Blutflusses hervor ruft.

Effektiv zur Analgosedierung Frühgeborener und deshalb vielfach verwendet, sind verschiedene Opiate in der klinischen Praxis. Mehrere Studien stellten unter Morphin-Therapie keine Veränderungen der Blutflussgeschwindigkeiten fest (van Alfen-van der Velden et al. 2006; Sabatino et al. 1997; Colditz et al. 1989). Es ist dabei eine Abhängigkeit von der Geschwindigkeit der Injektion darzustellen. Bei einer Bolusgabe von 0,1 mg/kg Morphin kam es bei den Patienten einer Untersuchung zur Erhöhung der zerebralen Flussgeschwindigkeiten, während unter einer Infusion über 15 Minuten diese Veränderungen nicht nachzuweisen waren (Colditz et al. 1989). Ähnliche Ergebnisse konnten für Pethidin und Fentanyl dargestellt werden (Hanon et al. 1999; Jorch et al. 1999).

Midazolam als reines Sedativum wird ebenfalls relativ häufig in der neonatologischen Klinik angewandt. Dopplersonographische Studien wiesen jedoch mehrfach auf den Einfluss des Präparates auf die zerebrale Perfusion hin. Unter korrekter Dosierung wurde ein Abfall der systolischen Blutflussgeschwindigkeiten um 25–43% gegenüber den Ausgangswerten festgestellt. Auch 60 Minuten nach Therapie war es nicht zur Normalisierung der Blutflussgeschwindigkeiten kommen. Diese Beobachtung korreliert mit der häufig einsetzenden hämodynamischen Instabilität der Kinder, die mit einer milden Schocksymptomatik, Blutdruckabfall und Kreislaufzentralisation einher gehen kann (van Alfen-van der Velden et al. 2006; Van Straaten et al. 1992).

Ebenso kam es unter Relaxierung mit Pancuronium zum deutlichen Abfall der systolischen Geschwindigkeiten in den zerebralen Arterien. Es wurde ebenfalls beobachtet, dass die Variabilität der Blutflüsse bei Kinder nach Muskelrelaxation wesentlich eingeschränkt ist (Colditz et al. 1989; Bada et al. 1995).

Atemstimulanzien

Aminophyllin/Theophyllin ist das bekannteste und am häufigsten in der Neonatologie zur Therapie des Apnoe-Bradykardie-Syndroms verwendete Medikament.

Bereits in den 80er Jahren wurde in ersten Untersuchungen ein Einfluss des Medikamentes auf den zerebralen Blutfluss festgestellt. Nach einer Bolus-Injektion von 6 mg/kg KG Aminophyllin wurde eine signifikante Verringerung der systolischen und diastolischen Blutflussgeschwindigkeiten gemessen. Der Effekt war 15 Minuten nach Verabreichung am größten (Rosenkrantz u. Oh 1984). Eine andere Studiengruppe bestätigte diese Wirkung bei gleicher Dosierung und stellte eine Reduktion der systolischen Geschwindigkeit um 25% in der A. carotis interna, um 26% in der A. jugularis und 17% in der A. cerebri anterior fest (Jorch et al. 1988). Dieser Effekt ist zum einem sicher auf eine Reduktion des pCO_2 zurückzuführen, hauptsächlich aber durch eine direkte vasokonstriktorische Wirkung auf die zerebralen Gefäße bedingt (Chang u. Gray 1990; Mc Donnell et al. 1992; Pryds u. Schneider 1994; Govan et al. 1995; Dani et al. 2000). Einen Hinweis auf die direkte Auslösung einer Vasokonstriktion gibt eine Arbeit aus der eigenen Studiengruppe. Es wurden hierbei Kinder, die nach schwerer Geburtsasphyxie eine zerebrale Hyperperfusion mit hohen systolischen Maximalgeschwindigkeiten und signifikant erniedrigtem Pulsatilitätsindex aufwiesen, mit 4 mg/kg Aminophyllin intravenös behandelt. Es ließ sich bei 85% der Kinder eine Reduktion der Flussgeschwindigkeiten und eine Erhöhung des Pulsatilitätsindex in Normalbereiche erzielen. Der pCO_2 war dabei unbeeinflusst geblieben (Robel-Tillig u. Vogtmann 2000).

Ähnliche Effekte mit Erniedrigung der systolischen Geschwindigkeiten und Erhöhung des Pulsatilitätsindex werden auch in intestinalen Flussgebieten nach Aminophyllin beobachtet.

Coffein wird ebenso seit langem in der Neonatologie angewandt, ist aber durch neue Langzeitbeobachtungen zum modernsten und am meisten empfohlenen Atemstimulans geworden. Unter kontinuierlicher Coffein-Therapie konnte einerseits eine deutliche Reduktion der bronchopulmonalen Dysplasierate nachgewiesen werden, andererseits ist eine signifikante Verbesserung des neurologischen Auskommens der Kinder mit Verringerung der Rate an Zerebralparesen zu verzeichnen (Lundstrom et al. 1995; Schmidt 2008).

Unter einer Dosierung von 20 mg/kg Coffein wurde von mehreren Autoren eine unveränderte zerebrale Perfusion beobachtet. Sowohl die Blutflussgeschwindigkeiten als auch Resistance- und Pulsatilitätsindex waren nach Medikation unverändert (Govan et al. 1995; Dani et al. 2000). Bei hohen »Loading-Dosen« von 25 mg/kg wurde jedoch eine Reduktion der systolischen Geschwindigkeit um 17% in der A. carotis interna und um 19% in der A. cerebri anterior gemessen (Hoecker et al. 2006). Ebenso konnte bei einer Dosis von 10 mg/kg intravenös eine Stunde post injektionem eine signifikante Reduktion der systolischen Blutflussgeschwindigkeit in der Arteria cerebri anterior um 14% beobachtet werden, die jedoch nach vier Stunden nicht mehr messbar war (Tracy et al. 2010). Im Vergleich beider Medikamente scheint der Einfluss auf die zerebrale Hämodynamik bei einer Therapie mit Coffein im Vergleich zu Theophyllin bei sehr unreifen Frühgeborenen günstiger zu sein (Lundström 1995).

Ein drittes Medikament der Wahl ist ebenfalls seit längerer Zeit Doxapram. Besonders bei zentralen Apnoen wird das Präparat vielfach verwendet. Bei einer Therapie mit einer Loading-Dosis von 2,5 mg/kg und einer nachfolgenden Infusion mit 0,5 mg/kg/h wurden vor Therapiebeginn, nach 30 Minuten und nach 120 Minuten die Blutflussgeschwindigkeiten in der A. cerebri anterior gemessen. Es ließ sich eine signifikante Reduktion der systolischen Geschwindigkeiten feststellen (Roll u. Hirsch 2004). In vergleichbaren Studien wurde keine Veränderung der Flussgeschwindigkeiten gemessen (Dani et al. 2006). Im Mittel wurden nach 60 Minuten wieder Flussgeschwindigkeiten im Ausgangsniveau festgestellt.

Ibuprofen/Indomethacin

Wie schon hinreichend beschrieben, stellt der persistierende Ductus arteriosus ein wesentliches Problem in der Neonatologie dar. 70–80% aller sehr kleinen Frühgeborenen erhalten verschiedene Therapieformen nach der Diagnosestellung. Die kausale medikamentöse Therapie wurde über viele Jahre mit Indomethacin durchgeführt. Über die Inhibierung der Prostacyclin-Synthese kommt es zur duktalen Konstriktion. Dass diese Behandlung mit Indomethacin mit Nebenwirkungen behaftet ist, ist auch seit langem bekannt und diskutiert. Wesentliches Problem ist dabei die Störung der Organperfusion, am häufigsten der renalen, intestinalen, aber auch zerebralen Flussgebiete. Am ungünstigsten wirkt sich die Bolus-Gabe von Indomethacin aus. Es wurde dabei über 2 Stunden eine signifikante Verringerung der systolischen Geschwindigkeiten und eine Erhöhung des Pulsatilitätsindex mit der pathophysiologischen Folge der Widerstandserhöhung im Gefäßbett beobachtet (Christmann et al. 2002). Bei einer Infusion von 0,1–0,2 mg/kg über 30 Minuten ließ sich nur eine geringe Reduktion der systolischen Flussgeschwindigkeit nachweisen (Görk et al. 2008). Besonders eine sehr frühzeitige Therapie mit Indomethacin ist mit einem erhöhten Risiko einer Störung der zerebralen Autoregulation und einer Reduktion des zerebralen Blutflusses assoziiert (Irmesi et al. 2014). Speziell unter Bolus-Gaben von Indomethacin steigt der Prozentsatz von Kindern, die eine zerebrale Blutung erleiden signifikant an (Pacifici 2013).

Ibuprofen, als weitere Option zur medikamentösen Verschlusstherapie des PDA, ist gegenüber Indomethacin hinsichtlich der Wirkung auf die Blutflussparameter deutlich von Vorteil. Weder unter der übliche Starttherapie von 10 mg/kg, noch unter Hochdosisgaben von 20 mg/kg wurden Veränderungen der zerebralen Perfusionsparameter aufgezeigt (Pai et al. 2008; Jacqz

Aigrain u. Anderson 2006). Wesentliche Störungen des zerebralen Blutflusses sind unter Ibuprofen weitaus seltener zu beobachten, sodass eine Therapie des PDA mit Ibuprofen präferiert werden sollte (Irmesi et al. 2014).

Kortikosteroide

Die Einführung der Lungenreifungsinduktion in die Therapie der drohenden Frühgeburt hat zu entscheidenden Verbesserungen des neonatalen Auskommens besonders sehr unreifer Frühgeborener geführt. Ebenso haben in der postnatalen Therapie Kortikoide einen festen Platz gefunden. So wird während des frühen postnatalen Aufenthaltes bei klinisch schwerwiegender Hypotension mit Hydrokortison behandelt; um eine Extubation zu beschleunigen, ist die Anwendung von Dexamethason nicht unüblich. Bei der Behandlung einer bronchopulmonalen Dysplasie nimmt im therapeutischen Konzept, Dexamethason eine etablierte Stellung ein. Trotz der akuten, klinischen Behandlungserfolge wird seit einigen Jahren die Dexamethasontherapie sehr kritisch diskutiert. Langzeituntersuchungen haben signifikante Verschlechterungen des neurologischen Auskommens der Kinder mit einer hochdosierten Therapie mit Dexamethason bewiesen. Besonders die Behandlung innerhalb der ersten Lebenstage bei extrem unreifen Kindern ist nach Studienlage obsolet (Schmidt 2008).

Im Rahmen einer Untersuchung wurden extrem unreife Frühgeborene wegen einer beginnenden bronchopulmonalen Dysplasie und der Unmöglichkeit, eine Extubation durchzuführen, über 10 Stunden mit 5-mal 0,25 mg Dexamethason behandelt. Die Kinder wurden von der 10. bis zur 240. Minute insgesamt 5-mal dopplersonographisch untersucht. Dabei wurden die Blutflussgeschwindigkeiten, der Pulsatilitätsindex und der Resistance-Index in der A. carotis interna, der A. cerebri anterior und der A. ophthalmica gemessen. Alle Flussgeschwindigkeiten und die Indizes zeigten über den Untersuchungszeitraum den gleichen Effekt. Die Flussgeschwindigkeiten stiegen mit jeder Dosis signifikant an und die Indizes nahmen signifikant ab. Zwischen der 1. und der 5. Dosis kam es zu einer Erhöhung der Flussgeschwindigkeiten um 72–104 % (Cabanas et al. 1997). Vergleichbare Ergebnisse wurden von anderen Autoren berichtet (Ohlson et al. 1994). Diese Ergebnisse untermauern die beschriebenen klinischen Erfahrungen und negativen Langzeitergebnisse.

Stickstoffmonoxid

Die Behandlung mit inhalativem NO ist eine Beatmungstechnik der modernen Intensivmedizin, die hochspezifisch zur Therapie der pulmonalen Hyper-

◻ Tab. 4.5 Medikamente, die eine Veränderung der zerebralen Blutflussparameter hervorrufen

	V systolisch	V diastolisch	V mean	PI/RI
Theophyllin/ Aminophyllin	Erniedrigt	Erniedrigt	Erniedrigt	Erhöht
Indomethacin	Erniedrigt	Erniedrigt	Unbeeinflusst	Erhöht
Dexamethason	Erhöht	Erhöht	Erhöht	Erniedrigt
Midazolam	Erniedrigt	Unbeeinflusst	Gering Erniedrigt	Unbeeinflusst
Pancuronium	Erniedrigt	Unbeeinflusst	Erniedrigt	Unbeeinflusst
NO	Erniedrigt	Erniedrigt	Erniedrigt	Unbeeinflusst

tension eingesetzt wird. Über die NO-Zuführung kommt es selektiv zur Vasodilatation in der Lunge und damit zur Senkung des pulmonalen Widerstandes. Im Ergebnis wird die Oxygenierung verbessert. Bei Frühgeborenen mit einem Geburtsgewicht < 1000 g konnte eine Senkung der Mortalität nach Ventilation mit NO festgestellt werden. Die Rate an schweren intrazerebralen Blutungen oder ischämischen Hirnschädigungen erschien dabei unbeeinflusst (van Meurs KP et al. 2005). Während einzelne Studien keinen Einfluss der Verbesserung der pulmonalen Perfusion auf die linksventrikuläre Auswurfleistung des Herzens und den zerebralen Blutfluss feststellten (Rosenberg et al. 1995), wurde von anderen Autoren bei Messungen der zerebralen Perfusionsparameter eine Reduktion der systolischen, diastolischen und mittleren Flussgeschwindigkeiten nachgewiesen. Die Indizes blieben dabei unbeeinflusst (Dav 2001).

Es lassen sich sicher weit mehr Medikamente feststellen, die die zerebrale Perfusion beeinflussen. Der vorliegende Abschnitt sollte die in der Neonatologie häufigsten Arzneimittel in ihrer Wirkung auf die zerebrale Perfusion darstellen.

In ◻ Tab. 4.5 sind noch einmal die Medikamente zusammengestellt, die eine signifikante Beeinflussung der zerebralen Blutflussparameter hervorrufen.

4.3.6 Beeinflussung des zerebralen Blutflusses durch therapeutische Interventionen

Täglich durchgeführte therapeutische oder pflegerische Maßnahmen, die zur Routine gehören, sollten dennoch kritisch hinsichtlich ihrer Wirkung auf die zerebrale Perfusion überprüft werden, um relevante zerebrale Störungen bei wiederholter Anwendung zu vermeiden. Das Prinzip der »minimal care« ist inzwischen in den meisten neonatologischen Intensiveinheiten festes pflegerisches Prinzip, dennoch muss immer wieder darauf hingewiesen werden, dass bei sehr unreifen oder kranken Neugeborenen, auch gering anmutende Einflüsse zu Störungen der zerebralen Autoregulation führen können (Azhibekov et al. 2015).

Bluttransfusionen

Der Umgang mit Transfusionen ist in den vergangenen Jahren deutlich kritischer gestaltet worden, besonders unter dem Aspekt der Förderung der eigenen Hämatopoese der Frühgeborenen. Die konsequente Einführung der »Spätabnabelung« hat einerseits zur Reduktion der frühen Transfusionsbedürftigkeit geführt, andererseits aber Komplikationen wie intraventrikuläre Blutungen oder periventrikuläre Leukomalazien reduziert (Rabe 2012).

Eine kritische Bewertung der Veränderung der zerebralen Blutflussparameter bei postnataler Bluttransfusion ist jedoch auch Gegenstand verschiedener Studien.

So wurde nach einer Transfusion von 15–20 ml/kg Erythrozytensediment eine signifikante Erniedrigungen der mittleren und systolischen Blutflussgeschwindigkeiten in der A. cerebri anterior und der A. carotis interna festgestellt (Liem 1997). Der Pulsatilitätsindex war ebenfalls signifikant erhöht. In eigenen Studien konnten wir beweisen, dass bei einer Senkung des Hämatokrit < 23% in der A. cerebri anterior eine signifikante Steigerung der Flussgeschwindigkeiten, vergleichbar mit Befunden bei fetalen Anämien, darzustellen waren. Damit ließ sich ein Grenzwert für die Indikation zur Transfusion festlegen, bei dessen Unterschreitung sowohl systemische als auch zerebrale hämodynamische Störungen nachzuweisen sind (Quante et al. 2009, 2013). Unter der Transfusion von Erythrozytenkonzentrat bei Frühgeborenen mit einem Hämatokrit < 25% ließ sich eine signifikante Reduktion der zerebralen, aber auch renalen und mesenterialen Blutflussgeschwindigkeiten nachweisen (Dani et al. 2010, Koyano et al. 2013).

Nach Hämodilution bei Polyglobulie mit Hämatokritwerten > 70% ließ sich eine Erhöhung der Blutflussgeschwindigkeiten und eine Senkung des Pulsatilitätsindex nachweisen.

Eine extreme Erhöhung des Hämatokrit muss unter dem Aspekt der ungünstigen Beeinflussung des zerebralen Blutflusses kritisch bewertet werden (Gruber et al. 1999; Dani et al. 2002). Mehrere Studien beschreiben die signifikante Erniedrigung der Blutflussgeschwindigkeiten in den zerebralen Arterien der Neonaten bei schwerwiegender Polyzythämie, die nach Hämodilution reversibel war (Lukewicz et al. 2015).

Fototherapie

Die Behandlung der metabolischen Hyperbilirubinämie ist eine in der Neonatologie übliche und häufige Therapie. Gerade bei sehr kleinen Frühgeborenen und Neugeborenen mit verzögertem Nahrungsaufbau ist eine Fototherapie über längeren Zeitraum erforderlich.

Eine randomisierte, aktuelle Studie vergleicht die dopplersonographischen Blutflussparameter in der Arteria cerebri media, Arteria carotis interna und Arteria vertebralis bei späten Frühgeborenen mit und ohne behandlungsbedürftiger Hyperbilirubinämie. Bei Patienten mit Hyperbilirubinämie ließ sich ein signifikanter Anstieg der Flussgeschwindigkeiten und Abfall der Indizes nachweisen. In den ersten 48 Stunden wurde ein weiterer Anstieg der Blutflüsse gemessen. Bei milden Hyperbilirubinämien konnte nach 5–7 Tagen eine Normalisierung der Parameter dargestellt werden, während bei schweren Hyperbilirubinämien die pathologisch erhöhte Blutflussgeschwindigkeit weiter aufzuzeigen war (Basu et al. 2014).

Eine größere Anzahl Studien hat die Veränderung der zerebralen Perfusion unter dieser Therapie untersucht. Es ließ sich generell eine Erhöhung des systolischen Blutflusses während der Fototherapie bis ca. 30 Minuten nach Ende der Therapie feststellen. Die diastolischen Geschwindigkeiten und die Indizes blieben unbeeinflusst. Von den meisten Autoren wird ein Rückgang der systolischen Geschwindigkeiten nach Ende der Therapie auf die Ausgangswerte beschrieben (Benders et al. 1999; Dani et al. 2004). Eine Arbeitsgruppe differenziert dieses Ergebnis jedoch deutlich. Hier wird dargelegt, dass nur bei gesunden Frühgeborenen diese vollständige Normalisierung stattfindet, bei beatmeten Kinder wird erst 2 Stunden nach Ende der Therapie eine Reduktion der systolischen Geschwindigkeiten beobachtet (Benders et al. 1998).

Hinweise auf eine Möglichkeit zur Vermeidung dieser Einflüsse auf die zerebrale Perfusion ergeben sich aus einer Arbeit, die eine stabile Blutflussgeschwindigkeit unter Fototherapie mit Hilfe von LED-Strahlern beschreibt (Bertini et al. 2008). Eine weitere Gruppe stellt beim Vergleich der typischen Overhead-Bestrahlung mit der Bili-Bed-Methode unter der konventionellen Therapie die beschriebenen Veränderungen der systolischen Geschwindigkeit, unter der Bili-bed-Therapie jedoch keine Veränderungen der Flussgeschwindigkeiten fest (Hammerman u. Kaplan 2004).

Bei der Entscheidung zur Durchführung einer Fototherapie, aber auch über die Dauer der Therapie und Wahl der Methode sollte die Kenntnis der Blutflussveränderung unter konventioneller Fototherapie eine entscheidende Rolle spielen.

Hochfrequenzoszillationsventilation (HFOV)

Die artifizielle Beatmung birgt die große Gefahr der Beeinflussung der zerebralen Perfusion über unterschiedliche Mechanismen in sich. Wie bereits dargestellt, ist durch Hypo- oder Hyperventilation eine schwerwiegende Veränderung der Blutflussparameter im Sinne der Hypo- oder Hyperperfusion hervorzurufen. Die unmittelbare ischämische Schädigung des unreifen Gehirns oder eine intrazerebrale Blutung müssen als Folgen befürchtet werden.

Zur Beatmung Frühgeborener mit schweren pulmonalen Veränderungen mit Überblähung oder multiplen Atelektasen und unzureichender Oxygenierung wird in der modernen Intensivtherapie die HFOV durchgeführt.

Die Ergebnisse verschiedener Studien zur Untersuchung der Blutflussparameter während der Beatmung stellen sich kontrovers dar. Eine Arbeitsgruppe bestätigte Normalwerte für die Blutflussgeschwindigkeiten und die Indizes während der Oszillation (Schlösser et al. 2000), während andere Autoren eine Erniedrigung der enddiastolischen Geschwindigkeiten und Erhöhung des Pulsatilitätsindizes beschrieben (Cambonie et al. 2003). Eine weitere Studie stellt eine Erhöhung der mittleren Geschwindigkeit in der A. cerebri anterior um 65% während der Oszillation fest, begrenzt dieses Ergebnis jedoch auf Frühgeborene mit deutlicher pulmonaler Überblähung, während bei Kindern mit Atemnotsyndrom ohne Zeichen der Überblähung, keine Veränderungen der Blutflussparameter unter der Oszillation beschrieben werden (Nelle et al. 1998). Eine adaptierte Volumensubstitution zur Aufrechterhaltung der peripheren Perfusion ist erforderlich, um negative Auswirkungen auf die zerebrale Perfusion zu vermeiden (Tana et al. 2015).

Die Bewertung dieser Aussagen ist schwierig, jedoch ist die Schlussfolgerung erlaubt, dass es unter HFOV zu unterschiedlichen Störungen der zerebralen Perfusion kommen kann und ein dopplersonographisches Screening der beatmeten Neugeborenen erforderlich ist.

Endotracheales Absaugen

Das endotracheale Absaugen des beatmeten Frühgeborenen ist eine erforderliche und häufig durchgeführte Manipulation in der neonatologischen Intensivtherapie. Verschlechterung des Zustandes mit einsetzender Bradykardie und Sättigungsabfall sind in der Praxis typische und häufig beobachtete Symptome beim Absaugen, die mit einem ausgelöstem Vagusreiz pathophysiologisch zu erklären sind.

Während des Absaugens lässt sich eine Reduktion der systolischen Geschwindigkeiten um 24–30% in der A. cerebri media und A. cerebri anterior feststellen; unmittelbar nach Beendigung der Prozedur kommt es zu einer signifikanten Erhöhung der systolischen Geschwindigkeit auf 74–90% der vorherigen Werte. Diese Erhöhung auf 30–50% gegenüber den Ausgangswerten vor dem Absaugen bleibt bis 30 Minuten nach der Prozedur bestehen (Rieger et al. 2005, Stokowski 2008).

Es konnte kein Unterschied hinsichtlich dieser dopplersonographischen Befunde zwischen Patienten, die mit geschlossenem oder offenem System abgesaugt wurden, dargestellt werden. Erwartungsgemäß waren die registrierten Bradykardien und Sättigungsabfälle bei Kindern, die mit offenem System abgesaugt wurden, wesentlich häufiger und intensiver (Rieger et al. 2005). Insgesamt muss auf diese Reaktionen der zerebralen Perfusion hingewiesen werden. Sich ständig verändernde Flussgeschwindigkeiten und periphere Widerstände können Grundlage entstehender morphologischer Läsionen sein (Burgess et al. 2001; Stokowski 2008; Kaiser et al. 2008, Limperopoulus 2008).

Eine einmalige Injektion von 20 mg/kg Phenobarbital während der Prozedur führte zu einer signifikanten Reduktion der systolischen Spitzengeschwindigkeit auf physiologische Werte (Burgess GH et al. 2001).

Sondierung

Die Nahrungsgabe erfolgt in unterschiedlichen neonatologischen Abteilungen häufig auf sehr differente Weise. Zu einem gibt es Unterschiede hinsichtlich der Anzahl der Mahlzeiten, zum anderen hinsichtlich der Art der Verabreichung und der Dauer der einzelnen Mahlzeiten.

Es ließ sich darstellen, dass bei einer Bolusgabe über 5–10 Minuten pro Mahlzeit die mittlere Geschwindigkeit in der A. cerebri anterior signifikant abfiel. Bei einer langsamen Sondierung kam es nur zu einer geringen Blutflussveränderung (Nelle et al. 1997; Haxhija u. Rosegger 1998).

Eine Reihe weiterer Studien unterstreicht den Einfluss verschiedener klinischer Untersuchungstechniken und therapeutischen Interventionen, die einen Einfluss auf die zerebrale Perfusion haben können.

Explizit ist darauf hinzuweisen, dass alle schmerzauslösenden Prozeduren mit einer Erhöhung der systolischen Spitzengeschwindigkeit einhergehen. Daraus ist erneut die Schlussfolgerung zu ziehen, dass eine adäquate Analgosedierung einen festen Platz im neonatologischen Behandlungskonzept haben muss (Mainous u. Lonney 2007). Ebenso ist die Bedeutung pflegerischer Maßnahmen, wie die korrekte Lagerung des Kindes mit einer Kopfmittellage, ständig zu betonen. Bei einer ausgeprägten Kopfneigung kann neben der klinisch häufig zu beobachtenden Bradykardieneigung oder auftretenden Obstruktionen, dopplersonographisch eine negative Beeinflussung der zerebralen Blutflussparameter beobachtet werden (Ichihashi et al. 2002; Eichler et al. 2001).

4.4 Prädiktion der neurologischen Entwicklung mit Hilfe zerebraler Perfusionsparameter

Neben der akuten Behandlung des Frühgeborenen mit seinen primären Problemen der Unreife oder der komplizierten perinatalen Adaptation, ist es eine Aufgabe der Neonatologie, frühzeitig Kinder mit einem erhöhtem Risiko einer neurologischen Langzeitproblematik zu erkennen. Eine zeitgerecht adäquate Förderung dieser Kinder kann die Prognose für die spätere Entwicklung positiv beeinflussen.

Es liegen vielfältige Studien zu dieser Thematik vor, die eine Prädiktion der neurologischen Entwicklung mit Hilfe der Dopplerparameter bestätigen.

In einer eigenen Studie konnten wir beweisen, dass Frühgeborene, aber auch reife Neugeborene, die innerhalb der ersten Lebenswoche rezidivierend pathologische Perfusionsparameter aufwiesen, sowohl im Alter von einem Jahr, als auch mit 7 Jahren eine signifikant schlechtere motorische, mentale und soziale Entwicklung aufwiesen als Kinder, bei denen im Wesentlichen normale Flussparameter in der A. cerebri anterior gemessen wurden (◘ Tab. 4.6). Zur Objektivierung wurde ein Score aus den Flussgeschwindigkeiten und den Pulsatilitätsindizes der A. cerebri anterior während der ersten Lebenswoche im Vergleich zu Normalwerten gebildet. Die Scorewerte wurden mit

◼ Tab. 4.6 Zusammenfassung der Studiendurchführung zur Korrelation der zerebralen Blutflussparameter und der neurologischen Entwicklung Frühgeborener

Dopplersonographie am 1., 2., 3. und 5. Lebenstag	Neurologische Nachuntersuchung bis Ende 1. Lebensjahr korrigierten Alters	Neurologische Untersuchung mit 7 Jahren anhand Child Behaviour Check List
Score 0 = normal (s. Normalwerte ACA) Score 1 = pathologisch	5 Nachuntersuchungen Score 0 = normal Score 1 = beeinträchtigt Score 2 = pathologisch	Score 0–2
V systolisch 0–1 V diastolisch 0–1 V mean 0–1 PI 0–1 Summe 0–16 Grenzwert (durch Normalkollektiv gebildet) normal < 7 Score-Punkte	Motorik 0–2 Mentale Entwicklung 0–2 Sozialverhalten 0–2 Reflexverhalten 0–2 Subjektive Einschätzung des Untersuchers 0–2 Summe 0–50 Grenzwert (durch Normalkollektiv gebildet) normal < 16 Punkte	Einschätzung von mentaler, motorischer, sozialer Entwicklung Hörvermögen Sehvermögen Alltagshilfen Sonderbeschulungen Korrelation zum Perfusions-Score

den Ergebnissen der entwicklungsneurologischen Untersuchungen mit einem Jahr und 7 Jahren korreliert (Robel-Tillig et al. 2004, 2007).

Das Ergebnis unterstreicht noch einmal, dass es wesentlich ist, bei der Bewertung der dopplersonographischen Befunde nicht das einmalige Vorliegen pathologischer Messergebnisse als prädiktiven Parameter zu erfassen, sondern den Verlauf innerhalb eines definierten Zeitraumes sowie die Gesamtheit der gemessenen Werte zu beurteilen. Es wird damit möglich, einen relativ guten Überblick über die zerebrale Perfusion während des Untersuchungszeitraums zu erhalten und nicht nur punktuelle Veränderungen darzustellen.

Andere Autoren registrierten die Form der dopplersonographischen Flusskurve und stellten einen Zusammenhang zwischen dem Nachweis eines enddiastolischen Blockes, im Sinne eines kurzzeitigen, tiefen Abfalls der Kurve am Ende der Diastole und dem Auftreten einer intraventrikulären Blutung fest. Auch dabei war mindestens zweimal ein derartiges Absinken der Flussgeschwindigkeit aufgezeigt worden. Ähnliche Phänomene sind jedoch auch bei PDA oder Kindern mit myokardialer Dysfunktion nachzuweisen. Es muss deshalb wieder auf die komplette Beurteilung der Hämodynamik zur Einordnung von Flussveränderungen einzelner Organe hingewiesen werden.

Eine größere Anzahl von Studien beschäftigte sich mit der Prädiktion der neurologischen Entwicklung bei Kindern mit konkreten perinatalen Adaptationsstörungen oder spezifischen Erkrankungen. Darauf soll im Folgenden konkret eingegangen werden.

4.5 Dopplersonographische Befunde bei definierten neonatologischen Erkrankungen und Symptomen

4.5.1 Postnatale Asphyxie

Der Begriff der postnatalen Asphyxie ist in der Vergangenheit sehr unterschiedlich definiert worden. Letztlich wollen wir uns in diesem Absatz mit den dopplersonographischen Befunden der zerebralen Gefäße bei Neugeborenen mit schwer gestörter postnataler Adaptation und Reanimationsbedürftigkeit sowie dem Nachweis einer hypoxisch-ischämischen Enzephalopathie beschäftigen.

Die Störung der Autoregulation gilt als definiertes Merkmal für eine schwerwiegende hypoxisch-ischämische Enzephalopathie. Beweisend ist die erwiesene negative Korrelation zwischen systemischem Blutdruck, zerebralem Perfusionsdruck und dem Pulsatilitätsindex in den zerebralen Arterien. Der Schweregrad der Erniedrigung des Pulsatilitäts- oder Resistance-Index korreliert dabei mit dem Schweregrad der späteren neurologischen Beeinträchtigung (Blankenberg et al. 1997; Lin et al. 2007; Ilves et al. 1998).

Ein typischer Verlauf der zerebralen Perfusionsparameter nach perinataler Asphyxie ist gekennzeichnet durch normale Blutflussgeschwindigkeiten und Indizes in den ersten 2–6 Lebensstunden. Ab der 12. Lebensstunde kommt es zur zerebralen Hyperperfusion mit massiv ansteigenden systolischen, mittleren und diastolischen Geschwindigkeiten und ein Abfallen der Pulsatilitäts- und Resistance-Indices (▪ Abb. 4.11). Das schlechte neurologische Auskommen der Kinder mit dieser zerebralen Hyperperfusion ist in vielen Untersuchungen erwiesen.

Damit lässt sich für diese Patientengruppe eine gute Prädiktion des Auskommens und Definition einer Risikogruppe durch dopplersonographische Evaluierung nachweisen (Nishimaki et al. 2008; Ando et al. 1983; Yoshida-Shuto et al. 1992; Ilves et al. 2004; Pourcyrus 1999; Wintermark et al. 2011. Perlman 2011). Aber auch Neugeborene mit primär, vor Beginn der Hypothermie nachgewiesenen diastolisch erniedrigten Blutflussgeschwindigkeiten

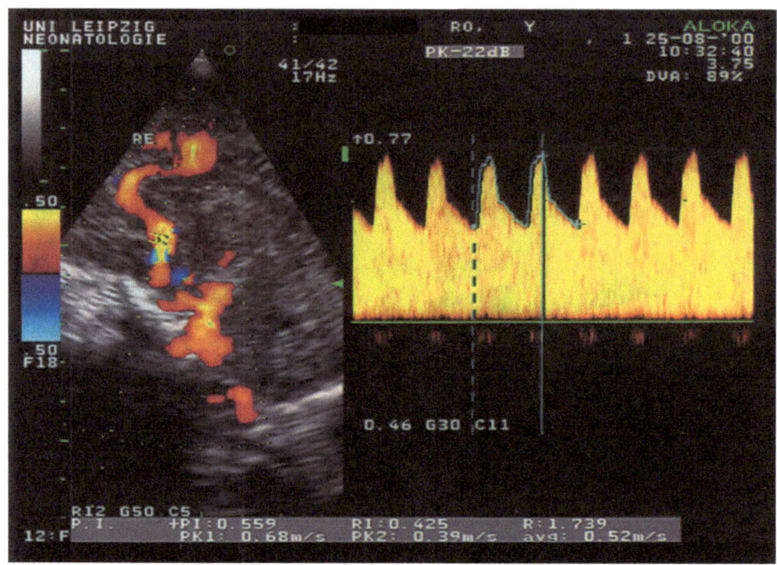

Abb. 4.11 Ausgeprägte Hyperperfusion in der A. cerebri anterior

können ein schlechtes neurologisches Auskommen, oder auch eine erhöhte Mortalität aufweisen (◘ Abb. 4.12).

Die therapeutische Hypothermie ist ein evidenzbasiertes Verfahren, um die Folgen der schweren Asphyxie zu reduzieren. Dennoch erleidet ein Anteil der adäquat behandelten Kinder eine Hirnschädigung mit entsprechenden klinischen und neurologischen Störungen. Durch langfristige Untersuchungen konnte eine anhaltende Hyperperfusion in den geschädigten Hirnarealen bis zu einem Monat nach dem Insult nachgewiesen werden, die möglicherweise für Angioneogenese verantwortlich ist (Shaikh et al. 2015). Wenn auch diese beschriebene abnorm erhöhte zerebrale Perfusion als definierter Marker für die schwere Störung der Autoregulation anzusehen ist, sind auch andere Beeinträchtigungen der zerebralen arteriellen Perfusion in Zusammenhang mit inkompletter Reanimation und katastrophalem klinischen Ausgang zu beobachten (Greisen 2014, Al Yazidi 2014). Besonders in der Erwärmungsphase nach therapeutischer Hypothermie ist die Gefahr der zerebralen Läsion extrem hoch. Dopplersonographische Überwachung der systemischen und Organperfusion müssen in ein klar definiertes diagnostisches Programm ein-

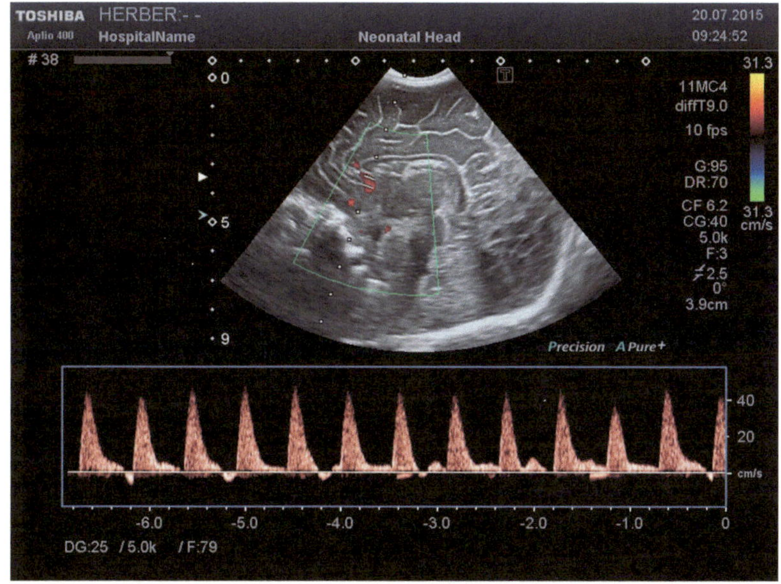

Abb. 4.12 Reduzierter diastolischer Blutfluss in der Arteria cerebri anterior nach schwerer postnataler Asphyxie

geordnet werden (Kasdorf et al. 2013, Howlett et al. 2013, Julkunen et al. 2014, Wintermark et al. 2011). Langzeituntersuchungen haben bei schwer hypoxischen Neugeborenen im Verlauf von mehreren Tagen ein Absinken der Blutflussgeschwindigkeiten aufgezeigt. Es besteht bei diesen Patienten eine enge Korrelation zu einem erniedrigtem Kopfumfang und schlechtem neurologischen Auskommen (Ilves et al. 2009).

Die Fähigkeit der zerebralen Gefäße auf exogene Stimuli im Sinne einer Vasokonstriktion zu reagieren, ist möglicherweise als diagnostisches Kriterium nutzbar. In der eigenen Arbeitsgruppe wurden Neugeborene, die nach schwerer perinataler Asphyxie geboren wurden und bei denen eine ausgeprägte Hyperperfusion dopplersonographisch darstellbar war, mit Theophyllin intravenös behandelt. Die Kinder, bei denen infolge der Therapie eine Normalisierung der zerebralen Blutflussparameter aufzuzeigen war, überlebten mit deutlich besserem neurologischen Auskommen, als die Patienten, bei denen keine Veränderung der zerebralen Flüsse nachgewiesen werden konnte (Robel-Tillig et al. 2000).

Wesentlich zur Beeinflussung der neurologischen Langzeitentwicklung von Neugeborenen mit schwerer postnataler Asphyxie ist die Aufrechterhaltung und Optimierung der systemischen Hämodynamik. Nur auf Grundlage der Kenntnis grundlegender echokardiographischer funktioneller Befunde ist die Verbesserung der Organperfusion möglich (Kluckow 2011, Lapointe et al. 2011).

4.5.2 Intrakranielle Blutungen

Die Häufigkeit von Hirnblutungen korreliert signifikant mit sinkendem Gestationsalter. In Folge einer zerebralen Blutung ist mit einer steigenden Morbidität und Mortalität der Kinder zu rechnen (Owens 2005). Eine wesentliche anatomische Ursache für die hohe Inzidenz von Hirnblutungen stellt das Vorhandensein einer besonders bei sehr unreifen Frühgeborenen stark vaskularisierten Schicht neuroepithelialer Zellen, der germinalen Matrix dar. Diese Gewebsstruktur hat einen hohen Metabolismus für das sich entwickelnde Gehirn. Die anatomische Besonderheit der starken Vaskularisierung macht die germinale Matrix zur Prädelektionsstelle für hämorrhagische oder hypoxisch-ischämische Insulte. Besonders die bei sehr unreifen Kindern fehlende zerebrale Autoregulation macht die Strukturen anfällig für Blutflussschwankungen. Diese wiederum können, wie bereits ausführlich beschrieben, durch unterschiedliche pathophysiologische Faktoren hervorgerufen werden (Ballabh 2014).

Die Klassifizierung der Schweregrade der Hirnblutungen nach Papile gehen von einer subependymalen Blutung I°, über eine Ventrikeleinbruchsblutung mit konsekutiver Erweiterung der Ventrikel II° und III° bis zur parenchymatösen Blutung IV° aus (◘ Abb. 4.13).

Dopplersonographische Messungen zur Klärung der Pathophysiologie der Blutung oder zur Beschreibung typischer Flussveränderungen im Verlauf werden häufig durchgeführt und sind aufgrund der anatomischen Nähe zur germinalen Matrix am günstigsten in der A. cerebri anterior zu erheben (Vevra et al. 2006).

Ein wesentlicher Befund im Zusammenhang mit der Ausbildung zerebraler Hämorrhagien ist der Nachweis erniedrigter Blutflussgeschwindigkeiten in den zerebralen Arterien innerhalb der ersten Lebenstage oder eher Lebensstunden. Die nicht intakte Autoregulation, mögliche Hypotension oder Hypovolämie können zur Ischämie im Bereich des Gefäßbettes beitragen (Mullaart

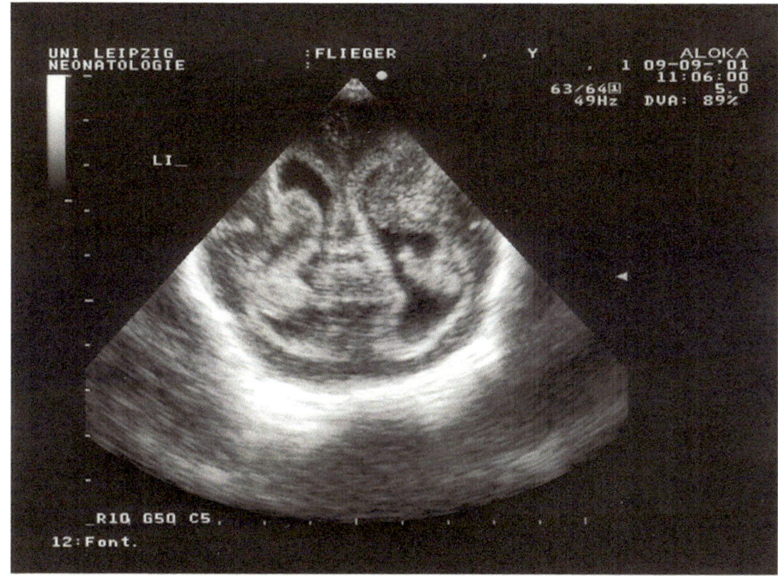

Abb. 4.13 Ventrikeldilatation bei Hirnblutung III. Grades (Koronarschnitt)

et al. 1997). Jegliche Stressfaktoren, die Einfluss auf das durch die Unreife alterierte autonome Nervensystem, damit gestörte Kontrolle der Herzfrequenzvariabilität und des Blutdruckes haben, führen direkt zum unkontrollierten Anstieg des zerebralen Blutflusses und fluktuierenden Verläufen (Fyfe KL et al. 2014). Eine nachfolgende Veränderung des Blutflusses durch metabolische Faktoren, wie Hypo- oder Hyperkapnie führen zur Einblutung in das vorgeschädigte Gebiet. Unmittelbar nach stattgehabter Blutung ist häufig noch vor dem morphologischen Nachweis eine weitere signifikante Reduktion der Flussgeschwindigkeiten feststellbar (Julkunen et al. 2008; Lou et al. 1979; Volpe et al. 1983).

Die recht gute Kenntnis über die pathophysiologischen Mechanismen in der Entstehung der zerebralen Hämorrhagie sollte zu der Hoffnung führen, dass eine Reduktion dieser schweren Komplikation in der neonatologischen Intensivtherapie möglich ist. Ansätze einer medikamentösen Prävention sind in der Vergangenheit vielfältig gewesen, jedoch bisher wenig erfolgreich (Smit et al. 2013). Voraussetzung muss immer ein komplexes Verständnis der Hämodynamik des unreifen Neugeborenen und die grundlegende Kenntnis über die Zusammenhänge zwischen systemischer und Organperfusion sein (Noori et al. 2014).

4.5.3 Hypoxisch-ischämische Hirnläsionen bei Frühgeborenen

Hypoxisch-ischämische Hirnläsionen treten mit einer Inzidenz von 1,5–6% bei unreifen und reifen Neugeborenen auf und stellen damit eine wesentliche Ursache für neurologische Langzeitprobleme dieser Kinder dar. Ursachen liegen in dem gemeinsamen Auftreten einer akuten oder chronisch bestehenden Hypoxie mit Erniedrigung des Sauerstoffpartialdruckes im Blut und einer Ischämie durch vermindertes zirkulierendes Blutvolumen auf Grundlage einer systemisch gestörten Hämodynamik.

Bei Frühgeborenen findet sich meist das typische Bild einer periventrikulären Leukomalazie, das jedoch pathophysiologisch und morphologisch kaum von einer periventrikulären Hämorrhagie abzutrennen ist. Grundlage der periventrikulären Leukomalazie bildet eine hämorrhagische Infarzierung mit nachfolgender Bildung einer Koagulationsnekrose, die sonographisch durch die Ausbildung multipler Zysten imponiert. Bis zu dieser Zystenbildung werden verschiedene Stadien durchlaufen. Zunächst lässt sich eine periventrikuläre Echogenitätserhöhung darstellen, die in ihrer Dichte der des Plexus chorioideus entspricht oder darüber liegt. In der zweiten, chronischen Phase bilden sich die periventrikulären Zysten aus. Bei etwa 25% der Kinder mit schwerwiegender Zystenbildung lässt sich gleichzeitig eine ausgeprägte Hirnblutung nachweisen (◘ Abb. 4.14).

Der niedrige zerebrale Blutfluss besonders im Bereich der weißen Substanz, die unreife Reaktion gegenüber Kohlendioxid, metabolischen Komponenten, die Unreife der zerebralen Gefäße sowie der Reaktivität der Gefäße führt zu einer hohen Hypoxie-Gefährdung der sehr unreifen Frühgeborenen (Brew 2014, Kenet et al. 2011).

Dopplersonographische Untersuchungen der zerebralen Blutflussgeschwindigkeiten weisen deutlich erniedrigte Flussgeschwindigkeiten besonders nach dem 10. Lebenstag bei Frühgeborenen mit einer periventrikulären Leukomalazie nach. Damit ist das physiologische Ansteigen der Flussgeschwindigkeiten mit zunehmendem postnatalem Alter bei diesen Patienten nicht darzustellen (Fukuda et al. 2005; Argolla et al. 2006; Fukada et al. 2008; Bennhagen et al. 1998). Ebenso wurde von anderen Studiengruppen inner-

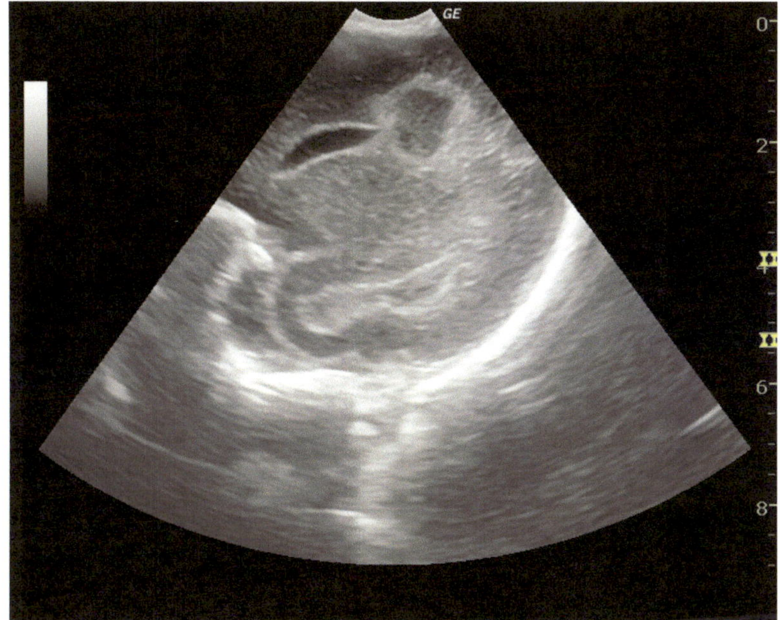

⬛ Abb. 4.14 Hypoxisch- ischämische Läsion nach Hämorrhagie (lateraler Sagittalschnitt)

halb der ersten 5 Lebenstage eine Erniedrigung der Flussgeschwindigkeiten in der A. cerebri anterior gemessen. Eine pathologische Erhöhung des Resistance-Index > 0,85 wurde mit einer periventrikulären Leukomalazie in 35% der Fälle korreliert (Argolla et al. 2006).

4.5.4 Hirnödem

Das Hirnödem des Neugeborenen ist häufig als Folge einer schweren perinatalen Asphyxie beim reifen Neugeborenen anzutreffen und meist zytotoxisch bedingt.

Sonographisch fallen fokale oder diffuse Echogenitätserhöhungen auf. Die inneren und äußeren Liquorräume stellen sich deutlich schmaler dar, und die intrakraniellen Strukturen erscheinen verwaschen (⬛ Abb. 4.15, ⬛ Abb. 4.16).

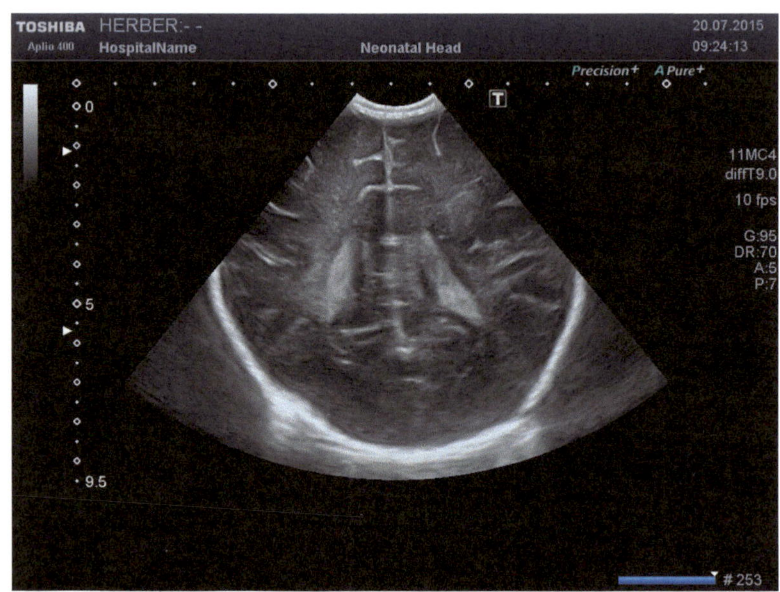

▣ Abb. 4.15 Ausgeprägtes Hirnödem bei Neugeborenen nach schwerer Geburtsasphyxie (Koronarschnitt)

Eine Differenzierung und Einteilung des Hirnödems in Schweregrade ist mit Hilfe der Dopplersonographie möglich. Untersuchungen, die bereits vor 15 Jahren durchgeführt wurden, sind heute noch aktuell und zur klinischen Beurteilung und prognostischen Einschätzung des Verlaufs anwendbar (Deeg 1994; Deeg et al. 1990).

Das Stadium I ist durch normale Flussprofile, sowohl Geschwindigkeiten als auch Indizes gekennzeichnet. Die Prognose der Kinder, die keine weitere Veränderung der dopplersonographischen Befunde erfahren, ist hinsichtlich der neurologischen Entwicklung gut.

Im Stadium II lässt sich ein erhöhter diastolischer Fluss mit Anstieg der endsystolischen und besonders der diastolischen Geschwindigkeiten nachweisen. Die Pulsatilitäts- und Resistance-Indices sind erniedrigt. Kinder, die im Stadium II das Endstadium des Ödems erreichen und daraus gesunden, weisen häufig neurologische Defektheilungen auf.

Das Stadium III ist durch einen Abfall der Flussgeschwindigkeiten, besonders der diastolischen Geschwindigkeit gekennzeichnet. Damit steigen die

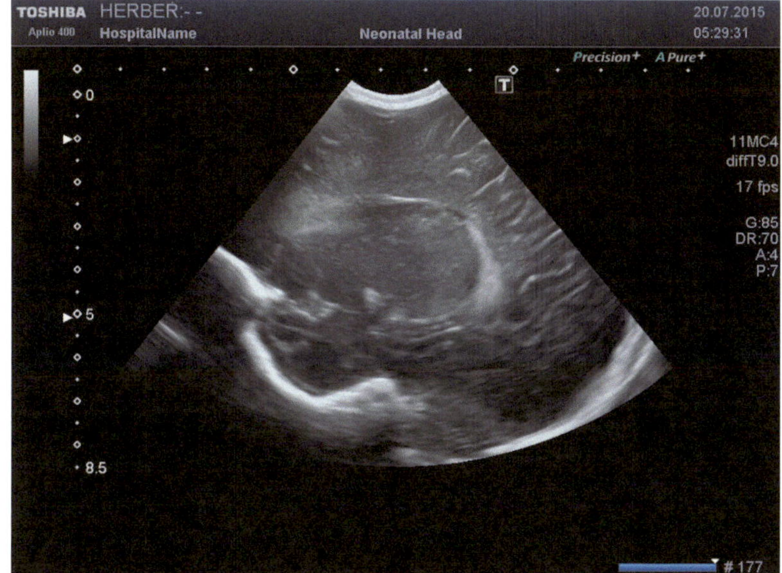

Abb. 4.16 Ausgeprägtes Hirnödem bei Neugeborenen nach Geburtsasphyxie (Sagittalschnitt)

Indizes an. Wenn es im Verlauf zum Abfall der systolischen Geschwindigkeiten kommt, ist von einem sehr ungünstigen neurologischen Auskommen der betroffenen Kinder auszugehen. Meist ist bei den beschriebenen dopplersonographischen Befunden auch mit schwerwiegenden morphologischen Störungen zu rechnen (Taylor et al. 1994; Yoshida-Shato et al. 1992).

4.5.5 Arterieller zerebraler Infarkt

Der neonatale zerebrale Infarkt ist ein nicht seltenes Krankheitsbild des meist reifen und in der Regel nicht anpassungsgestörten Neugeborenen. Die Prävalenz des zerebralen Infarktes bei Neugeborenen liegt bei 1/2300–1/4000 Lebendgeborenen und bedingt etwa 12–20 % der neonatalen Krampfanfälle. Dopplersonographisch ist die Diagnose im frühen Stadium und bei nicht aktueller Verfügbarkeit eines MRT zu stellen. Hilfreich ist der Seitenvergleich der betroffenen zerebralen Arterien. In der infarzierten Arterie ist ein signifikant reduzierter oder nicht nachweisbarer arterieller Fluss zu beweisen. Die Rekanalisierung ist in einem gewissen Anteil der Fälle zu finden. Auch hier ist die Dopplersonographie Methode der Wahl (d'Orey et al. 1999, Farhadi et al. 2015, Li et al. 2013, Bonnin et al. 2012). Einzelne Falldarstellungen beschreiben in der Akutphase der Infarzierung eine erhöhte Flussgeschwindigkeit und erniedrigte Indizes in der betroffenen Arterie. Wegweisend ist jedoch auch in diesen Kasuistiken die Asymmetrie der Durchblutung (Nishimaki et al. 2001).

Die klinische Symptomatik kann sehr diskret sein und ist durch fokale, klinisch häufig wenig beeindruckende Krampfanfälle gekennzeichnet. Vielfältige Untersuchungen haben noch keine eindeutige Klärung der Kausalität der Infarzierung darstellen können. In Tierversuchen konnte die Bedeutung eines gestörten Blutflusses über den Ductus venosus und ein dadurch erhöhtes Risiko der Ausbildung plazentarer Emboli und einer Störung der fetalen zerebralen Zirkulation aufgezeigt werden (Michoulas et al. 2011). Akute Veränderung des zerebralen Blutflusses besonders im Gebiet der Arteria cerebri posterior und Arteria cerebri media kombiniert mit metabolischen Störungen z. B. im Glukosestoffwechsel tragen sowohl zur Diagnose als auch zur Prädiktion der neurologischen Langzeitentwicklung bei (Miller 2000, Kusaka et al. 2005).

4.5.6 Hydrocephalus internus

Ein Hydrozephalus bildet sich durch eine Störung des Gleichgewichtes zwischen Liquorproduktion und Liquorresorption. Die Ursachen eines Hydrozephalus sind unterschiedlich und können prinzipiell pathogenetisch durch verstärkte Sekretion oder verminderte Resorption hervorgerufen werden. Ätiologisch lassen sich angeborene von erworbenen Formen eines Hydrozephalus unterscheiden. Angeborene Formen des Hydrozephalus sind in der Neonatologie nicht selten bereits pränatal bekannt und treten im Rahmen komplexerer Fehlbildungssyndrome wie z. B. Arnold-Chiari-Malformation, Dandy-Walker-Syndrom, Corpus-callosum-Agenesie oder Aquäduktstenose auf. Etwa 40% aller neonatologischen Patienten mit Hydrozephalus leiden an einer angeborenen Form.

Ebenso als angeboren definiert, kann es zur Ausbildung eines Hydrozephalus nach pränatalen Infektionen wie Zytomegalie, Toxoplasmose oder Röteln kommen. Intrakranielle Blutungen bei Feten werden nicht selten beobachtet und können noch während der intrauterinen Entwicklung zur Ausbildung eines Hydrozephalus führen.

Erworbene Formen des Hydrozephalus finden in der Neonatalperiode am häufigsten ihre Ursache in einer intraventrikulären Hirnblutung. 40% der Kinder mit Hydrozephalus haben eine intrakranielle, subdurale, epidurale oder subarachnoidale Blutung aufgrund schwerwiegender Schwankungen im zerebralen Blutfluss während der Neonatalperiode durchgemacht (Miranda 2010, Köksal et al. 2010). Seltener (10%) wird bei reifen Neugeborenen postmeningitisch die Ausbildung eines Hydrozephalus beobachtet.

Sonographisch ist die Diagnose eines Hydrozephalus zunächst unkompliziert durch Erweiterung aller liquorführenden Räume zu stellen. Je nach Ursache und Form des Hydrozephalus sind die Ventrikel unterschiedlich stark vergrößert.

Die Dopplersonographie nimmt in der Verlaufsbeobachtung und besonders Therapiekontrolle einen zentralen Platz im diagnostischen Vorgehen ein. Durch die sich erweiternden Ventrikel kommt es zur Irritation der arteriellen Gefäße, die in ihrem Verlauf gestört und durch den wachsenden intrakraniellen Druck von außen komprimiert werden. In Relation zum zunehmenden intrakraniellen Druck kommt es zur Veränderung der Blutflussgeschwindigkeiten in den zerebralen Arterien. Bei langsam ansteigendem Druck im Gehirn und damit zunehmender Kompression der Arterien folgt zunächst ein Anstieg aller Blutflussgeschwindigkeiten. Zugrunde liegt dabei die Bernoulli-Gleichung, die ein konstantes Ein- und Ausflussvolumen im Röhrensystem beschreibt. Bei abnehmendem Gefäßquerschnitt besteht eine Kompensationsmöglichkeit über die Zunahme der Flussgeschwindigkeiten. Im Verlauf einer progredienten Ventrikeldilatation kommt es zum Abfall der diastolischen Geschwindigkeiten und damit zum Anstieg der Indizes. Bei extremer intrakranieller Druckerhöhung kann es zum diastolischen Flussverlust oder gar zum diastolischen Reverse Flow kommen. Damit ist eine gefährliche Voraussetzung für eine Perfusionsstörung des Hirngewebes gegeben (Maertzdorf et al. 2002; Deeg u. Wolf 2000; de Oliviera u. Machado 2003; Whitelaw 2001). Die transkranielle Doppersonographie stellt damit besonders bei sehr unreifen Frühgeborenen die Methode der Wahl zur Feststellung des optimalen Zeitpunktes für die Notwendigkeit einer Liquorableitung dar. Nach erfolgreicher Ableitung sind signifikant erhöhte systolische und diastolische Flussgeschwindigkeiten und erniedrigte Indizes darstellbar (Leliefeld et al. 2009, 2010).

Dopplersonographische Messungen sind somit ein wichtiges Instrument in der Indikationsstellung zur Anlage eines Ableitungssystems, andererseits lässt sich im Verlauf die Suffizienz eines solchen Systems mit Hilfe dopplersonographischer Verlaufsmessungen überprüfen (van Alfen-van der Velden et al. 2007; Nishimaki et al. 2004).

4.5.7 Meningits/Ventrikulitis

Im Rahmen einer schwerwiegenden pränatalen oder perinatalen Infektion kann bei Frühgeborenen oder auch reifen Neugeborenen eine Meningitis oder Ventrikulitis entstehen.

Die Diagnose ist vorwiegend klinisch und laborchemisch zu stellen, wenn auch sonographisch im akuten Stadium einer Meningitis oder Meningoenzephalitis fokale oder diffuse Echogenitätserhöhungen im Sinne eines Hirnödems zu beobachten sind. Bei 60–90% aller neonatalen Meningitiden wurden Ventrikulitiden nachgewiesen. Typische sonographische Veränderungen bei einer Ventrikulitis sind die Darstellung des verdickten echogenen Ventrikelependyms und ein dichter, verplumpter Plexus, der kaum vom echogenen Ventrikelinhalt abzugrenzen ist (Yikimaz u. Taylor 2008; Soni et al. 1994). Mittels Dopplerdarstellung ist es möglich, eine vom kardialen Zyklus gesteuerte Pendelbewegung des Liquor im Aquädukt nachzuweisen, die für eine Ventrikulitis typisch ist.

Untersuchungen der Flussgeschwindigkeiten und Indizes in der A. cerebri anterior erlaubten die eindeutige Prognose, dass Neugeborene mit Meningitis und schlechtem neurologischen Auskommen signifikant erhöhte systolische Flussgeschwindigkeiten und erhöhte Pulsatilitätsindizes aufwiesen. Bei allen Patienten mit Meningitis war eine Störung der zerebralen Autoregulation mit anhaltenden Blutflussveränderungen nach Infusionstherapie darstellbar (Goh u. Minns 1993; Winkler 1992, 1994; Tatsano et al. 1993; Okten et al. 2002).

4.5.8 Vena-Galeni-Malformation

Die arteriovenöse Malformation der Vena Galeni magna ist eine im Neugeborenenalter klinisch durch akute Herzinsuffizienz imponierende zerebrale Fehlbildung. Der ausgeprägte Links-rechts-Shunt über dem Aneurysma führt zur massiven Rechtsherzbelastung des Neugeborenen. Die Diagnose lässt sich klinisch durch ein systolisch-diastolisches Geräusch über der Fontanelle und das aktive Präkordium stellen. Häufig ist bereits pränatal eine Verdachtsdiagnose sonographisch ausgesprochen worden.

Bei der Schädelsonographie imponiert eine pulsierende zystische Struktur hinter dem III. Ventrikel. Der Sinus rectus, der III. Ventrikel und die Seitenventrikel sind erweitert.

Dopplersonographisch ist die Vena-Galeni-Malformation gut gegen andere zystische Fehlbildungen abzugrenzen. Da die Blutströmung vom Schallkopf weg führt, ist eine blaue Abbildung der Malformation und der abführenden Venen darstellbar. Bei einem hohen Prozentsatz der Neugeborenen lassen sich die zuführenden Arterien, die meist aus der A. cerebri posterior entspringen, auffinden. Die dopplersonographischen Befunde erlauben in der Regel eine klare Diagnose und bilden Grundlage für das therapeutische Management (Poatel et al. 2007; Vevrae et al. 2006). Nach der Katheter-Embolisation der Malformation ist eine Kontrolle der hämodynamischen systemischen Situation, aber auch des zerebralen Blutflusses für den postoperativen Verlauf und eine ungestörte Perfusion in der Reperfusions-Phase wesentlich (Wogn et al. 2006).

4.6 Fazit

Zusammenfassend lässt sich feststellen, dass die Dopplersonographie eine technisch unkomplizierte Methode zur Beurteilung der zerebralen Perfusionsparameter ist. Wenn auch die Erhebung der Befunde jedem Untersucher mit wenig Übung möglich ist, muss die Einschätzung unter Kenntnis pathophysiologischer Zusammenhänge spezifischer zerebraler Erkrankungen und der komplexen Hämodynamik des Neugeborenen erfolgen (vgl. ◘ Tab. 4.7).

Wesentliches Ziel des Kapitels war die Darstellung externer Einflüsse und interner Regulationen des zerebralen Blutflusses. Für die Praxis sollte der Einfluss zahlreicher therapeutischer und diagnostischer Maßnahmen auf die zerebralen Perfusionsverhältnisse klar verdeutlicht werden. Es soll auch an dieser Stelle wiederum darauf hingewiesen werden, dass bereits mit der Initiierung einer Beatmung auf dem Kreißsaal und der Anwendung verschiedener Reanimationsmaßnahmen ein mögliches Risiko für die Auslösung einer zerebralen inflammatorischen Kaskade und damit einer neurologischen Schädigung des unreifen Neugeborenen ausgelöst werden kann. Nur durch eine Verbesserung der Erstversorgung und Kenntnis der Auswirkungen auf die systemische Hämodynamik kann langfristig die neurologische Entwicklung der Frühgeborenen verbessert werden (Barton et al. 2015).

Tab. 4.7 Zusammenfassung der prognostischen dopplersonographischen Kriterien bei spezifischen neonatologischen Krankheitsbildern. Dargestellt werden Veränderungen der Flussgeschwindigkeiten und Indizes bei ungünstiger neurologischer Prognose.

	V systolisch	V diastolisch	V mean	PI/RI
Postnatale Asphyxie	Erhöht	Stark erhöht	Erhöht	Erniedrigt
Hirnblutungen	Erniedrigt	Erniedrigt	Erniedrigt	Normal
Periventrikuläre Leukomalazie	Erniedrigt	Stark erniedrigt	Erniedrigt	Erhöht
Hirnödem:				
Stadium I	Normal	Normal	Normal	Normal
Stadium II	Endsyst. erhöht	Stark erhöht	Erhöht	Erniedrigt
Stadium III	Erniedrigt	Stark erniedrigt	Erniedrigt	Erhöht
Hydrozephalus bei erhöhtem intrakraniellen Druck	Erhöht	Erniedrigt (oder fluktuierend)	Erhöht	Erhöht
Meningitis/ Ventrikulitis	Erhöht	Normal	Erhöht	Erhöht

Literatur

Al-Saif S, Alvaro R, Manfreda J, Kwiatkowski K, Cates D, Qurashi M, Rigatto H (2008) A randomised controlled trial versus CO2 inhalation for treating apnea of prematurity. J Pediatr 53: 513–518

Al Yazidi G, Srour M, Wintermark P (2014) Risk factors for intraventricular hemorrhage in term sphyxiated newborns trated with hypothermia. Pediatr Neurol 50: 630–635

Andersen K, Jensen KA, Ebbesen F (1994) The effect of phenobarbital on cerebral blood flow in newborn infants with foetal distress. Eur J Pediatr 153: 584–587

Ando Y, Takashima S, Takashita K (1983) Cerebral blood flow velocities in postasphyxiated term neonates. Brain Dev 5: 529–532

Anthony MY, Evans DH, Levene M (1997) Neonatal cerebral blood flow velocitiy response to changes in posture. Arch Dis Child 69: 304–308

Argolla N, Lessa I, Ribeiro S (2006) Cranial Doppler resistance index measurements in preterm newborns with cerebral white matter lesion. J Pediatr 82: 221–226

Azhibekov T, Soleyman S, Lee BH, Noori S, Seri I (2015) Hemodynamic monitoring of the critically ill neonate: An eye on the future. Semin Fetal Neonatal Med 20: 246–254

Bada HS, Burnette TM, Arheart KL, Shuli N, Mirro R, Korones SB (1995) Pancuronium attenuates associated hemodynamic and transcutaneous oxygen tension changes during nursery procedures. J Perinatol 15: 19–23

Ballabh P, (2014) Pathogenesis and prevention of intraventricular hemorrhage. Clin Perinatol 41: 47–67

Barsma R, Laurini N, Baers W, Okken A (1987) Reliability of sonography in non-hemorrhagic periventricular leukomalacia. Pediatr Radiol 17: 189–191

Barton SK, Tolcos M, Roehr CC, Miller SL, Schmölzer GM et al. (2015) Unravelling the links between the initiation of ventilation and brain injury in preterm infants. Front Pediatr 10: 3–97

Basu S, Barman S, Shukla R, Kumar A (2014) Effect of oxygen inhalation on cerebral blood flow velocity in premature neonates. Pediatr Res 75: 328–35

Basu S, De D, Shukla RC, Kumar A (2014) Difference in cerebral blood flow velocity in neonates with and without hyperbilirubinemia. J Epidemiol Glob Helath 4: 97–106

Benders MJ, van Bel F, van de Bor M (1998) The effect of phototherapy on cerebral blood flow velocitiy in preterm infants. Acta Paediatr 87: 786–791

Benders MJ, van Bel F, van de Bor M (1999) Hemodynamic consequences of phototherapy in term infants. Eur J Pediatr 158: 323–328

Bennhagen RG, Weintraub RG, Lundström NR, Svenningsen NW (1998) Hypoxic- ischemic encephalopathy is associated with regional changes in cerebral blood flow velocitiy and alterations in cardiovascular functions. Biol Neonate 73: 275–286

Bertini G, Perugi S, Elia S, Pratesi S, Dani C, Rubatelli FF (2008) Transepidermal water loss and cerebral hemodynamics in preterm infants: conventional versus LED phototherapy. Eur J Pediatr 167: 37–42

Bezinque SK, Slovis T, Touchette A (1995) Characterization of superior sagittal sinus blood flow velocitiy using color flow Doppler in neonates and infants. Pediatr Radiol 25: 175–179

Blankenberg FG, Loh NN, Norbash AM, Cravcher JA, Spielman DM, Person BL, Berg CA, Enzmann DR (1997) Impaired cerebrovascular autoregulation after hypoxic-ischemic injury in extremely low-birth-weight neonates: detection with power and pulsed wave Doppler US. Radiology 205: 563–568

Bode H, Sauer M, Pringsheim W (1988) Diagnosis of brain death by transcranial Doppler sonography. Arch Dis Child 63: 1474–1478

Bonestroo HJ, Lemmers PM, Baerts W, van Bel F (2011) Effect of antihypotensive treatment on cerebral oxygenation of preterm infants without PDA. Pediatrics 128: 1502–1510

Bonnin P, Leger PL, Villapol S, Deroide N, Gressens P et al. (2012) Dual action of NO synthases on blood flow and infarct volume consecutive to neonatal focal ischemia. Exp Neurol 236: 50–57

Boylan G, Young K, Panerai R, Rennie J, Evans D (2000) Dynamic cerebral autoregulation in sick newborn infants. Pediatr Res 48: 12–17

Brew N, Walker D, Wong FY (2014) Cerebral vascular regulation and brain injury in preterm infants. Am J Physiol Regul Integr Comp Physiol 1: 773–786

Burgess GB, Oh W, Braun BS, Brubback AM, Stonestreet BS (2001) Effects of Phenobarbital on cerebral blood flow velocity after endotracheal suctioning in premature neonates. Arch Pediatr Adolesc Med 155: 723–727

Cabanas F, Pellicer A, Garcia- Alix A, Quero J, Stiris TA (1997) Effect of dexamethasone therapy on cerebral and ocular blood flow velocitiy in premature infants studied by colour Doppler flow imaging. Eur J Pediatr 56: 41–46

Cambonie G, Guillaumont S, Luc F, Vergnes C, Milesi C, Voisin M (2003) Haemodynamic feature during high-frequency oscillatory ventilation in preterms. Acta Paediatr 92: 1068–1073

Chalak LF, Sikes NC, Mason MJ, Kaiser JR (2011) Low-voltage a EEG as predictor of intracranial hemorrhage in preterm infants. Pediatr Neurol 44: 364–369

Chang J, Gray PH (1990) Aminophylline therapy and cerebral blood flow velocity in preterm infants. J Paediatr Child Health 30: 123–125

Chavhan G, Parra D, Mann A, Navarro O (2008) Normal Doppler spectral waveforms of major pediatric vessels: specific patterns. Radiographics 28: 691–706

Christmann V, Liem KD, Semmekrot BA, van de Bor M (2002) Changes in cerebral, renal and mesenteric blood flow velocity during continuous and bolus infusion of Indomethacin. Acta Paediatr 91: 369–370

Colditz PB, Williams GI, Jerry AB, Symonds PJ (1989) Variability of Doppler flow velocitiy and cerebral perfusion pressure is reduced in the neonate by sedation and neuromuscular blockade. Acta Paediatr 25: 171–178

Dani C, Bertini G, Reali MP, Tronchin M, Wiechmann E, Martelli E, Rubutelli FF (2000) Brain hemodynamic changes in preterm infants after maintanance dose caffeine and amino-phylline treatment. Biol Neonate 79: 27–32

Dani C, Pezatti M, Martelli E, Prassi C, Bertini C, Rubaltell FF (2002) Effects of blood transfusion on cerebral hemodynamics in preterm infants. Acta Paediatr 91: 938–941

Dani C, Bertini G, Martelli E, Pezzati M, Filippi I, Prussi C, Tronchin M, Rubatelli FF (2004) Effects of phototherapy on cerebral hemodynamics in preterm infants: is fibre-optic different from conventional phototherapy? Dev Med Child Neurol 46: 114–118

Dani C, Bertini G, Pezzati M, Pratesi S, Filippim L, Ftoachin M, Rabaltelli EF (2006) Brain hemo-dynamic effects of doxapram in preterm infants. Biol Neonate 89: 69–74

Dav RW (2001) Cerebral blood flow velocity acutely decreases in newborns who respond to inhaled nitric oxide. Am J Perinatol 18: 185–194

de Oliviera RS, Machado MR (2003) Transcranial color-coded Doppler ultrasonography for evaluation of children with hydrocephalus. Neurosurg Focus 15: 15–18

Dean LM, Taylor CA (1995) The intracranial venous system in infants: normal and abnormal findings on duplex and color sonography AJR 64: 151–156

Deeg KH (1989a) Clour flow imaging of the great intracranial arteries in infants. Neuroradiol-ogy 31: 40–43

Deeg KH (1989b) Zerebrale Dopplersonographie im Kindesalter. Springer, Berlin Heidelberg New York Tokio

Deeg KH (1994) Cerebral color- coded duplex ultrasound in infancy. Ultraschall Med 15: 178–185

Deeg KH, Wolf A (2000) Doppler ultrasonographic diagnosis of increased intracranial pres-sure by comparison of blood flow velocities in the extra- and intracranial sections of the internal carotid artery. Ultraschall Med 21: 259–264

Deeg K, Lode H (2005) Transfontaelläre Doppler-Sonographie der Hirnvenen im Säuglings-alter. Ultraschall Med 26: 507–517

Deeg K, Rupprecht T, Zeilinger G (1987) Gepulste dopplersonographische Bestimmung von Normalwerten in der Arteria basilaris im Säuglingsalter. Ultraschall Klin Prax 2: 216–223

Deeg KH, Rupprecht T, Zeilinger G (1990) Dopplersonographic classification of brain edema in infants. Pediatr Radiol 20: 509–514

Dehaporte B, Labrune M, Imbert M, Dehan M (1985) Early echographic findings in non-hemorrhagic leukomalacia of the premature infant. A prospective evaluation of etio-pathogenesis. Paediatr Radiol 15: 82–84

Ecury-Goossen GM, Cammfferman FA, Lejser LM et al. (2015) State of the art cranial ultra-sound imaging in neonates. J Vis Exp 96: 379–393

Eichler F, Ipsiroglu O, Arif T, Popow C, Heinzel H, Urschütz M, Pollak A (2001) Position dependent changes of cerebral blood flow velocities in premature infants. Eur J Pediatr 160: 433–439

Eriksen VR, Hahn GH, Greisen G (2014) Dopamin therapy is associated with impaired cerebral autoregulation in preterm infants. Acta Paediatr 103: 1221–1226

Farhadi R, Alaee A, Alipour Z, abbaskhanian A et al (2015) Prevalence of stroke in neonates who admitted with seizures in neonatal intensive care unit. Iran J Child Neurol 9: 41–47

Fenton A, Woods K, Evans D, Levene H (1992) Cerebrovascular carbon dioxide reactivity and failure of autoregulation in preterm babies. Arch Dis Child 67: 835–839

Fukuda S, Kawabara S, Yasuda M et al. (2005) Hemodynamics of the posterior cerebral arteries in neonates with periventricular Leukomalacia. J Clin Ultrasound 33: 24–28

Fukada S, Mizuno K, Kakita H, Hussein M, Ito T, Daoud G, Kato I, Suzuki S, Togari H (2008) Late circulatory dysfunction and decreased cerebral blood flow volume in infants with periventricular leukomalacia. Brain Dev 30: 589–594

Fyfe KL, Yiallourou SR, Wong FY, Horne RS (2014) The development of cardiovascular and cerebral vascular control in preterm infants. Sleep Med Rev 18: 299–310

Giesinger RE, McNamara PJ (2016) Hemodynamic instability in the critically ill neonate: An approach to cardiovascular support based on disease pathophysiology. Semin Perinatol (ahead of print)

Goh D, Minns RA (1993) Cerebral blood flow velocity monitoring in pyogenic meningitis. Arch Dis Child 68: 111–116

Görk AS, Ehrenkrantz RA, Bracken MB (2008) Continuous infusion versus intermittent bolus dose of Indomethacin for patent ductus arteriosus closure in symptomatic preterm infants. Cochrane Database Syst Rev 23

Govan JJ, Ohlson A, Ryan MI, Mylor T, Fomg K (1995) Aminophylline and Doppler time-averaged mean velocityin the middle cerebral artery in the preterm neonates. J Paediatr Child Health 51: 461–464

Grant E, Tessler R, Perella R (1988) Infant cranial sonography. Radiol Clin N Amer 26: 1089–1110

Grantz E (1986) Neurosonography: Germinal matrix related hemorrhage. In Grantz E Neuro-sonography of the preterm neonate. Springer, Berlin Heidelberg New York Tokyo, pp 31–68

Greisen G (2005) Autoregulation of cerebral blond flow in newborn babies. Early Hum Dev 81: 423–428

Greisen G (2014) Cerebral blood flow and oxygenation in infants after birth asphyxia. Clinically useful information? Early Hum Dev 90: 112–134

Gruber EM, Jonas RA, Newburger JW, Zarakowski D, Hansen DD, Laussen PC (1999) The effect of hematocrit on cerebral blood flow velocitiy in neonates and infants undergoing deep hypothermic cardiopulmonary bypass. Anaesth Analg 89: 322–327

Hammerman C, Kaplan M (2004) Comparative effects of two phototherapy delivery systems on cerebral blood flow velocity in term neonates. Biol Neonate 86: 254–258

Hanon J, Hascoet JM, Dobbiche A, Vert P (1999) Effects of fentanyl administration on general and cerebral haemodynamics in sick newborn infants. Acta Paediatr 85: 361–365

Haxhija EO, Rosegger B (1998) Effects of bolus feeding on cerebral blood flow velocity in neonates. Arch Dis Child Fetal Neonatal Ed 78–82

Hentschel R, Jorch G (2002) Acute side effects of surfactant treatment. J Perinat Med 30: 143–148

Hoecker C, Nelle S, Beedgen B, Rengelshausen J, Linderkamp O (2006) Caffeine impairs cerebral and intestinal blood flow velocity in preterm infants. Arch Dis Child Fetal Neonatal Ed 91: 61–64

Howlett JA, Northington FJ, Gilmore MM, Tekes A, Huisman TA et al (2013) Cerebrovascular autoregulation and neurologic injury in neonatal hypoxic-ischemic encephalopathy. Pediatr Res 74: 525–535

Ichihashi K, Lino M, Eguchi Y, Uchida A, Homma Y, Momoi M (2002) Effect of head position to the cerebral arterial flow in neonates. Early Hum Dev 69: 35–46

Ikeda T, Amizuka T, Ito Y, Matsuo K (2015) Changes in the perfusion waveform of the internal cerebral vein and intraventricular hemorrhage in the acute management of extremely low-birth-weight infants. Eur J Pediatr 174: 331–338

Ilves P, Talvik R, Talvik T (1998) Changes in Doppler ultrasound in asphyxiated term infants with hypoxic-ischemic encephalopathy. Acta Paediatr 87: 680–684

Ilves P, Lintrop M, Metsvahr T, Vaher U, Talvik T (2004) Cerebral blood flow velocities in predicting outcome of asphyxiated newborn infants. Acta Paediatr 95: 523–528

Ilves P, Lintrop M, Talvik I, Muug K, Maipuu L (2009) Changes in cerebral and visceral blood flow velocities in asphyxiates term neonates with hypoxic-ischemic encephalopathy. J ultrasound Med 28: 1471–1480

Ilves P, Lintrop M, Talvik I, Muug K, Maipuu L et al. (2009) Low cerebral blood flow velocity and head circumference in infants with severe hypoxic ischemic encephalopathy and poor out come. Acta Pediatr 98: 459–465

Irmesi R, Marcialis MA, Anker JV, Fanos V (2014) Non steroidal anti-inflammatory drugs in the management of patent ductus arteriosus in preterm infants and variations in attitude in clinical practice: a flight around the world. Curr Med Chem 21: 3132–3152

Jacqz Aigrain E, Anderson BJ (2006) Pain control-non steroidal anti-inflammatory agents. Semin Fetal Neonatal Med 11: 251–259

Jorch G, Menge U (1985) Significance of pCO2 for cerebral blood flow in neonatology. A Doppler sonographic study. Monatsschr Kinderheilkd 133: 38–42

Jorch G, Jorch S (1987) Does the capacity for autoregulation of cerebrovascular circulation depend on gestational age? Monatsschr Kinderheilkd 135: 744–747

Jorch G, Terwey H, Michel E (1988a) Cerebrovascular circulation in premature infants in relation to theophylline therapy. Klin Pädiatr 200: 294–298

Jorch G, Rickers E, Rabe H, Stöhr C, Süßwald A, Michel E (1988b) Doppler flow velocities in cerebral arteries in relation to intravenous phenobarbital in premature infants weighing between 500 and 1500g. Monatsschr Kinderheilkd 136: 815–818

Jorch G, Rickers E, Rabe H, Bömerburg T, Hentschel R, Michel E (1999) Pethidin analgesie and cerebrovascular circulation in very small premature infants. Klin Paediatr 201: 195–198

Julkunen M, Parviainen T, Janas M, Tammeda O (2008) End-diastolic block in cerebral circulation may predict intraventricular hemorrhage in hypotensive extremely low-birth weight infants. Ultrasound Med Biol 34: 538–545

Julkunen MK, Himanen SL, Eriksson K, Janas M, Luukkaala T, Tammela O (2014) EEG , evoked potentials and pulsed Doppler in asphyxiated term infants. Clin Neurophysiol 125: 1757–1763

Julkunen MK, Uotila J, Eriksson K, Janas M et al. (2012) Obstetric parameters and Doppler finsings in cerebral circulation as predictors of 1 year neurodevelopmental outcome in asphyxiated infants. J Perinatol 32: 631–638

Kaiser JB, Gauss CB, Williams DK (2004) Surfactant administration acutely affects cerebral and systemic hemodynamics and gas exchange in very low birth weight infants. J Pediatr 144: 809–814

Kaiser JR, Gauss CB, Williams DK (2005) The effect of hypercapnia on cerebral autoregulation in ventilated very low birth weight infants. Pediatr Res 58: 931–935

Kaiser JR, Gauss CB, Williams DK (2008) Tracheal suctioning is associated with prolonged disturbances of hemodynamics in very low birth weight infants. J Perinatol 28: 34–41

Kasdorf E, Perlman JM (2013) Strategies to prevent reperfusion injury to the brain following intrapartum hypoxia-ischemia. Semin Fetal Neonatal Med 18: 379–348

Kenet G, Kuperman AA, Strauss T, Brenner B (2011) Neonatal IVH- mechanisms and management Thromb Res 127: 120–122

Kluckow M (2011) Functional echocardiography in assessment of the cardiovascular system in asphyxiated neonates. J Pediatr 158: 13–18

Kolsuz LD, Topcuoglu S, Gursoy T, Karatekin G, Ovali HF (2015) Amplitude-integrated electro-encephalographic activity and middle cerebral artery Doppler flow measurements in preterm small for gestational age infants. J Child Neurol 30: 412–416

Koops A, Hegvi T, Mehta R, Hiatt W, Weinberger B (2003) Cerebral vascular response to changes in carbon dioxide tension in term and preterm infants with apnea. Biol Neonate 84: 115–118

Kotagel S, Koce S, Kotagel B, Archer R (1983) Symmetric bithalamic and striatal hemorrhage following prenatal hypoxia in a term infant. J Comput Assist 7: 153

Köksal V, Öktem S (2010) Ventriculosubgaleal shunt procedure and its long-term outcomes in premature infants with posthemorrhagic hydrocephalus. Childs Nerv Syst 26: 1505–1515

Kusaka T, Nakamura S, Nakamura M, Konishi Y et a.l (2013) The effect of blood transfusion on cerebral hemodynamics in preterm infants. 53: 1459–1467

Kusaka T, Ijichi S, Yamamoto Y, Nishiyama Y (2005) Changes in cerebral glucose metabolism in newborn infants with cerebral infarction. Pediatr Neurol 32: 46–49

Lampe R, Botkin N, Turova V, Blumenstein T, Alves-Pinto A (2014) Mathematical modelling of cerebral blood circulation and cerebral autoregulation: towards preventing intracranial haemorrhages in preterm newborns. Coput Math Methods Med 34: 231–237

Lapointe A, Barrington KJ (2011) Pulmonary hypertension and the asphyxiated newborn. J Pediatr 158: 19–24

Leliefeld PH, Gooskens RH, Tullekeen CA, Regli L et al. (2010) Noninvasive detection of the distinction between progressive and compensated hydrocephalus in infants: is it possible? J Neurosurg Pediatr 5: 562–568

Leahy FA, Cates D, Mac Cullem M, Rigatto H (1980) Effects of CO2 and 100% O2 on cerebral blood flow in preterm infants. J Appl Physiol Respir Environ Exerc Physiol 48: 468–472

Li ZH, Chen C (2013) Analysis of 58 neonatal cases with cerebral infarction.Zhonghua Er Ke Za Zhi 51: 16–20

Leliefeld PH, Gooskens RH, Peters RJ, Tulleken CA, Kappelle LJ et a.l (2009) New transcranial Doppler index in infants with hydrocephalus: transsystolic time in clinical practice. Ultrasound Med Biol 35: 1601–1606

Lemmers PM, Toet MC, van Bel F (2008) Impact of patent ductus arteriosus and subsequent therapy with Indomethacin on cerebral oxygenation in preterm infants. Pediatrics 121: 143–147

Liem KD, Hopman K, Oeseburg B, de Haan AF, Kollee LA (1997) The effect of blood transfusion and haemodilutation on cerebral oxygenation and haemodynamics in newborn infants investigated by near infrared spectrophotometry. Eur J Pediatr 156: 305–310

Lightburn MH, Gauss CH, Williams DK, Kaiser JR (2013) Observational study of cerebral hemodynamics during dopamine treatment in hypotensive ELBW infants on first day of life. J Perinatol 33: 698–702

Limperopoulos C, Gauvreau KK, O`Leary H, Moore M, Bassan H et al. (2008) Cerebral hemodynamic changes during intensive care of preterm infants. Pediatrics 122: 1006–1013

Lin J, Li J, Ga M (2007) The correlation between myocardial function and cerebral hemodynamics in term infants with hypoxic-ischemic encephalopathy. J Trop Pediatr 53: 146

Lou H, Slow W, Peterson H (1979) Low cerebral blood flow: a risk factor in the neonate J Pediatr 95: 606–608

Lucewicz A, Fisher K, Henry A, Welsh AW (2015) Review of the correlation between blood flow velocity and polycythaemia in the fetus, neonate and adult: appropriate diagnostic levels need to be determined fpr TAPS. Ultrasound Obstet Gynecol 8 (ahead of print)

Lundstrom KE, Larson KE, Brendstrup L, Sko L, Greisen G (1995) Cerebral blood flow and left ventricular output in spontaneously breathing newborn preterm infants treated with caffeine or aminphylline. Acta Paediatr 84: 6–9

Maertzdorf WJ, Vles JS, Beuls F, Mulder AL, Blanco CE (2002) Intracranial pressure and cerebral blood flow velocity in preterm infants with posthemorrhagic ventricular dilatation. Arch Dis Child Fetal Neonatal Ed 87: 85–88

Mainous RO, Lonney S (2007) A pilot study of changes in cerebral blood flow velocity, resistance, and vital signs following a painful stimulus in the premature infant. Adv Neonatal Care 7: 88–104

McDonnell M, Iven NK, Hope PL (1992) Intravenous aminophylline and cerebral blood flow in preterm infants. Arch Dis Child 67: 416–418

Meek J, Tyszczuk L, Elwell C, Wyatt J (1998) Cerebral blood flow increase over the first three days of life in extremely preterm neonates. Arch Dis Child Fetal Neonatal Ed 78: 33–37

Michoulas A, Basheer SN, Roland EH, Poskitt K, Miller S, Hill A (2011) The role of hypoxia-ischemia in term newborns with arterial stroke. 44: 254–258

Miller V (2000) Neonatal cerebral infarction. Semin Pediatr Neurol 7: 278–288

Miranda P (2010) Intraventricular hemorrhage and posthemorrhagic hydrocephalus in the preterm infant. Minerva Pediatr 62: 79–89

Mullaart RA, Hopman JC, Rotterveel JJ, Steeslings GB, De Haan AE, Daniels O (1997) Cerebral blood flow velocity and pulsation in neonatal respiratory distress syndrome and periventricular hemorrhage. Pediatr Neurol 16: 118–125

Munro MJ, Walker AM, Barfield JP (2004) Hypotensive extremely low birth weight infants have reduced cerebral blood flow. Pediatrics 114: 1591–1596

Murdoch E, Kempley ST (1998) Randomized trial examining cerebral hemodynamics following artificial or animal surfactant. Acta Paediatr 87: 411–415

Nelle M, Hoecker C, Linderkamp O (1997) Effects of bolus tube feeding on cerebral blood flow velocity in neonates. Arch Dis Child Fetal Neonatal Ed 76: 34–37

Nelle M, Zilow EP, Linderkamp O (1998) Effects of high- frequency oscillatory ventilation on circulation in neonates with pulmonary interstitial emphysema or RDS. Intensive Care Med 24: 90–92

Niijma S, Shortland DB, Levene MI, Evans DH (1988) Transient hyperoxie and cerebral blood flow velocitiy in infants born prematurely and at full term. Arch Dis Child 63: 1126–1130

Nishimaki S, Iwasaki Y, Akamatsu H (2004) Cerebral blood flow velocity before and after cerebrospinal fluid drainage in infants with posthemorrhagic hydrcephalus. J Ultrasound Med 23: 1315–1319

Nishimaki S, Iwasaki S, Minamisawa S, Seki K, Yokota S (2008) Blood flow velocities in the anterior cerebral artery and basilar artery in asphyxiated infants. J Ultrasound Med 27: 955–960

Nishimaki S, Seki K, Yokota S (2001) Cerebral blood flow velocity in two patients with neonatal cerebral infarction. Pediatr Neurol 24: 320–323

Noori S, Anderson M, Soleyman S, Seri I (2014) Effect of carbon dioxide on cerebral blood flow velocity in preterm infants during postnatal transition. Acta Pediatr 103: 334–339

Noori S, McCoy M, Anderson MP, Ramij F, Seri I (2014) Changes in cardiac function and cerebral blood flow in relation to peri/intraventricular hemorrhage in extremely preterm infants. J Pdiatr 164: 264–270

Nuntnarumit P, Bada HS, Yang W, Korones SB (2000) Cerebral blood flow velocity changes after bovine natural surfactant instillation. J Perinatol 20: 240–243

Ohlson A, Botte J, Govan J, Ryan MI, Myler T, Fong K (1994) The effect of dexamethasone on time averaged mean velocitiy in the middle cerebral artery in very low birth weight infants. Eur J Pediatr 153: 363–366

Okten A, Ametogliu A, Döber E, Dine H, Kalyonca M, Ciffcibais N, Yaris N (2002) Cranial Doppler ultrasonography as a predictor of neurologic sequalae in infants with bacterial meningitis. Invest Radiol 37: 85–90

Osborn DA, Paradisis M, Evans N (2007) The effect of inotropes on morbididty and mortality in preterm infants with low systemic or organ blood flow. Cochrane Database Syst Rev. 24(1)

Owens R (2005) Intraventricular hemorrhage in the premature neonate. Neonatal Netw 24: 55–71

Pacifici GM (2013) Clinical pharmacology of indomethacin in preterm infants: implications in patent ductus arteriosus closure. Pediatr Drugs 15: 363–376

Pai VB, Sakadijan A, Puthoff JD (2008) Ibuprofen for the prevention and treatment of patent ductus arteriosus. Pharmacotherapy 28: 1162–1182

Panerai R, Keisail A, Rennie J, Evans D (1996) Analysis of cerebral blood flow autoregulation in neonates. IEEE Trans Biomed Engl 43: 779–788

Papile LA, Rudolph AM, Heymann MA (1987) Autoregulation of cerebral blood flow in the preterm lamb. Pediatr Res 19: 159–163

Paulson OB, Strandgaard S, Edvunson L (1990) Cerebral autoregulation. Cerebrovasc Brain Metab Rev 2: 161–167

Pellicer A, Valverde E, Gaya F, Quero J, Cabanas F (2001) Postnatal adaptation of brain circulation in preterm infants. Pediatr Neurol 24: 103–109

Pellicer A, Valverde E, Elorza MD, Medero R, Gava F, Querv J, Cabanas F (2006) Cardiovascular support for low birth weight infants and cerebral hemodynamics: a randomised clinical trial. Pediatrics 11: 1501–1512

Perlman JM (2009) The relationship between systemic hemodynamic perturbations and periventricular- intraventricular hemorrhage- a historical perspective. Semin Pediatr Neurol 16: 191–199

Perlman JM (2011) Interruption of placental blood flow during lobar: potential systemic and cerebral organ consequences. J Pediatr 158: 1–4

Pezzati M, Dani C, Biadaioli M, Filippi I, Biagiotti R, Giani T, Rubatreli F (2002) Early postnatal Doppler assessment of cerebral blood flow velocitiy in healthy preterm and term infants. Dev Med Child Neurol 44: 745–752

Poatel N, Mills JR, Cheung MM, Loughnan PM (2007) Systemic haemodynamics in infants with vein Galeni malformation. Assessment and basis for therapy. J Perinatol 27: 460–463

Pourcyrus M (1999) Cerebral hemodynamic measurement in acute verus chronic asphyxia. Clin Perinatol 26: 811–828

Pryds O, Schneider S (1994) Aminphylline reduce cerebral blood flow in stable, preterm infants without affecting the visual evoked potential. Eur J Padiatr 150: 566–569

Quante M, Pulzer F, Bläser A, Gebauer C, Kluge J, Robel-Tillig E (2009) Effects of anaemia and erythrocyte transfusion on haemodynamic and clinical parameters in apparently stable preterm infants. (In press)

Quante M, Pulzer F, Bläser A, Gebauer C, Kluge J, Robel-Tillig E (2013) Effects of anaemia onn stable haemodynamic and clinical parameters in apparently stable preterm infants. Blood Transf 11: 227–232

Rabe H, Jorch G (1991) Cerebral hemodynamics in perinatal pharmacology. Dev Pharmakol Ther 17: 128–132

Rabe H, Diaz-Rosello JL, Duley L, Dowswell T (2012) Effect of timing of umbilical cord clamping and other strategies to influence placental transfusion at preterm birth on maternal and infant outcomes. Cochrane Database Syst Rev 15

Ramaekers VT, Casaer P, Daniele H, Marchal G (1990) Upper limits of brain flow autoregulation in stable infants of various conceptional age. Early Hum Dev 24: 249–258

Ramus E, Simpson D, Panerai R, Nadal J, Lopes JM, Evans J (2000) Objective selection of signals for assessment of cerebral autoregulation in neonates. Physiol Meas 27: 35–39

Rhee CJ, Fraser CD, Kibler K, Easely K et al. (2014) The ontogeny of cerebrovascular pressure autoregulation in premature infants. J Perinal 34: 926–931

Richardson J, Grant G (1986) Scanning techniques and normal anatomy in Grant E. Neurosonography of the preterm neonate. Springer, Berlin Heidelberg New York Tokyo, pp 1–24

Rieger H, Kuhle S, Ipsiroglu OS, Heinzl H, Popow CN (2005) Effects of open vs closed endotracheal suctioning on cerebral blood flow velicities in mechanically ventilated extremely low birth weight infants. L Perinat Med 53: 435–414

Robel-Tillig, Vogtmann C (2000) Aminophylline influences cerebral hyperperfusion after severe birth hypoxia. Acta Paedtr 89: 895–897

Robel-Tillig E, Möckel A, Vogtmann C (1997) Impaired postnatal cerebral perfusion after prenatal centralization- increased risk of neonatal brain injury? Z Geburtsh Neonatol 201: 263–269

Robel-Tillig E, Möckel A, Vogtmann C (1999) Normal Doppler ultrasound values of anterior cerebral artery of premature and newborn infants with reference to cardiac function and intestinal blood flow profile. Z Geburtsh Neonatol 203: 234–240

Robel-Tillig E, Knüpfer M, Pulzer F, Vogtmann C (2002) Dopplersonographic findings in neonates with significant persistent ductus arteriosus. Z Geburtsh Neonatol 206: 51–56

Robel-Tillig E, Gimpel L, Knüpfer M, Pulzer F, Merkenschlager A (2004) Disturbed postnatal cerebral blood flow parameters in preterm neonates as an early predictor of adverse neurological outcome J Matern Fetal Medicine 18

Robel-Tillig E, Gimpel L, Knüpfer M, Merkenschlager A (2007a) Pathologische postnatale zerebrale Perfusionsparameter als frühzeitiger prädiktiver Parameter einer gestörten neurologischen Entwicklung Frühgeborener. Päd Praxis 12: 45–51

Robel-Tillig E, Knüpfer M, Pulzer F, Vogtmann C (2007b) Cardiovascular impact of dobutamine in neonates with myocardial dysfunction. Early Hum Dev 83: 307–312

Rodriguez RA, Cornel G, Hosking MC, Werasena N, Splinter WM, Murto K (1999) Cerebral blood flow velocity during occlusive manipulation of patent ductus arteriosus in children. J Neuroimaging 9: 123–129

Roll C, Hirsch S (2004) Effect of doxapram on cerebral blood flow velocity in preterm infants. Neuropadiatrics 35: 126–129

Romagnoli C, Giannantoni C, De Carolis M, Gallini F, Zecca E, Pappacci P (2006) Neonatal color Doppler US study: normal values of cerebral blood flow velocities in preterm infants in the first month of life. Ultrasound Med Biol 32: 321–331

Rosenberg AA, Kinsella JP, Abman SH (1995) Cerebral hemodynamics and distribution of left ventricular output during inhalation of nitric oxide. Crit Care Med 23: 1391–1397

Rosenkrantz TS, Oh W (1984) Aminophylline reduces cerebral blood flow velocitiy in low birth weight infants. A J Dis Child 138: 489–491

Sabatino G, Quartuli L, Di Fabio S, Ramenghi IA (1997) Haemodynamic effects of intravenous morphine infusion in ventilated preterm babies. Early Hum Dev 20: 263–270

Saliba E, Antret E, Khadiry I, Chamboux C, Laugier J (1991) Effects of phenobarbital on cerebral hemodynamics in preterm neonates. Dev Pharmacol Ther 17: 133–137

Saliba E, Antret E, Nasr C, Sur AL, Langier J (1992) Perinatal pharmacology and cerebral blood flow. Biol Neonate 62: 252–257

Sassano-Higgins S, Friedlich P, Seri I (2011) A meta-analysis of dopamine use in hypotensive preterm infants: blood pressure and cerebral hemodynamics. J Perinatol 31: 647–655

Shaikh H, Lechpammer M, Jensen FE, Warfield SK, Hansen AH et al. (2015) Increased brain perfusion over first month of life in term sphyxiated newborns treated with hypothermia: Does it reflect activated angiogenesis ? Trans Stroke Res 6: 224–233

Schipper JA, Mohammad GI, van Straaten RI, Koppe JG (1997) The impact of surfactant replacement therapy on cerebral and systemic circulation and lung function. Eur J Pediatr 156: 234–237

Schlösser RI, Voigt B, von Loewenich V (2000) Cerebral perfusion in infants traeted with high frequency oscillation ventilation. Klin Pädiatr 21: 308–311

Schmidt B (2008) Evidence based neonatal drug therapy for prevention of broncopulmonary dysplasia in very low birth weight infants. Neonatology 93: 284–287

Schmölzer GM, Kamlin CO, Dawson JA, Morley CJ, Davis PG (2011) Titdal volume delivery during surfactant administration in the dekivery room. Intensive Care Med 37: 2366–2372

Schneider A (2004) Normalwerte für die Blutströmungsgeschwindigkeiten in der Vena terminalis des Frühgeborenen. Ultraschall Med 25: 137–140

Seri I, Abbasi S, Wood DC, Gordes JS (1998) Regional hemodynamic effects of dopamine in the sick preterm neonate. J Pediatr 133: 728–734

Shimeda S, Kasai T, Hoshi A, Murata A, Chida S (2003) Cardiovasculatory effects of patent ductus arteriosus in extremely low- birth- weight infants with respiratory distress syndrome. Pediatr Int 45: 252–262

Smit E, Odd D, Whitelaw A (2013) Postnatal Phenobarbital fpor the prevention of intraventricular haemorrhage in preterm infants. Cochrane Database Syst Rev 13

Soni JP, Gupta BD, Soni M, Gupta M, Dabi MR, Nemal KR (1994) Cranial ultrasonic assessment of infants with acute bacterial meningitis. Indian Pediatr 31: 1337–1343

Stokowski LA (2008) Endotracheal suctioning increase cerewbral blood flow in the very low birth- weight infant. Adv Neonatal Cre 8: 76–77

Tana M, POlglase GR, Cota F et al. (2015) Determination of lung volume and hemodynamic changes during high-frequency ventilation recruitment in preterm neonate with respiratory distress syndrome. Crit Care Med 43: 1685–1691

Tatsano M, Hasegawa M, Okayanna K (1993) Ventriculitis in infants: diagnosis by color Doppler flow imaging. Pediatr Neurol 96: 127–130

Taylor GA, Philips MD, Ichord RN, Carson BS, Gates JA, James CS (1994) Intracranial compliance in infants: evaluation with Doppler US. Radiology 19: 787–781

Toth-Heyn P, Cataldi L (2012) Vasoactive compounds in the neonatal period. Curr Med Chem 19: 4633–4639

Tracy MB, Klimek J, Hinder M, Ponnampalam G, Tracy SK (2010) Does caffeine impair cerebral oxygenation and blood flow velocity in preterm infants? Acta Paediatr 99: 1651–2227

Ursino M, Giulino M, Lodi CA (1988) Relationships among cerebral perfusion pressure, autoregulation, and transcranial Doppler waveform: a modelling study. J Neurosurg 89: 255–266

van Alfen-van der Velden AA, Hopman JC, Klaessens JH, Fenth T, Sengers RC, Liem KD (2006) Effects of midazolam and morphine on cerebral oxygenation and hemodynamics in ventilated premature infants. Biol Neonate 31: 197–202

van Alfen-van der Velden AA, Hopman JC, Klaessens JH, Feeth T, Sengers BC, Liem KD (2007) Cerebral hemodyxnamics and oxygenation after serial CSF drainage in infants with PHVD. Brain Dev 29: 623–629

van Bel F, van de Bor M, Baan J, Ruvs J (1988) The influence of abnormal blood gases on cerebral blood flow velocitiy in the preterm infant. Neuropediatrics 19: 29–32 van de Bor M, Walther FJ (1991) Cerebral blood flow velocitiy regulation in preterm infants. Biol Neonate 59: 329–335

Van Meurs KP, Wright LL, Ehrenkranz RA, Lemons JA, Ball MB et a.l (2005) Inhaled nitric oxide for premature infants with severe rspiratory failure. N Engl J Med 7: 13–22

Van StraatenHL, Rademaker CM, de Vries JS (1992) Comparison of the effect of midazolam or vecuronium on blood pressure and cerebral blood flow velocity in the premature newborn. Dev Pharmacol Ther 19: 191–195

Verhagen EA, Ter Horst HJ, Keating P, Martin A, van Brackel KN, Bos AF (2010) Cerebral oxygenation in preterm infants with germinal matrix-intraventricular haemorrhages. Stroke 41: 2901–2907

Verma PK, Panerai R, Rennie J, Evans D (2000) Grading of cerebral autoregulation in preterm and term neonates. Pediatr Neurol 23: 236–242

Vevrae C, Couture A, Saguintaah M, Band C (2006) Brain ultrasonography in the premature infant. Pediatr Radiol 36: 626–635

Victor S, Appleton RE, Beirne M, Marson AG, Weindling AM (2006) The relationship between cardiac output, cerebral electrical activity, cerebral oxygen extraction and peripheral blood flow in premature newborn infants. Pediatr Res 64: 456–460

Volpe J, Hersovich J, Perlman MN, Raichle W (1983) positron emission sonography in the newborn: extensive impairment in regional cerebral blood flow with intraventricular hemorrhage and hemorrhage intracerebral involvements. Pediatrics 79: 608–612

Volpe JP (2000) Neurology of the newborn. WB Saunders, Philadelphia

Whitelaw A (2001) Intraventricular hemorrhage and posthemorrhagic hydrocephalus: pathogenesis, prevention and future interventions. Semin Neonatol 6: 135–146

Winkler P (1992) Color-coded echographic flow imaging and spectral analysis of cerebrospinal fluid (CSF) in mengigtis and hemorrhage. Pediatr Radiol 22: 24–30

Winkler P (1994) Cerebrospunal fluid in infants evaluated with echographic color- coded flow imaging. Radiology 192: 431–437

Wintermark P, Hansen A, Gregas MC, Soul J et al. (2011) Brain perfusion in asphyxiated newborns newborns treated with therapeutic hypothermia. AJNR Am J Neuroradiol 32: 2023–2029

Wong FY, Mitchell PJ, Tress BM, Dargaville PA, Loughnana PM (2006) Hemodynamic disturbances associated with endovascular embolization in newborn infants with vein of Galen malformation. J Perinatol 26: 273–278

Woodgate PG, Davies MB (2001) Permissive hypercapnia for the prevention of morbidity and mortality in mechanically ventilated newborn infants. Cochrane Database Syst Rev CD002061

Yikimaz A, Taylor GA (2008) Sonographic findings in bacterial menigits in neonates and young infants. Pediatr Radiol 38: 129–137

Yoshida-Shuto H, Yasuhara A, Kobavshi Y (1992) Cerebral blood flow velocitiy and failure of autoregulation in neonates: their relation to outcome of birth asphyxia. Neuropediatrics 23: 241–244

Zhang J, Penny DJ, Kim NS, Yu VY, Smolöich JJ (2000) Mechanism of blood pressure increase induced by dopamine in hypotensive preterm neonates. Arch Dis Child Fetal Neonatal Ed 83: 175–176

5

Dopplersonographie intestinaler Gefäße

E. Robel-Tillig, *Dopplersonographie in der Neonatologie*,
DOI 10.1007/978-3-662-50484-0_5, © Springer-Verlag GmbH Deutschland 2017

5.1   Morphologie intestinaler Gefäße

Sonographische Untersuchungen der Morphologie abdomineller Organe und die dopplersonographische Beurteilung des Blutflusses gehören in der Neonatologie zur klinischen Routine. Besonders zur differentialdiagnostischen Abgrenzung entzündlicher Darmerkrankungen von funktionellen Störungen, die durch Minderperfusion bedingt sind, ist eine dopplersonographische Flussmessung von wesentlicher Bedeutung.

Die Erfassung der abdominellen Perfusion ist bei Kenntnis grundlegender anatomischer Beziehungen der Gefäße zueinander unkompliziert möglich.

Als zentrale Struktur zur generellen Orientierung stellt sich die Aorta links paravertebral echofrei dar. Die Gefäßwand ist echoreicher und leichte Pulsationen sind erkennbar. Die Gefäßweite schwankt zwischen 6 mm beim Säugling und 12–14 mm beim Erwachsenen. Alle wichtigen Gefäßabgänge sind gut aufzuzeigen.

Der Truncus coeliacus entspringt links senkrecht aus der Aorta und teilt sich in die A. hepatica communis und die A. lienalis.

Die A. gastrica sinistra ist im Longitudinalschnitt sichtbar und verläuft aus der Aorta nach kranial.

Nach Abgang des Truncus coeliacus ist die A. mesenterica superior in ihrem Abgang nach links sehr gut darstellbar. In der Neonatalperiode kann der Gefäßverlauf relativ steil sein, während im älteren Kindes- und Erwachsenenalter der Abgang der Arterie aus der Aorta eher flach erscheint.

Im Transversalschnitt verläuft zwischen A. mesenterica superior und Aorta die A. renalis sinistra.

Die A. mesenterica inferior entspringt in Höhe des 3.–4. LWK aus der Aorta, eine häufige Überlagerung durch den Darm macht sie jedoch sehr schlecht verifizierbar.

In direkter Projektion auf den Nabel teilt sich die Aorta in die Aa. iliacae communes.

Die Vena cava verläuft prävertebral rechts der Aorta. Im Unterschied zur Aorta ist die Gefäßwand zart und im Querschnitt queroval darzustellen. Der Durchmesser der Vena cava ist vom Systemdruck abhängig. Bei Hypotension und Hypovolämie kann eine Fluktuation des Gefäßes beobachtet werden. Durch Schallkopfkompression ist eine Verengung des Querschnittes zu erreichen.

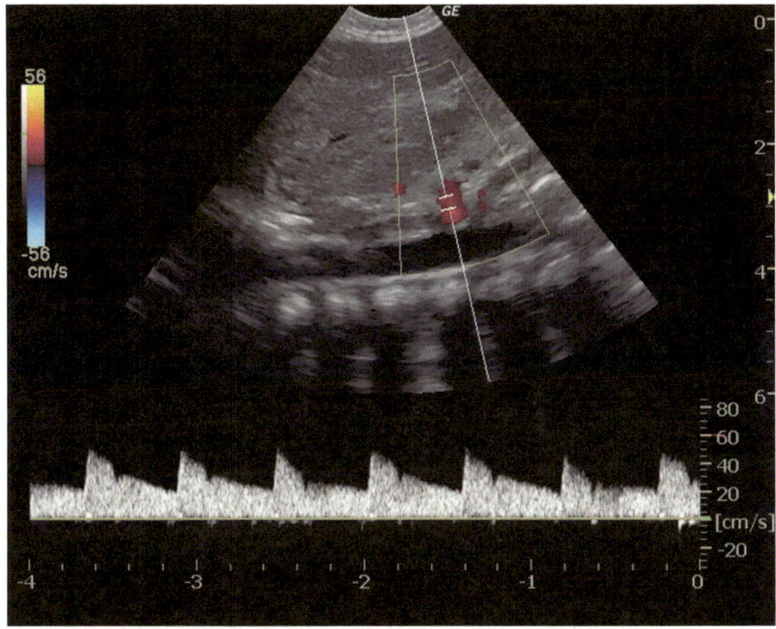

Abb. 5.1 Dopplersonographische Flussmessung im Truncus coeliacus

5.2 Messung intestinaler Blutflussparameter

Die ersten dopplersonographischen Untersuchungen abdomineller Gefäße bei Säuglingen führte 1989 Leydig durch. In den darauffolgenden Jahren wurden sie zum Bestandteil der neonatologischen Routinediagnostik (Leydig 1989; Weir et al. 1995).

Der Fluss im größten abdominellen Gefäß, der Aorta, ist durch Unterschiede zu den Flusskurven in parenchymatösen Organen gekennzeichnet. In der Aorta findet sich eine typische frühdiastolische Flussumkehr, der kein weiterer diastolischer Vorwärtsfluss folgt.

In der Vena cava sind undulierende Flussmuster aufzuzeigen.

Für alle arteriellen abdominellen Gefäße ist, ähnlich wie in den zerebralen Arterien, ein Anstieg der Flussgeschwindigkeiten und Abfall der Indizes mit steigendem Lebensalter und Gestationsalter zu verzeichnen (Ilves et al. 2008; Matasova et al. 2007). Aufgrund der günstigen anatomischen Lage und eines

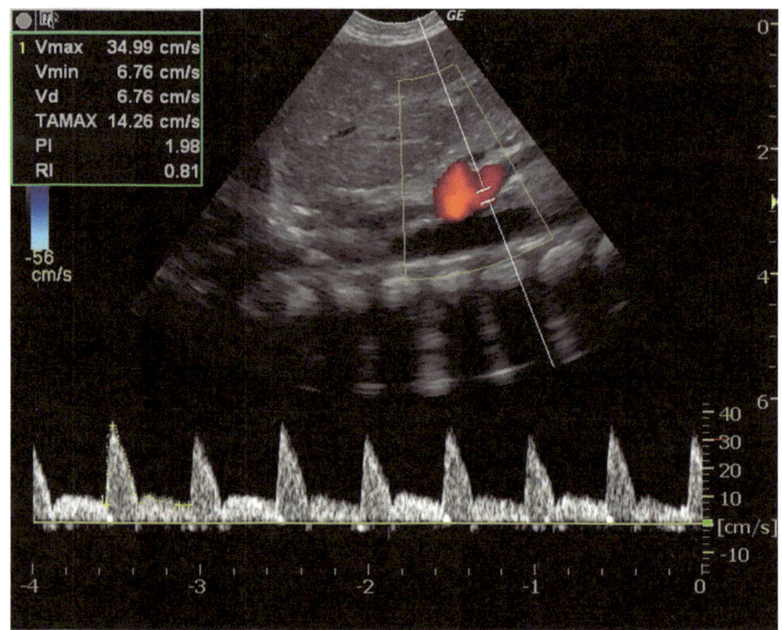

Abb. 5.2 Dopplersonographische Flussmessungen in der A. mesenterica superior

Gefäßverlaufs, der für dopplersonographische Messungen meist eine Winkelkorrektur überflüssig macht, werden zur Beurteilung der intestinalen Perfusion in der Regel die A. mesenterica superior oder der Truncus coeliacis untersucht (◘ Abb. 5.1, ◘ Abb. 5.2).

5.2.1 Normalwerte für die Blutflussgeschwindigkeiten und Indizes

Die Angaben zu den absoluten Veränderungen der Blutflussgeschwindigkeiten unterscheiden sich in verschiedenen Studien. Generell wird jedoch bereits innerhalb der ersten 12–24 Lebensstunden eine signifikante Veränderung der Perfusion mit Zunahme der Flussgeschwindigkeiten registriert (Ilves et al. 2008; Matasova et al. 2007; Havranek et al. 2006; Robel-Tillig et al. 2004, Thompson et al. 2014). Nach 3–5 Lebenswochen sollten sich die Flussgeschwindigkeiten in den arteriellen Gefäßen verdoppelt haben (Ilves et al. 2008).

Eine Studiengruppe stellt bei über 70% aller untersuchten Frühgeborenen negative enddiastolische Geschwindigkeiten in A. mesenterica superior und Truncus coeliacus innerhalb der ersten 3 Lebenstage fest (Weir et al. 1995). Dies kann in eigenen Untersuchungen und einer aktuellen Studie, die gestationsaltersabhängige Normalwerte für die Blutflussgeschwindigkeiten und Indizes in beiden Gefäßen angibt, nicht in diesem Ausmaß bestätigt werden (Robel-Tillig et al. 2004; Papucci et al. 2009). Diastolisch verringerte Flussgeschwindigkeiten können im frühen postnatalen Alter besonders hämodynamische Ursachen, auf die im Weiteren eingegangen wird, haben (Havranek et al. 2012, Chaaban et al. 2012).

Wesentlich erscheint, dass bei abdominellen Gefäßen physiologisch ein signifikanter Unterschied zwischen prä- und postprandial gemessenen Blutflussparametern zu dokumentieren ist.

Nach Beginn des enteralen Nahrungsaufbaus kommt es zwischen 2. und 3. Lebenstag zum signifikanten Anstieg besonders der diastolischen Flussgeschwindigkeiten um bis zu 75% in der A. mesenterica superior und dem Truncus coeliacus. Die Indizes fallen entsprechend ab. Der Grad der Veränderung korreliert signifikant mit dem Gestationsalter (Martinussen et al. 1996; Gladman et al. 1991, Maruyama 2013). Dabei sind die unterschiedliche Nahrungstoleranz und das unterschiedliche Nahrungsangebot in den verschiedenen Gestationsaltersgruppen für die Differenzen bezüglich der intestinalen Blutflussparameter wesentlich. Hinsichtlich der Korrelationen zwischen intestinalen Blutflussparametern und systemischem Blutdruck konnte kein statistischer Zusammenhang beschrieben werden. Bei sehr unreifen Frühgeborenen kommt es jedoch unmittelbar postprandial als Kompensationsmechanismus, um eine erhöhte Perfusion des Verdauungstraktes zu ermöglichen, zum Anstieg des Herzminutenvolumens. Bei reifen Neugeborenen ist dieses pathophysiologische Phänomen nicht zu beobachten (Gladman et al. 1991).

Generell muss bei Bewertung der Blutflussparameter in den intestinalen Gefäßen eine Abhängigkeit vom Zeitpunkt der letzten Nahrung und der Nahrungsmenge beachtet werden.

In ◘ Tab. 5.1 und ◘ Tab. 5.2 sind Normalwerte einer aktuellen Arbeit für die Blutflussgeschwindigkeiten in der A. mesenterica superior und dem Truncus coeliacus angegeben. Interessante Befunde ergeben sich für die A. mesenterica superior hinsichtlich der Dynamik des Anstiegs der Flussgeschwindigkeiten. In allen 4 Gruppen stiegen die Geschwindigkeiten an, jede Gruppe hatte jedoch

□ Tab. 5.1 Blutflussgeschwindigkeiten in der A. mesenterica superior bei unreifen Frühgeborenen (Gruppe 1 = 25–28. SSW, Gruppe 2: 29–32. SSW, Gruppe 3: 33–36. SSW) und reifen Neugeborenen (Gruppe 4) in den ersten 28 Lebenstagen

	Lebens-tag	Gruppe 1	Gruppe 2	Gruppe 3	Gruppe 4
V syst ± SD [cm/s]	1	26 ± 6	35 ± 6	40 ± 8	75 ± 14
	3	31 ± 5	50 ± 11	59 ± 9	86 ± 14
	7	38 ± 5	56 ± 12	63 ± 8	90 ± 13
	14	43 ± 8	64 ± 11	71 ± 9	
	21	55 ± 9	66 ± 11	75 ± 10	
	28	62 ± 6	75 ± 9	88 ± 12	
V diast ± SD [cm/s]	1	6 ± 2	9 ± 2	10 ± 3	15 ± 4
	3	8 ± 2	10 ± 2	13 ± 4	20 ± 7
	7	8 ± 2	12 ± 4	14 ± 3	25 ± 11
	14	10 ± 4	12 ± 3	15 ± 4	
	21	12 ± 4	15 ± 4	16 ± 6	
	28	13 ± 4	17 ± 4	21 ± 9	
V mean ± SD [cm/s]	1	12 ± 4	19 ± 4	19 ± 4	35 ± 11
	3	17 ± 5	22 ± 6	27 ± 6	36 ± 8
	7	17 ± 5	24 ± 5	31 ± 7	38 ± 9
	14	19 ± 5	27 ± 6	36 ± 8	
	21	28 ± 9	32 ± 6	38 ± 11	
	28	29 ± 7	34 ± 8	38 ± 17	
PI	1	1,76 ± 0,58	1,41 ± 0,37	1,67 ± 0,47	1,76 ± 0,35
	3	1,57 ± 0,93	1,83 ± 0,45	1,77 ± 0,46	1,89 ± 0,37
	7	1,84 ± 0,56	1,85 ± 0,49	1,69 ± 0,32	1,82 ± 0,52
	14	1,73 ± 0,35	1,84 ± 0,48	1,69 ± 0,32	
	21	1,71 ± 0,58	1,69 ± 0,58	1,80 ± 0,59	
	28	1,79 ± 0,50	1,82 ± 0,53	1,97 ± 0,65	

◘ Tab. 5.2 Blutflussgeschwindigkeiten im Truncus coeliacus bei unreifen Frühgeborenen (Gruppe 1: 25–28 SSW, Gruppe 2: 29–32 SSW, Gruppe 3: 33–37 SSW) und reifen Neugeborenen (Gruppe 4)

	Lebenstag	Gruppe 1	Gruppe 2	Gruppe 3	Gruppe 4
V syst ± SD [cm/s]	1	47 ± 7	47 ± 9	60 ± 9	80 ± 14
	3	51 ± 7	61 ± 8	69 ± 11	89 ± 15
	7	56 ± 11	63 ± 8	69 ± 11	89 ± 15
	14	59 ± 10	69 ± 9	74 ± 11	
	21	62 ± 12	68 ± 8	80 ± 8	
	28	69 ± 9	71 ± 9	80 ± 8	
V diast ± SD [cm/s]	1	17 ± 3	19 ± 3	19 ± 3	29 ± 4
	3	15 ± 3	16 ± 3	20 ± 3	23 ± 7
	7	17 ± 3	17 ± 4	18 ± 3	24 ± 8
	14	16 ± 5	15 ± 3	16 ± 4	
	21	15 ± 4	14 ± 4	16 ± 2	
	28	13 ± 2	14 ± 4	14 ± 9	
V mean ± SD [cm/s]	1	28 ± 6	25 ± 7	35 ± 6	46 ± 9
	3	29 ± 4	34 ± 9	39 ± 7	48 ± 11
	7	20 ± 7	35 ± 9	37 ± 6	48 ± 13
	14	34 ± 7	33 ± 7	35 ± 5	
	21	33 ± 7	33 ± 7	33 ± 5	
	28	29 ± 7	34 ± 8	38 ± 17	
PI	1	1,01 ± 0,25	0,89 ± 0,11	1,21 ± 0,24	1,22 ± 0,33
	3	1,25 ± 0,25	1,43 ± 0,44	1,27 ± 0,30	1,43 ± 0,30
	7	1,37 ± 0,21	1,43 ± 0,37	1,41 ± 0,32	1,50 ± 0,39
	14	1,33 ± 0,20	1,54 ± 0,31	1,69 ± 0,32	
	21	1,42 ± 0,30	1,72 ± 0,38	1,80 ± 0,49	
	28	1,63 ± 0,28	1,69 ± 0,43	1,97 ± 0,65	

unterschiedliche Trends während des ersten Lebensmonats. Bis auf die extrem unreifen Frühgeborenen erreichten alle untersuchten Kinder zum 28. Lebenstag annähernd gleiche Werte. In der vorliegenden Studie konnten keine Veränderungen der Dopplerindizes im Verlauf der ersten 28 Lebenstage festgestellt werden. Andere Arbeiten zeigten demgegenüber den bereits beschriebenen Abfall der Pulsatilitätsindizes, der pathophysiologisch mit zunehmender Vasodilatation und verbesserter Perfusion in den nachgeschalteten Gefäßgebieten zu erklären ist. Eine weitere wesentliche Rolle spielen auch die systemisch hämodynamischen Veränderungen, wie ein zunehmendes Herzzeitvolumen oder auch der Verschluss des Ductus arteriosus (Weir et al. 1995; Gladman et al. 1991). Die gemessenen Parameter im Truncus coeliacus unterscheiden sich deutlich von denen der A. mesenterica superior. Die Flussgeschwindigkeiten sind deutlich höher und nehmen auch in diesem Gefäß mit zunehmendem Gestations- und Lebensalter systolisch zu. Die Indizes steigen in diesem Patientenkollektiv mit zunehmenden Lebensalter an, die enddiastolische Geschwindigkeiten fallen bei unreifen Kindern eher ab. Die pathophysiologischen Erklärungen sind hypothetisch und für die klinische Praxis wenig hilfreich. Eine wichtige Schlussfolgerung ist, dass zur objektiven Einschätzung der intestinalen Perfusion die Blutflussparameter in beiden Gefäßen erhoben und im Vergleich ausgewertet werden müssen. Die pathophysiologische Situation im intestinalen Flussbett wird von den Befunden in der A. mesenterica superior besser widergespiegelt als im Truncus coeliacus.

In den nachfolgenden Abschnitten wird über Veränderungen der Perfusionsparameter in beiden Gefäßen bei spezifischen Erkrankungen diskutiert.

5.3 Pathophysiologische Veränderungen der intestinalen Blutflussparameter

5.3.1 Enterale Ernährung

Wie bereits bei der Darstellung der Normalwerte für die intestinalen Gefäße erläutert, ist der Blutfluss in der A. mesenterica superior und im Truncus coeliacus wesentlich vom enteralen Nahrungsangebot abhängig.

Der postprandiale Anstieg der Blutflussgeschwindigkeiten in beiden Gefäßen und der Abfall der Indizes in der A. mesenterica superior konnte von mehreren Arbeitsgruppen nachgewiesen werden (Robel-Tillig et al. 2004; Martinussen et al. 1996; Gladman et al. 1991). Pathophysiologische Studien haben bewiesen, dass nach langer parenteraler Ernährung eine trophische Störung des Darmes und ein verminderter Blutfluss in den umgebenden Gefäßgebieten darstellbar sind. Bereits nach erster, minimaler Nahrungsgabe kommt es zum rapiden Anstieg der Durchblutung mit bis 80% erhöhten Flussgeschwindigkeiten in der A. mesenterica superior und dem Truncus coeliacus und 75% erniedrigtem PI in der A. mesenterica superior (Martinussen et al. 1996). Dabei lässt sich zusätzlich zum absoluten Angebot an Nahrung auch ein Unterschied hinsichtlich der hämodynamischen Antwort auf die Art der enteralen Nahrung feststellen. Unter Muttermilchernährung konnten erhöhte Flussgeschwindigkeiten im Vergleich zu Formulanahrungen nachgewiesen werden (Saugild 2006). Über welche Art hormoneller oder metabolischer Mediatoren diese Perfusionsveränderung ermöglicht wird, ist Gegenstand vieler Studien, bisher jedoch noch nicht eindeutig erklärbar (Oste et al. 2005).

Eine klinisch wesentliche Möglichkeit der dopplersonographischen Diagnostik besteht in der Prädiktion der enteralen Nahrungsverträglichkeit besonders bei sehr unreifen oder hypotrophen Frühgeborenen. Es konnte bewiesen werden, dass pathologisch erhöhte Pulsatilitätsindizes am ersten Lebenstag mit guter Sensitivität und Spezifität mit einer schlechten Nahrungstoleranz am 5. Lebenstag assoziiert sind (Robel-Tillig et al. 2004). Eine weitere Studiengruppe evaluierte die mittlere Geschwindigkeit und den Resistance-Index in der A. mesenterica superior und stellte fest, dass 30 Minuten nach Nahrungsgabe eine mittlere Geschwindigkeit > 38 cm/s mit hoher statistischer Signifikanz für eine gute Nahrungstoleranz spricht (Pezzati et al. 2004). Bei Frühgeborenen mit klinischer Nahrungsintoleranz ist ein deutlich geringerer postprandialer Anstieg der Blutflussgeschwindigkeiten in der Arteria mesenterica superior als bei Frühgeborenen mit guter Nahrungsverträglichkeit festzustellen (Thompson et al. 2014, Bozzetti et al. 2012). Dabei korreliert der Anstieg der Flussgeschwindigkeiten mit der Menge an angebotener Nahrung (Maruyama et al. 2013).

Prinzipiell ist die Bewertung der präprandialen Blutflussparameter und des postprandialen Anstieges der Blutflussgeschwindigkeiten ein wichtiger Marker, um möglicherweise bereits vor Einsetzen einer klinischen Symptomatik, eine Risikogruppe für die Entwicklung enteraler Probleme identifizieren zu können.

5.3.2 Hämodynamische Einflüsse

Wie bereits in den Kapiteln zur kardialen und zerebralen dopplersonographischen Diagnostik beschrieben, ist der persistierende Ductus arteriosus ein hämodynamisch bedeutungsvolles Krankheitsbild. Die pathophysiologischen Abläufe sollen an dieser Stelle nicht noch einmal wiederholt werden, die Entstehung und Wirkung des duktalen Steal-Phänomens wurde bereits in vorangehenden Abschnitten erläutert.

In der klinischen Praxis ist für die korrekte Beurteilung der intestinalen Blutflussparameter die Kenntnis des Einflusses des persistierenden Duktus auf den intestinalen Blutfluss wesentlich.

Wie auch in den zerebralen Arterien ist bei einem hämodynamisch bedeutungsvollen Ductus arteriosus eine extreme Verringerung der diastolischen Geschwindigkeiten bis hin zum Reverse Flow darzustellen. Der Pulsatilitätsindex steigt damit signifikant an. Frühgeborene mit persistierendem Ductus arteriosus sind klinisch häufig durch eine schlechte Nahrungsverträglichkeit und dem Risiko einer nekrotisierenden Enterokolitis gekennzeichnet. Dopplersonographisch ist der postprandial zu erwartende Anstieg der Blutflussgeschwindigkeiten in der Arteria mesenterica superior gegenüber Frühgeborenen ohne PDA deutlich verringert (Havranek et al. 2015). Die pathologischen Veränderungen der Blutflussparameter in der A. mesenterica sind als wesentliche diagnostische Befunde zur Entscheidung über die Notwendigkeit einer medikamentösen Therapie des persistierenden Duktus anzusehen (Robel-Tillig et al. 2002, Crystal et al. 2014). Der Erfolg einer konservativen oder auch operativen Therapie kann durch Beurteilung der Normalisierung der intestinalen Blutflussparameter mit hoher Spezifität und Sensitivität überprüft werden (Robel-Tillig et al. 2002; Hudbhoy et al. 2009; Martinussen et al. 1994). Eine Anzahl weiterer Studien unterstreicht die beschriebenen Ergebnisse. Im Rahmen einer tierexperimentellen Arbeit wurden bei frühgeborenen Baboons mit moderatem Ductus arteriosus präprandial keine Unterschiede bezüglich der Blutflussparameter in der A. mesenterica superior im Vergleich zu Tieren ohne persistierenden Ductus arteriosus festgestellt. Bei Baboons mit geschlossenem Duktus kam es jedoch 10 Minuten nach Nahrungsgabe zum Anstieg der Blutflussgeschwindigkeiten und Abfall der Indizes in der A. mesenterica superior, 30 Minuten nach Nahrungsgabe fielen die Werte wieder auf präprandiales Niveau ab. Im Kontrast dazu waren bei Tieren mit persistierendem Duktus keine Veränderungen der Perfusionsparameter nach Nahrungsgabe zu erheben (Mc Curnin u. Clyman 2008). Die bereits diskutierten

Veränderungen der prä- und postprandialen Perfusion werden in ihrer Bedeutung mit dieser Arbeit unterstrichen.

Weitere funktionelle hämodynamische Störungen, wie Hypovolämien und myokardiale Dysfunktionen mit reduzierten linksventrikulären Herzzeitvolumen, haben Einfluss auf die Perfusion in den intestinalen Arterien. Es besteht eine positive Korrelation zwischen linksventrikulärer systolischer Ejektionszeit, damit dem Herzzeitvolumen und systolischen Spitzengeschwindigkeiten in der A. mesenterica superior (Shimada et al. 1994; Robel-Tillig et al. 1999, Toth-Heyn et al. 2012). Eine erhöhte linksventrikuläre Auswurfleistung kann jedoch auch durch einen signifikanten persistierenden Ductus arteriosus bedingt sein, so dass wiederum auf die Komplexität der sonographischen Untersuchungen hingewiesen werden muss, um eine pathophysiologisch relevante Schlussfolgerung aus den Messergebnissen zu gewährleisten (Agata et al. 1994). Die Bedeutung der mesenterialen Perfusion bei Patienten mit angeborenen Vitien, die die linksventrikuläre Funktion beeinträchtigen, konnte in einer Studie mit Patienten mit hypoplastischen Linksherzsyndrom nachgewiesen werden. Die untersuchten Kinder hatten sowohl vor als auch nach Norwood-Operation gestörte Blutflussparameter in der A. mesenterica superior mit häufig erniedrigten diastolischen Fluss oder Reverse Flow und erhöhtem Resistance-Index (Harrison et al. 2005). Wichtige klinische Schlussfolgerungen hinsichtlich der enteralen Ernährung sind aus diesen Ergebnissen zu ziehen.

Eine hämodynamische Alteration des intestinalen Blutflusses ist auch bei Frühgeborenen oder reifen Neugeborenen, die mit schwerer Geburtsasphyxie geboren wurden oder während der postnatalen Adaptation ausgeprägte Phasen von Hypoxämie aufwiesen, durch dopplersonographische Untersuchungen nachzuweisen (Rosenkrantz 2003; Mace et al. 1998; Crissinger 1994; Barlow u. Santulli 1975, Chaaban et al. 2012).

Es konnte eine signifikante Korrelation zwischen Nabelarterien-pH und systolischer Spitzenflussgeschwindigkeit sowie mittlerer Flussgeschwindigkeit dargestellt werden. Kinder mit einem pH-Wert < 7,20 hatten um fast 50% erniedrigte Flussgeschwindigkeiten gegenüber Kindern mit pH-Werten > 7,30. Der Pulsatilitätsindex bei den Kindern mit erniedrigten pH-Werten war signifikant erhöht (Saugild 2006). Eine Verschlechterung der Perfusion ist bei zusätzlich zur Hypoxie auftretendem Kältestress zu verzeichnen (Barlow u. Santulli 1974).

Eine weitere Problematik der intestinalen Hämodynamik kann durch wesentliche Erhöhung des Hämatokrit mit der Folge einer schwerwiegenden Polyglobulie entstehen. Der Blutfluss zum Intestinum ist verringert, die Fluss-

◘ Tab. 5.3 Hämodynamische Einflüsse auf die Blutflussparameter in der A. mesenterica superior

	Persistierender Ductus arteriosus	Hypovolämie/ Hypotension/ myokardiale Dysfunktion	Hypoxämie	Poly-globulie
V systolisch	Normal bis erhöht	Erniedrigt	Erniedrigt	Erniedrigt
V diastolisch	Erniedrigt	Erniedrigt	Normal	Erniedrigt
V mean	Normal	Erniedrigt	Erniedrigt	Erniedrigt
PI/RI	Erhöht	Erhöht	Erhöht	Erhöht

geschwindigkeiten deutlich reduziert (Rosenkrantz 2003). Auf dieser hämodynamischen Grundlage und besonders bei parallelem Auftreten mehrerer der beschriebenen Situationen kann es zu schwerwiegenden Folgeerkrankungen, wie intestinalen Motilitätsstörungen oder nekrotisierender Enterokolitis kommen. In den folgenden Abschnitten wird darauf noch detailliert eingegangen werden (◘ Tab. 5.3).

5.3.3 Medikamentöse Einflüsse

Wie auch für die zerebrale Perfusion beschrieben, hat eine Vielzahl von Medikamenten Einfluss auf die Blutflussparameter. Langfristige Auswirkungen einer solch gestörten Perfusion im mesenterialen Flussgebiet können anhaltende Nahrungsunverträglichkeit, aber auch auf Grundlage ischämischer Veränderungen schwerwiegende Motilitätsstörungen oder Infektionen sein.

Indomethacin/Ibuprofen

Die Bedeutung des hämodynamisch signifikanten Ductus arteriosus für die mesenteriale Perfusion ist an dieser Stelle bereits beschrieben. Eine adäquate, zeitgerechte Therapie ist zur Vermeidung anhaltender Perfusionsstörung des Darms unumgänglich.

Medikament der Wahl ist über viele Jahre der Prostacyclin-Inhibitor Indomethacin gewesen. Auch aktuell wird das Präparat in vielen neonatologischen Abteilungen verwendet.

Unter therapeutischer Dosis von 0,2 mg/kg kommt es zum signifikanten Abfall besonders der mittleren und enddiastolischen Geschwindigkeit in der A. mesenterica superior. Der Pulsatilitäts- und Resistance-Index steigen an. Damit wird die pathophysiologische Wirkung des duktalen Steal-Phänomens noch verstärkt und die Gefährdung des Darms eine ischämische Perfusionsstörung zu erleiden, steigt an (Navarro et al. 2005; Christmann et al. 2002; Yanowitz et al. 1998). Um diese schwerwiegenden Nebenwirkungen zu vermeiden, wurde überprüft, inwieweit durch eine kontinuierliche Infusion des Medikaments die Blutflussstörungen zu reduzieren sind. Es ließ sich in einigen Studien bestätigen, dass bei einer Infusion über 36 Stunden eine effektive Therapie des persistierenden Duktus durchgeführt werden konnte, ohne die beschriebenen Veränderungen der Blutflussparameter in der A. mesenterica superior hervorzurufen. Andere Arbeiten zeigten jedoch bereits unter niedriger, prophylaktischer Dosierung eine Reduktion der Blutflussgeschwindigkeiten und Anhebung des Pulsatilitätsindex in der A. mesenterica superior (Yanowitz et al. 1998). Ebenfalls unter prophylaktischer Dosis von 0,1 mg/kg wiesen andere Autoren bei sehr unreifen Frühgeborenen eine Erhöhung des diastolischen Blutflusses in der Arteria mesenterica superior als Effekt der Verringerung des duktalen steal Phänomens nach. Eine Veränderung des Pulsatilitätsindex konnte jedoch nicht aufgezeigt werden (Maruyama et al 2012). Eine Cochrane-Analyse der durchgeführten Studien wies auf die geringe Zahl von Studienpatienten und schwierige Vergleichbarkeit der Ergebnisse hin (Görk et al. 2008).

Eine günstige Alternative zur medikamentösen Therapie des persistierenden Duktus bietet Ibuprofen. Es konnte durch eine größere Anzahl von Studien die vergleichbare Effektivität des Medikaments und die niedrige Komplikationsrate nachgewiesen werden. Dopplersonographische Studien haben eine signifikante Verringerung der Einflüsse auf die Blutflussparameter in der A. mesenterica superior und dem Truncus coeliacus dargestellt (Pezzati et al. 1999; Hammerman et al. 2008; Pai et al. 2008; Flores 2003; Ohlson et al. 2008, Irmesi et al. 2014).

Dobutamin/Dopamin/Epinephrin/Milrinone

Inotrope Substanzen werden in der Neonatologie häufig verwendet und haben, wie bereits im vorhergehenden Kapitel anhand der Veränderungen der zerebralen Perfusion erläutert, nicht nur Einfluss auf die Herzzeitvolumina, sondern auch auf die Organperfusion.

Dobutamin hat eine sehr rasch einsetzende Wirkung auf die systemische Hämodynamik mit Erhöhung der Herzzeitvolumina. Es lässt sich im Verlauf unter einer Dosis von 8–10 µg/kg/min nach ca. 8 Stunden eine signifikante Erhöhung der Flussgeschwindigkeiten in der A. mesenterica superior nachweisen. Die systolische Geschwindigkeit steigt von 33 cm/s auf 49 cm/s, die enddiastolische Geschwindigkeit von 8,9 cm/s auf 20 cm/s an, der Pulsatilitätsindex fällt von 1,7 auf 1,2 ab. Diese Verbesserung der intestinalen Perfusion blieb auch während der weiteren Therapie bestehen (Robel-Tillig et al. 2007). Bereits in früheren Studien wurden diese Effekte des Dobutamin auf den Blutfluss in der A. mesenterica superior festgestellt. Unter 10 µg/ kg/min wurde ein Anstieg der mittleren Geschwindigkeit von 25,8 cm/s auf 31 cm/s und ein Abfall des Resistance-Index von 0,81 auf 0,71 bewiesen (Hentschel et al. 1995). Diese und weitere Studien untersuchten auch die Wirkung des Dopamin auf den mesenterialen Blutfluss und konnten ähnliche, wenn auch nicht so ausgeprägte, vergleichbare Veränderungen der Blutflussparameter in der A. mesenterica superior darstellen (Hentschel et al. 1995; Driscoll 1987).

Im Tierversuch konnte eine dosisabhängige Wirkung von Epinephrin auf den mesenterialen Blutfluss dokumentiert werden. In einer Dosierung > 3,5 µg/kg/min Epinephrin wurde eine Erhöhung der Blutflussgeschwindigkeiten um 32% und Senkung der Indizes um 147% festgestellt (Bigan et al. 1998).

Ebenfalls in einer tierexperimentellen Studie wurde bei asphytischen neugeborenen Schweinen ein dosisabhängiger Effekt von Milrinone auf die Blutflüsse in der Arteria mesenterica superior festgestellt. Die Dosis korrelierte dabei signifikant positiv mit der Flussgeschwindigkeit und negativ mit der vaskulären Resistance. Klinisch könnte daraus ein positver Ansatz für die Verebsserung der Folgen der Darmischämie bei asphyktischen Neugeborenen gezogen werden (Joynt et al. 2009).

Coffein

Die bereits beschriebenen Nebenwirkungen der Atemstimulation auf die zerebralen Blutflussparameter lassen sich für die mesenteriale Perfusion für die meisten Präparate, insbesondere Theophyllin oder Doxapram, nicht nachweisen.

Die Ergebnisse der vorliegenden Studien weisen für Coffein eine Reduktion der systolischen Blutflussgeschwindigkeit für die A. mesenterica superior und dem Truncus coeliacus nach. Die hämodynamische Wirkung auf die intestinalen Gefäße ist von der Dosis abhängig. Bei einer einmaligen Gabe von 10 mg/kg Coffein ließ sich eine Reduktion der systolischen Geschwindigkeit um 18% nachweisen. Der Unterschied zum Ausgangswert war jedoch statistisch nicht signifikant. Nach 6 Stunden wurden wieder Normalwerte für die

Blutflussgeschwindigkeiten gemessen (Soraisham et al. 2008). Bei höheren Dosierungen bis 25 mg/kg waren die Reduktionen des systolischen Geschwindigkeit in der A. mesenterica superior um 35% signifikant, im Truncus coeliacus wurden 14% niedrige systolische Geschwindigkeiten gemessen (Hoecker et al. 2002). Der Einfluss des Coffeins auf die systolische Geschwindigkeit wird auch von anderen Arbeitsgruppen beschrieben. In allen Arbeiten ist jedoch der Widerstand in den nachgeschalteten Gefäßen, objektiviert durch die Indizes, unverändert. Klinische Korrelate für die dopplersonographischen Befunde im Sinne einer schlechteren Nahrungsverträglichkeit oder intestinaler Transportstörungen sind bei regelrechter Dosierung nicht beschrieben (Hoecker et al. 2006; Lane et al. 1999).

Klinische Erfahrungen über einen nun mehr längeren Zeitraum bestätigen die gute Toleranz des Medikamentes auch in Hinblick auf die gastrointestinale Situation kleiner Frühgeborener.

Clarithromycin

Extrem unreife Frühgeborene oder hypotrophe Frühgeborene weisen ein hohes Risiko eines schwierigen Nahrungsaufbaus oder einer Nahrungsintoleranz auf. Unter einer Therapie mit 7,5 mg/kg-Dosis Clarithromycin ließen sich klinisch Verbesserungen der abdominellen Situation nachweisen. Dopplersonographische Untersuchungen vor und am 3. Behandlungstag zeigten eine signifikante Steigerung der systolischen Geschwindigkeit in der Arteria mesenterica superior. Damit kann von einer Verbesserung der Perfusion im intestinalen Gefäßbett ausgegangen werden (Sancak et al. 2015).

Probiotika

Die prophylaktische Therapie mit Probiotika ist in der Neonatologie während der vergangenen Dekade gut etabliert. Im Rahmen einer randomisierten Studie wurde der Einfluss der Probiotika auf die intestinale Perfusion untersucht. Es konnte in der Therapiegruppe ein signifikanter Ansteig der Blutflussgeschwindigkeiten nachgewiesen werden. Dieser Effekt ließ sich besonders bei postprandialen Messungen aufzeigen (Havranek et al. 2013).

5.3.4 Beeinflussung der mesenterialen Perfusion durch therapeutische Interventionen

CPAP/Hochfrequenz-Oszillations-Ventilations-Beatmung

Im vorangehenden Kapitel wurden die Einflüsse erschiedener Beatmungsformen und Veränderungen der mechanischen Ventilation auf die zerebrale Perfusion ausführlich beschrieben. Zu Veränderungen der mesenterialen Blutflussparameter gibt es nur vereinzelte Arbeiten, die an dieser Stelle zitiert werden sollen.

Frühgeborene wurden unter CPAP und ohne Atemhilfe prä- und postprandial hinsichtlich der Veränderungen der Blutflussgeschwindigkeiten in der A. mesenterica superior untersucht. Es ließ sich dabei eine signifikante Erhöhung der systolischen, mittleren und enddiastolischen Flussgeschwindigkeiten nach Beendigung des CPAP sowohl prä- als auch postprandial aufzeigen. Unterschiede im linksventrikulären Herzzeitvolumen wurden dabei nicht registriert, so dass von einer Verteilung des Blutvolumens zuungunsten der intestinalen Flussgebiete ausgegangen werden muss. Interessant wäre zu überprüfen, ob unterschiedliche endexspiratorische Drücke auch unterschiedliche Einflüsse auf die intestinale Perfusion haben (Havranek et al. 2006, 2007).

Aktuelle Daten belegen bei bi-level-CPAP keine negative Beeinflussung der systemischen Blutflussparameter und damit keine Reduktion des Blutflusses in den intestinalen Flussgebieten (Aquilano et al. 2014).

Zusammenfassend wird unter CPAP und damit unter Vermeidung einer mechanischen Beatmung eine stabile hämodynamische Situation von mehreren Arbeitsgruppen beschrieben. Negative Einflüsse, die bei mechanischer Beatmung durch Hypo- oder Hyperventilation entstehen können, sollten in der Regel zu vermeiden sein (Lakkundi et al. 2014).

Eine ältere vorliegende Studie zur HFOV beschreibt ebenso eine ungünstige Beeinflussung der systolischen Geschwindigkeiten in der A. mesenterica superior bei Frühgeborenen (Schlösser et al. 1994). Kontrovers sind die Ergebnisse einer Untersuchung bei Frühgeborenen unter HFOV mit einem Atemnotsyndrom bzw. einem pulmonalen Emphysem zu bewerten. Bei den Neugeborenen mit röntgenologisch emphysematischen Veränderungen war eine Verbesserung der Blutflussparameter im Truncus coeliacus darzustellen, während bei Frühgeborenen mit RDS keine Veränderung aufzuzeigen war (Nelle et al. 1997).

Nabelarterienkatheter

Die Anlage von Nabelarterienkathetern, besonders bei unreifen Frühgeborenen, gehört in einer großen Anzahl von neonatologischen Abteilungen zur klinischen Praxis. Da die Katheter einen großen Teil des Lumens der abdominellen Aorta verlegen, stellt sich die Frage, inwieweit eine ungünstige Beeinflussung der intestinalen Blutversorgung die Folge des Eingriffs sein kann.

In den vergangenen 15 Jahren haben sich einige Studiengruppen mit dem Thema beschäftigt und dopplersonographische Untersuchungen durchgeführt. Es konnte zunächst beobachtet werden, dass die Katheterlage keinen Einfluss auf die intestinale Perfusion hatte. Ein Belassen des Katheters länger als 7 Tage führte jedoch sowohl zu klinischen Symptomen als auch zu einer Verminderung der systolischen Geschwindigkeiten in der A. mesenterica superior (Kempley u. Gamsu 1992).

In weiteren Untersuchungen konnte bestätigt werden, dass es zu keiner Veränderung der Flussgeschwindigkeiten oder der Indizes in der A. mesenterica superior oder dem Truncus coeliacus während der Lage eines Arterienkatheters kommt. Ebenso ließen sich bei laufender Infusion oder Blutentnahme über den Katheter keine ungünstigen Beeinflussungen der intestinalen Hämodynamik feststellen (Roll u. Hanssler 1998; Shah et al. 1998; Havranek et al. 2007).

Fototherapie

Wie bereits in vorliegenden Kapiteln beschrieben, kommt es unter Fototherapie zu einer Reihe hämodynamischer Veränderung wie zur Wiedereröffnung des Ductus arteriosus oder zu Störungen der zerebralen Perfusion Auch für die intestinalen Perfusionsparameter lässt sich unter Fototherapie eine ungünstige Beeinflussung des intestinalen Blutflusses feststellen. Besonders ein Ansteigen der diastolischen Flussgeschwindigkeit kann über eine so genannte »Photorelaxation« begleitendes Symptom des häufiger unter anhaltender Fototherapie zu beobachtenden Ileus sein (Kadalraja et al. 2001, 2004).

Weiterhin wurde ein Fehlen des postprandialen Anstiegs der systolischen Geschwindigkeit in der A. mesenterica superior beobachtet (Yao et al. 1999; Pezzati et al. 2000).

Diese dopplersonographischen Befunde sind als wesentlich anzusehen und sollten zum kritischen Abwägen des Erfordernisses, aber auch der Risiken der Fototherapie aufrufen. Bei erforderlicher langdauernder Behandlung ist es sinnvoll, die Blutflussparameter in der A. mesenterica zu kontrollieren und besonders den enteralen Nahrungsaufbau vorsichtig zu gestalten.

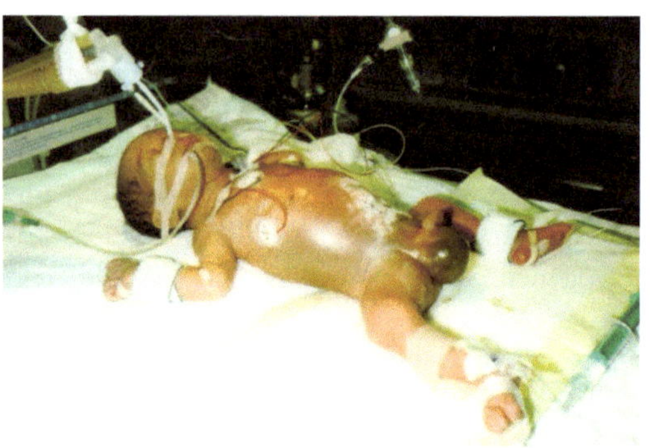

 Abb. 5.3 Typisches klinisches Bild bei nekrotisierender Enterokolitis

5.4 Dopplersonographische Befunde bei intestinalen Erkrankungen

5.4.1 Enterokolitis – Differentialdiagnose enterale Motilitätsstörung

Seitdem es die neonatologische Intensivtherapie gibt, stellt die nekrotisierende Enterokolitis (NEC) eine der schwerwiegendsten Erkrankungen der Frühgeborenen dar (◘ Abb. 5.3 und ◘ Abb. 5.4). Die pathophysiologischen Grundlagen sind Gegenstand vieler Studien, dennoch ist eine eindeutige Klärung kausaler Zusammenhänge noch nicht vollständig möglich (◘ Tab. 5.4).

Sonographische Untersuchungen sind hilfreich, die Darmwand in ihrer Dicke darzustellen und damit entzündliche Veränderungen aufzuzeigen oder mit Hilfe der Perfusionsmessung und der Farbdopplerdarstellung ischämische Bezirke im Darm aufzufinden (Faingold et al. 2005; Nowicki et al. 2007).

Als ursächlich müssen einerseits die Infektion, die letztlich zum Auslösen des dramatischen Krankheitsbildes führt, andererseits die wahrscheinlich vorbestehende Ischämie des Darmes, die einen idealen »Nährboden« für die sich entwickelnde Infektion bildet, angesehen werden (Nowicki 2005).

Ausgehend von dieser Hypothese sind besonders Patienten, die bereits intrauterin Perfusionsstörungen des Darmes erlitten haben, als prädisponiert für die Herausbildung einer NEC anzusehen. Eine große Anzahl Studien hat besonders bei intrauterin wachstumsrestriktiven Frühgeborenen mit hoher

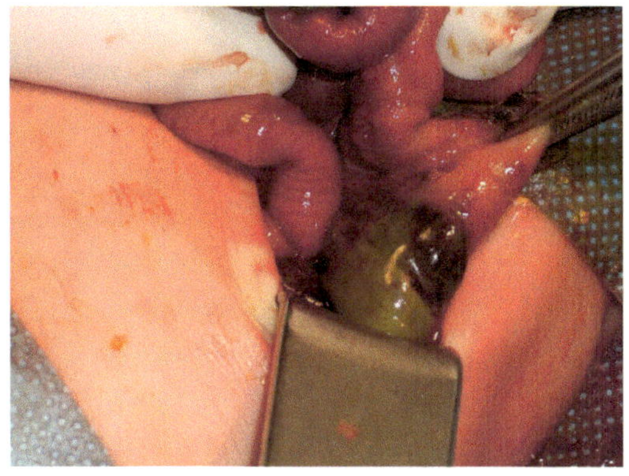

Abb. 5.4 Operativer Befund bei nekrotisierender Enterokolitis

Tab. 5.4 Differenzialdiagnose enterale Motilitätsstörung – nekrotisierende Enterokolitis anhand dopplersonographischer Blutflussparameter in der A. mesenterica superior.

	Enterale Motilitätsstörung (prädiktiv für NEC)	Nekrotisierende Enterokolitis
V systolisch	Normal bis erniedrigt	Erhöht
Vdiastolisch	Erniedrigt bis Reverse Flow	Erhöht
V mean	Erniedrigt	Erhöht
PI/RI	Erhöht	Erniedrigt

Signifikanz enterale Probleme während der frühen Postnatalperiode bewiesen (Pezzati et al. 2004; Hartung et al. 2005; Robel-Tillig et al. 2000, 2002).

In einer Reihe eigener Studien sind wir davon ausgegangen, dass diese Frühgeborenen postnatal durch eine Persistenz der intrauterinen intestinalen Perfusionsstörung gekennzeichnet sind. Wir fanden bei einem hohem Prozentsatz der hypotrophen Kinder, die nach intrauteriner Wachstumsrestriktion geboren wurden, pathologische Blutflussmuster in der A. mesenterica superior (Robel-Tillig et al. 2004). Die Flussgeschwindigkeiten sind erniedrigt, die enddiastolische Geschwindigkeit kann einen Zero- oder Reverse Flow und einen signifikant erhöhten Pulsatilitätsindex aufweisen. Klinisch ist eine

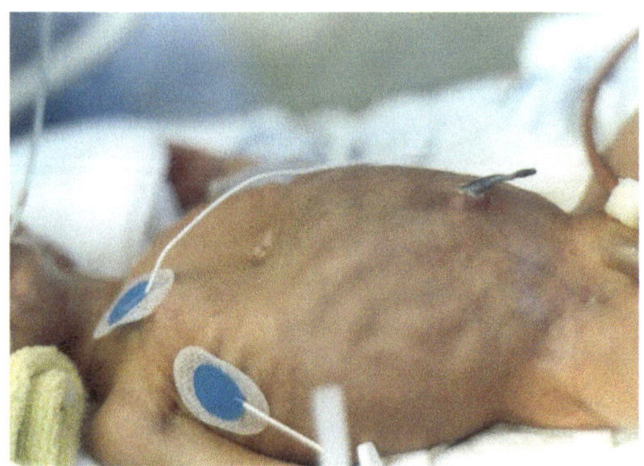

Abb. 5.5 Enterale Motilitätsstörung ohne Entzündung oder Perforation

Symptomatik mit früher abdomineller Distension, Reflux und der Unmöglichkeit eines Nahrungsaufbaus bereits in den ersten Lebenstagen, ohne Hinweise auf eine Infektion, aufzuzeigen (**Abb. 5.5**). Laborchemisch sind die typische Granulozytopenie, Thrombopenie und Polyzytämie des hypotrophen Frühgeborenen für die Entwicklung des Krankheitsbildes komplizierende Faktoren. Wenn es gelingt, in dieser Phase die enterale Motilitätsstörung, z.B. durch Verbesserung der Peristaltik und Förderung der Mekoniumentleerung zu behandeln und die Infektion zu vermeiden, ist es möglich, die intestinale Problematik in diesem Stadium, vor der Entsehung einer NEC zu beherrschen (Robel-Tillig 2009).

Weitere Studien, die Frühgeborene ebenso bereits am ersten Lebenstag dopplersonographisch untersuchten, bewiesen in ihren Patientengruppen ein hohes Risiko für die Entwicklung einer NEC bei Patienten, die in der A. mesenterica superior und im Truncus coeliacus eine hohe vaskuläre Resistance aufwiesen (Murdock et al. 2006; **Abb. 5.6**). Es ist an dieser Stelle wichtig zu betonen, dass die zitierten Studien zur Prädiktion der NEC in einem Stadium der klinischen Symptomlosigkeit durchgeführt wurden, damit also die Befunde in der Phase der enteralen Motilitätsstörung, die nach unserer Meinung der NEC häufig voraus geht, erhoben wurden. Bei Patienten, die in Folge einer Motilitätsstörung einer chirurgischen Intervention, entweder als explorative Laporotomie oder aufgrund einer isolierten Perforation, bedurften, ließen sich keine histologischen Zeichen der Entzündung, die typisch für eine NEC sind, aufzeigen.

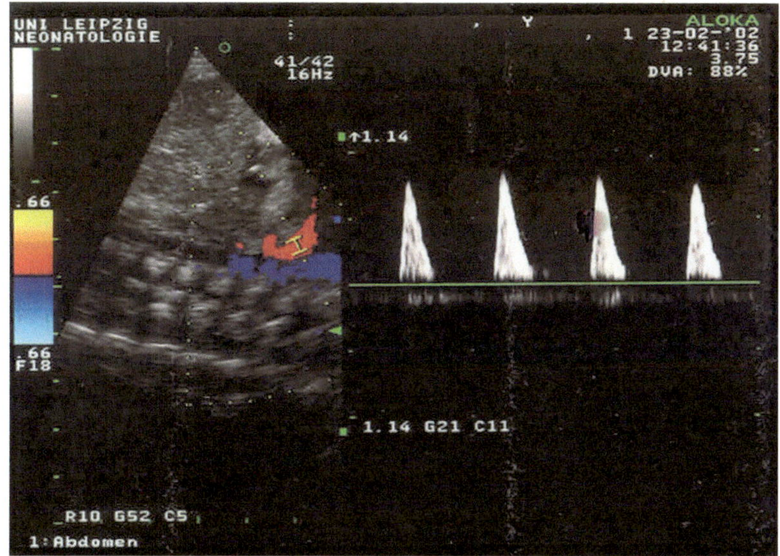

⬤ Abb. 5.6 Dopplersonographische Flussmessung in der A. mesenterica superior mit diastolischen Nullfluss bei enteraler Motilitätsstörung, vor klinischer Entwicklung einer nekrotisierenden Enterokolitis

Bei Auftreten einer NEC mit der klassischen klinischen und radiologischen Symptomatik ist der dopplersonographische Befund durch die Entzündungsreaktion gekennzeichnet. Wir finden hohe systolische Geschwindigkeiten in der A. mesenterica superior, hohe diastolische Geschwindigkeiten und einen signifikant erniedrigten Pulsatilitätsindex (⬤ Abb. 5.7). Die Flussparameter im Truncus coeliacus sind völlig kontrovers. Es lässt sich ein erniedrigter systolischer Fluss und ein deutlich erhöhter Pulsatilitätsindex als Zeichen der schwerwiegenden Kreislaufreaktion aufzeigen (Robel-Tillig 2009).

5.4.2 Perinatale Infektion

Perinatale Infektionen sind klinisch bedeutende und häufig auftretende Ereignisse während der intensivmedizinischen, neonatologischen Betreuung. Schwerwiegende Kreislaufreaktionen mit Schocksituation treten häufig auf.

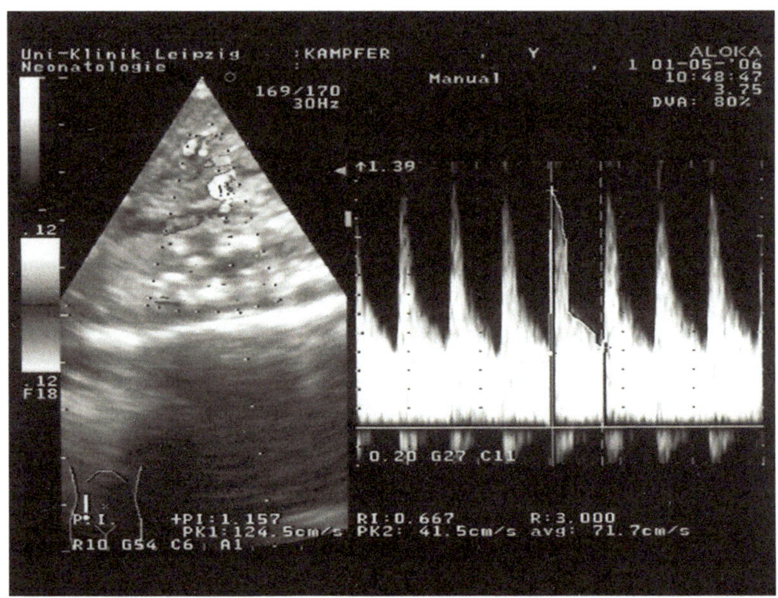

Abb. 5.7 Dopplersonographische Flussmessung in der A. mesenterica superior erhöhten Flussgeschwindigkeiten und erniedrigtem Pulsatilitätsindex bei nekrotisierender Enterokolitis

Kompensatorisch kommt es zur Erhöhung des linksventrikulären Herzzeitvolumens, um eine adäquate Organperfusion aufrechtzuerhalten.

Zur Perfusion der intestinalen Blutflussgebiete haben zwei Studiengruppen Stellung genommen. In der ersten Studie werden mehr als 200 Frühgeborene mit einem Gewicht < 1500 g untersucht und Kinder mit klinisch oder laborchemisch nachgewiesener Infektion mit gesunden Frühgeborenen hinsichtlich der Blutflussparameter in der A. mesenterica superior verglichen (Murase u. Ishida 2006). Diese Patienten werden innerhalb der ersten 24 Lebensstunden zum ersten Mal dopplersonographisch gemessen und bis zum 28. Lebenstag beobachtet. In der Gruppe der Kinder mit Infektionen ließen sich ein signifikant erhöhtes linksventrikuläres Herzzeitvolumen und deutlich erhöhte rechtsventrikuläre Drücke während der ersten 28 Lebenstage feststellen. Die mittlere und systolische Geschwindigkeit in der A. mesenterica superior war während des Untersuchungszeitraumes signifikant gegenüber der Normalgruppe erniedrigt. Die enddiastolische Geschwindigkeit und der Pulsatilitätsindex wiesen keine Unterschiede zu Kindern ohne Infektionen auf. Die Autoren schlussfolgern aus dem für die gesamte Gruppe der Kinder mit perinatalen Infektionen sehr einheitlichen Ergebnis, dass bei perinataler Infektion ein Persistieren der intrauterinen zytokinvermittelten Entzündungsreaktion zu typischen systemisch-hämodynamischen Veränderungen mit niedrigem Organblutfluss führt (Murase u. Ishida 2006).

Eine vergleichbare Arbeit untersucht innerhalb der ersten 24 Lebensstunden die Blutflussparameter bei Frühgeborenen mit positiver Blutkultur in Relation zu Frühgeborenen ohne Infektion. Systemische Blutflussparameter wurden nicht erhoben.

Es wurde festgestellt, dass bei Kindern mit Infektion der Pulsatilitätsindex sowohl in der A. mesenterica superior als auch im Truncus coeliacus signifikant erniedrigt waren. Die mittleren Blutflussgeschwindigkeiten waren bei Patienten mit Infektion signifikant erhöht, während für die A. mesenterica superior sich keine Veränderungen der Flussgeschwindigkeiten darstellen ließen (Kempley u. Murdoch 2000).

Diese zunächst kontrovers erscheinenden Ergebnisse bestätigen, dass die Infektion mit systemischer Kreislaufreaktion zur Beeinflussung der Organperfusion führt. Die Differenzen sind möglicherweise auch durch einen sehr unterschiedlichen Studienablauf hervor gerufen. Die erste Arbeit hat die Kinder über einen sehr langen Beobachtungszeitraum erfasst, während in der zweiten Untersuchung punktuelle einzeitige Messungen durchgeführt wurden.

Es ist jedoch die wesentliche Schlussfolgerung zu ziehen, dass bei Verdacht auf eine systemische Infektion zur Einschätzung der Hämodynamik alleinige Blutdruckmessungen völlig unzureichend sind, und neben der Erfassung der systemischen Parameter wie Herzzeitvolumina oder der systolischen Zeitintervalle muss die Beurteilung der Organperfusion in den diagnostischen Plan einbezogen werden.

5.4.3 Dopplersonographische Befunde bei intraabdominellen Erkrankungen und Fehlbildungen

Prinzipiell ist es möglich, bei jeder intraabdominellen Erkrankung oder Fehlbildung mit Hilfe der Dopplersonographie die Perfusion der betreffenden Organe oder Gefäßverläufe darzustellen.

M. Hirschsprung

Es soll hier nur beispielhaft anhand der prä- und postoperativen Diagnostik des M. Hirschsprung die Anwendung dopplersonographischer Blutflussmessungen beschrieben werden.

In einer vergleichenden Studie wurden Patienten mit M. Hirschsprung hinsichtlich der Blutflussparameter in der A. mesenterica und im Truncus coeliacus prä- und postoperativ verglichen. Präoperativ fanden sich bei den Kindern mit M. Hirschsprung erhöhte Blutflussgeschwindigkeiten und erniedrigte Pulsatilitätsindizes in beiden Gefäßen. Nach Resektion des aganglionären Segments normalisierten sich die Blutflussparameter dauerhaft.

Damit ist die Bedeutung der Untersuchung für die Klinik gut dokumentiert (Pratap et al. 2007).

Laparoschisis

Die ventralen Spaltbildungen stellen eine hohe Anforderung, sowohl an die kinderchirurgische als auch die neonatologische Versorgung. Bereits pränatal wird häufig die Diagnose gestellt und die zeitgerechte Geburt soll einerseits die Probleme der Frühgeburtlichkeit vermeiden, andererseits eine mögliche zunehmende intrauterine Schädigung des Darmes vermieden werden. Im Tierversuch wurde der Einfluss von mekoniumhaltigem Fruchtwasser auf den intestinalen Blutfluss überprüft. Es ließ sich ein negativer Effekt auf die Perfusion und die Darmmotilität bei Feten mit mekoniumhaltigem Fruchtwasser darstellen (Karakus et al. 2015). Damit läßt sich ein weiterer Gesichtspunkt in die Pränataldiagnostik der Fehlbildung einbringen.

Für den postoperativen Verlauf bietet die Dopplersonographie der Arteria mesenterica superior und des Truncus coeliacus einen objekitven Ansatz, um den Nahrungsaufbau und möglich Komplikationen bezüglich der intestinalen Peristaltik zu prognostozieren.

5.5   Fazit

Zusammenfassend lässt sich schlussfolgern, dass aus den dopplersonographischen Befunden der Untersuchungen der A. mesenterica superior und des Truncus coeliacus sich vielfältige diagnostische Hinweise ableiten lassen und Therapiefolge kontrolliert werden können.

Die A. mesenterica ist aus Sicht einiger Autoren günstiger, um konkret intestinale Situationen beurteilen zu können. Mit Hilfe des Truncus coeliacus ist die Widerspiegelung der systemischen Hämodynamik eher möglich. Der Vergleich beider Gefäße erleichtert pathophysiologische Rückschlüsse, Verlaufsuntersuchungen sind zur Objektivierung der Befunde erforderlich.

Literatur

Agata Y, Hiraishi S, Misawa H, Hiroto H, Nowatari M, Hiura K, Fujino N, Oguchi K, Horiguchi Y (1994) Regional blood flow distribution and left ventricular output during early neonatal life: a quantitativ ultrasonographic assessment. Pediatr Res 36: 805–810

Azhebekov T, Soleymani S, Lee BH , Noori S, Seri I (2015) Hemodynamic monitoring oft he critically ill neonate: An eye on the future. Semin Fetal Neonatal Med 20: 246–54

Aquilano G, Galletti S, Aceti A, Vitali F, Faldella G (2014) Bi-level CPAP does not change central blood flow in preterm infants with respiratory distress syndrome. Ital J Pediatr 21: 40–60

Barlow B, Santulli TV (1975) Importance of multiple episodes of hypoxia or cold stress on the development of enterocolitis in an animal model. Surgery 77: 687–690

Bigan DI, Barrington KJ, Jirsch DW, Cheung PV (1998) Effects of a epinephrine infusion on regional blood flow in awake newborn piglets. Biol Neonate 73: 198–206

Bozzetti V, Paterlini G, Meroni V, DeLorenzo P, Gazzalo D VanBel F, Visser GH et al. (2012) Evaluation of splanchnic oximetry, Doppler flow velocimetry in the superior mesenteric artery and feeding tolerance in very low birth weight IUGR and non IUGR infants receiving bolus versus continous enteral nutrition. BMC Pediatr 24: 106

Chaabab H, Stonestreet BS (2012) Intestinal hemodynamics and oxygenation in the perinatal period. Semin Perinatol 36: 260–268

Christmann Y, Liem K, Semmekrot B, van de Bor M (2002) Changes in cerebral, renal and mesenteric blood flow velocitiy during continuous and bolus infusion of Indomethacin. Acta Paediatr 29: 440–446

Crissinger KD (1994) Regulation of hemodynamics and oxygenation in developing intestine: insight into the pathogenesis of necrotizing enterocolitis. Acta Paediatr (Suppl) 396: 8–10

Crystal MA, yacouby S, Petit CJ (2014) Ischemic changes associated with a large patent arterial duct in small infants. Carheter Cardiovasc Interv 83: 95–98

Driscoll DJ (1987) Use of inotropic and chronotropic agents in neonates. Clin Perinatol 14: 931–940

Faingold R, Daneman A, Tomlinson G, Babvn PS, Manson DE, Mohanta A, Moore A, Heilmann J, Smith C, Gerstle T, Kim JH (2005) Necrotizing enterocolitis: assessment of bowel viablitiy with color Doppler US. Pediatrics 235: 587–594

Flores M (2003) Ibuprofen: alternative treatment for patent ductus arteriosus. Neonatal Netw 22: 27–31

Gladman G, Sims D, Chiswick M (1991) Gastrointestinal blood flow velocity after the first feed. Arch Dis Child 66: 17–20

Görk AS, Ehrenkrantz RA, Bracker MB (2008) Continuous infusion versus intermittend bolus doses of indomethacin for patent ductus arteriosus closure in symptomatic preterm infants. Cochrane Database Syst Rev 23

Hammerman C, Shchors J, Jacobson S, Schimmel MS, Bromiker R, Kaplan M, Nir A (2008) Ibuprofen versus continuous indomethacin in premature neonates with patent ductus arteriosus: is the difference in the mode of administration? Pediatr Res 64: 291–297

Harrison A, Davis S, Reid J, Morrison A, Arrigain S, Connor J, Temple M (2005) Neonates with hypoplastic left heart syndrome have ultrasound evidence of abnormal superior mesenteric artery perfusion before and after modified Norwood procedure. Ped Crit Care Med 6: 445–447

Hartung J, Kalache KD, Hevan C, Heling KS, Kuhlig M, Wauer R, Bollmann R, Chaoui R (2005) Outcome of 60 neonates who had ARED flow prenatally compared with a matched control group of appropriate for gestational age preterm neonates. 25: 566–572

Havranek T, Thompson Z, Carver J (2006) Factors that influence mesenteric artery blood flow velocity in newborn preterm infants. J Perinatol 26: 493–497

Havranek T, Johanboecke P, Madrmootoo C, Carver JD (2007a) Umbilical artery catheters do not affect intestinal blood flow response to minimal enteral feeding. J Perinatol 27: 375–379

Havranek T, Madramootoo C, Carver JD (2007b) Nasal continuous positive airway pressure affects pre- and postprandial intestinal blood flow velocity in preterm infants. J Perinatol 27: 704–708

Havranek T, Miladinovic B, Wadhahawan R, Carver JD (2012) Factors that affect the postnatal increase in superior mesenteric artery blood flow velocity in very low birth weight preterm infants. J Perinatal Med 15: 565–570

Havranek T, Al –Hoshni M, Armbrecht E (2013) Probiotics supplementation increases intestinal blood flow velocity in extremely low birth weightr preterm infants. J Perinat Med: 33: 40–44

Havranek T, Rahimi M, Hall H, Armbrecht E. (2015) Feeding preterm neonates with patent ductus arteriosus (PDA) intestinal blood flow characteristics and clinical outcome. J Matern Fetal Neonatal Med 28: 526–530

Hentschel R, Hensel D, Brune T, Rabe H, Jorch G (1995) Impact on blood pressure and intestinal prefusion of dobutamine in hyptensive preterm infants. Biol Neonate 68: 318–324

Hoecker C, Nelle M, Poeschl J, Beedgen B, Linderkamp O (2002) Caffeine ompairs cerebral and intestinal blood flow velocitiy in preterm infants. Pediatrics 109: 784–787

Hoecker C, Nelle M, Beedgen B, Rengelshausen J, Linderkamp O (2006) Effects of a divided high loading dose of caffeine on circulatory variables in preterm infants. Arch Dis Child Fetal Neonatal Ed 91: 61–65

Hudbhoy S, Cutting H, Seddon J, Campbell M (2009) Cerebral and splanchnic hemodynamics after duct ligation in very low birth weight infants. J Pediatr 154: 196–200

Ilves P, Lintrup M, Muug K, Asser K, Veinla M (2008) Developmental changes in cerebral and visceral blood flow velocitiy in healthy neonate and infants. J Ultrasound Med 27: 199–207

Irmesi R, Marciallis MA, Anker JV, Fanos V (2014) Non-steroidal anti-inflammatory drugs in the management of patent ductus arteriosus (PDA) in preterm infants and variations in attitude in clinical practice: a flight around the world. Curr Med Chem 21: 3132–3152

Joynt C, Bigami DL, Charrois G, Jewell LD, Korbutt G, Cheung PY (2009) Intestinal hemodynamic effects of milrinone in asphyxiated newborn pigs after reoxygenation with 100% oxygen: a dose-response study. Shock 31: 292–299

Kadalraja S, Thomas E, Patole SK (2001) Is phototherapy a risk factor for ileus in high risk neonates? Pediatr Res 120: 81–85

Kadalraja S, Patole SK, Müller S, Whitehall JS (2004) Is mesenteric blood flow compromised during phototherapy in preterm neonates. Arch Dis Child Fetal Neonatal Ed 89: 564

Karakus OZ, Solmaz B, Ates O, Hakgüder G, Olguner M, Akgür FM (2015) Effect of meconium on the contractility of the superior mesenteric artery: A clue to intestinal damage in gastroschisis. Eur J Pediatr Surg 25: 373–376

Kempley ST, Gamsu HR (1992) Randomized trial of umbilical arterial catheter position: Doppler ultrasound findings. Arch Dis Child 67: 855–859

Kempley ST, Murdoch E (2000) Splanchnic haemodynamic disturbances in perinatal sepsis. Arch Dis Child Fetal Neonatal Ed 83: 39–42

Lampe R, Botkin N, Turova V, Blumenstein T, Alves-Pinto A (2014) Mathematical modelling of cerebral blood circulation and cerebral autoregulation: towards preventing intracranial haemorrhages in preterm newborns. Comput Math Methods Med 35: 234–251

Lane AJ, Coombs RC, Evans DH, Levin RJ (1999) Effects of caffeine on neonatal splanchnic blood flow. Arch Dis Child Fetal Neonatal Ed 80: 128–132

Lakkundi A, Wright I, de Waal . (2014) Transitional hemodynamics in preterm infants with a respiratory management strategy directed at avoidance of mechanical ventilation. Early Hum Dev 90: 409–412

Leydig E (1989) Pulsed Doppler ultrasound blood flow measurements in the superior mesenteric artery of the newborn. Pediatr Radiol 19: 169–172

Lodi CA, Ursino . (1999) Hemodynamic effect of cerebral vasospasm in humans: a modelling study. Ann Biomed Eng 27: 257–273

Mace TP, Azar GB, Lee RD, Choe R, Burgess R, Cork RC, Flint LM, Ferrera JJ (1998) Effects of severe hypoxemia on mesenteric blood flow in neonatal piglets. J Surg Res 80: 287–294

Martinussen M, Brubakk A, Linker D, Vik T, Yao A (1994) Mesenteric blood flow velocity and its relation to circulatory adaptation during the first week of life in healthy term infants. Pedaitr Res 36: 334–339

Martinussen M, Brubakk A, Vik T, Yao AC (1996) Mesenteric blood flow velocity and its relation to transitional circulatory adaptation in appropriate for gestational age preterm infants. Pediatr Res 39: 275–280

Maruyama K, Fuiju T (2012) Effects of prophylactic indomethacin on renal and intestinal blood flows in premature infants. Pediatr Int 54: 14442–14450

Maruyamam K, Fuiju T, Inoue T, Koizumi A, Inoue F (2013) Feeding interval and postprandial intestinal blood flow in premature infants. Pediatr Int 55: 472–476

Matasova K, Zibolen M, Kolarovszka H, Ciliak M, Baska T, Murgas D, Kolarovski B, Dragula M (2007) Early postnatal changes in superior mesenteric artery blood flow vbelocity in healthy term infants. Neuro Endocrinol Lett 28: 822–825

Mc Curnin D, Clyman R (2008) Effects of patent ductus arteriosus on postprandial mesenteric perfusion in premature baboons. Pediatrics 122: 267–267

Murase M, Ishida A (2006) Echocardiographic assessment of early circulatory status in preterm infants with suspected intrauterine infection. Arch Dis Child Fetal Neonatal Ed 91: 105–110

Murdock EM, Sinha AK, Shammugalingan ST, Smith GC, Kempley ST (2006) Doppler flow velocimetry in the superior mesenteric artery on the first day of life in preterm infants and the risk of neonatal necrotising enterocolitis. Pediatrics 118: 1999–2003

Navarro G, Sanchez C, Giluino F, Mureno C, Macian I, Laso G, Sopena S (2005) Ibuprofen versus indomethacin in the treatment of patent ductus arteriosus in preterm infants. An Pediatr 63: 212–218

Nelle M, Zilow EP, Linderkamp O (1997) Effects of high frequency oscillatory ventilation on circulation in neonates with pulmonary interstitial emphysema or RDS. Intensive Care Med 23: 671–676

Nowicki PI (2005) Ischemia and necrotizing enterocolitis: where, when, and how. Semin Pediatr Surg 14: 152–158

Nowicki PT, Caniano DA, Hammond S, Giannone PJ, Besner GI, Reber KM, Nankervis CA (2007) Endotjelial nitric oxide synthes in human intestine resected for necrotising enterocolitis. J Pediatr 150: 40–45

Ohlson A, Walia R, Shah S (2008) Ibuprofen for the treatment of patent ductus arteriosus in the preterm and/or low birth weight infants. Cochrane Database Syst Rev 23

Oste M, van Ginneken C, van Haver F, Bjornvad C, Thymann T, Saugild P (2005) The intestinal trophic response to enteral food is reduced in parenterally fed preterm pigs and is associated with more nitregic neurons. J Nutr 135: 2657–2663

Pai VB, Sakadijan A, Puthoff T (2008) Ibuprofen lysine for the prevention and treatment of patent ductus arteriosus. Pharmacotherapy 28: 1162–1182

Papucci P, Giannantonio C, Cota F, Latela C, Semeraro C, Fioretti M, Tesfagabir M, Romagnoli C (2009) Neonatal clour Doppler ultrasound study: normal values of abdominal blood flow velocities in the neonate during first month of life. Pediatr Radiol 39: 328–333

Pezzati M, Vangi V, Biagotti R, Bertini G, Cianciulli D, Rubaltelli FF (1999) Effects of indomethacin and ibuprofen on mesenteric and renal blood flow in preterm infants with patent ductus arteriosus. J Pediatr 135: 733–738

Pezzati M, Biagotti R, Vaugi V, Lombardi E, Wiechmann J, Bubaltelli FF (2000) Changes in mesenteric blood flow response to feeding: conventional versusfiber-optic phototherapy. Pediatrics 105; 500–503

Pezzati M, Dani C, Tronchin M, Fillipi L, Rossi S, Rubaitell F (2004) Prediction of early intolerance to enteral feeding by measurements of superior mesenteric artery blood flow velocitiy: appropriate versus small- for gestational-age preterm neonates. Acta Paediatr 93: 797–802

Piechnik SK, Chiarelli PA, Jezzard P (2008) Modelling vascular reactivity to investigate the basis of the relationship between cerebral blood volume and flow under CO_2 manipulation. Neuroimage 39: 107–118

Rhee CJ, Fraser CD, Kibler K et al. (2014) The ontogeny of cerebrovascular pressure autoregulation in premature infants. J Perinatol 34: 926–931

Pratap A, Twari A, Shakya YC, Yadav RP, Agurwai B, Koiraba S, Shekkar C, Adhikary S, Kamar S, Agrawai A (2007) Doppler study of splanchnic hemodynamics in Hirschsprung disease. Eur Surg Res 39: 148–152

Robel-Tillig E (2009) Clinical findings and dopplersonographic measurements in premature neonates with intestinal motility disturbances versus necrotising enterocolitis. (In press)

Robel-Tillig E, Möckel A, Vogtmann C (1999) Normal Doppler ultrasound values of anterior cerebral artery of premature infants with the reference to cardiac function and intestinal blood flow parameters. Z Geburtsh Neonatol 203: 234–240

Robel-Tillig E, Vogtmann C, Faber R (2000) Postnatal intestinal disturbances in small for gestational age premature infants after prenatal haemodynamic disturbances. Acta Paediatr 89: 324–330

Robel-Tillig E, Knüpfer M, Pulzer F, Vogtmann C (2002a) Dopplersonographic findings in neonates with significant ductus arteriosus. Z Geburtsh Neonatol 206: 51–56

Robel-Tillig E, Vogtmann C, Bennek J (2002b) Prenatal hemodynamic disturbances – pathophysiological background of intestinal motility disturbances in small for gestational age infants. Eur J Pediatr Surg 12: 175–179

Robel-Tillig E, Knüpfer M, Pulzer F, Vogtmann C (2004) Blood flow parameters of the superior mesenteric artery as an early predictor of intestinal dysmotility in preterm infants. Pediatr Radiol 24: 958–962

Robel-Tillig E, Knüpfer M, Pulzer F, Vogtmann C (2007) Cardiovascular impact of dobutmanie in neonates with myocardail dysfunction. Early Hum Dev 83: 307–312

Roll C, Hanssler L (1998) Effect of umbilical arterial catheters on intestinal blood supply. Acta Paediatr 87: 955–959

Rosenkrantz TS (2003) Plycythemia and hyperviscosity in the newborn. Semin Thromb Hemost 29: 15–27

Sancak S, Arman D, Gursoy T, Topcuoglu S, Karatekin G, Ovali F (2015) Intestinal blood flow by Doppler ultrasound: the impact of clarithromycin treatment for feeding intolerance in preterm neonates. J Matern Fetal Neonatal Med 2: 1–4

Saugild P (2006) Gut response to enteral nutrition in preterm infants and animals. Exp Biol Med 23: 1695–1711

Schlösser R, Rettwitz-Volk W, Altendorf A, von Loewenich V (1994) Hemodynamic effects of high-frequnency oscillating ventilation in preterm and term infants. Klin Pädiatr 205: 421–424

Shah JB, Bracero LA, Gewitz MB, Fish BG, Dweck HS (1998) Umbilical artery catheters and blood flow velocities in the superior mesenteric artery: effect of insertion, removal, aspiration, and bolus infusion. J Clin Ultrasound 26: 73–77

Shimada S, Kasai T, Konishi M, Fujiwara T (1994) Effects of patent ductus arteriosus on left ventricular output and organ blood flow in preterm infants with respiratory distress syndrome trated with surfactant. J Pediatr 12: 270–277

Soraisham AS, Eliott D, Amin B (2008) Effect of single loading dose of intravenous caffeine infusion on superior mesenteric artery blood flow velocities in preterm infants. J Pediatr Child Health 44: 119–121

Thompson A, Silva CT, Gork AS, Wang D, Ehrenkranz RA (2014) Intestinal blood flow by Doppler ultrasound: the impact of gestational age and time from first enteral feeding in preterm neonates.Am J Perinatol 31: 261–268

Toth-Heyn P, Cataldi L (2012) Vasoactive compounds in the neonatal period. Curr Med Chem 19: 4633–4639

Ursino M, Guilini M, Lodi CA (1998) Relationships among cerebral perfusion pressure, autoregulation, and transcranial Dopplerwaveform: a medelling study. J Neurosurg 89: 255–266

Weir F, Fong K, Ryan M (1995) Superior mesenteric artery and renal artery blood flow velocitiy measurements in neonates: technique and interobserver reliability. Pediatr Radiol 25: 145–148

Yanowitz T, Yao A, Werner JC, Pettigrew KD, Oh W, Stonestreet BS (1998) Effects of prophylactic low- dose Indomethacin on hemodynamics in very low birth weight infants. J Pediatr 33: 688–693

Yao AC, Martinussen M, Johannsen OJ, Brabakk AM (1999) Phototherapy associates chnges in mesenteric blood flow response to enteral feeding in term neonates. J Pediatr 124: 309–312

Dopplersonographische Untersuchungen der Leber

E. Robel-Tillig, *Dopplersonographie in der Neonatologie*,
DOI 10.1007/978-3-662-50484-0_6, © Springer-Verlag GmbH Deutschland 2017

6.1   Anatomische Darstellung der Leber und Lebergefäße

Die Leber ist aufgrund ihrer parenchymatösen Beschaffenheit und ihrer anatomischen Lage im Abdomen sonographischen Untersuchungen sehr gut zugänglich. Sie füllt den rechten Oberbauch und einen Teil des linken Oberbauches aus. Kranial berührt sie das Zwerchfell, die Kontur ist konvex und glatt abgrenzbar. Der kaudale Leberrand ist leicht konkav. Nach links ist der Leberrand manchmal etwas unsicher abzugrenzen.

In Beziehung zur Leber können die rechte Niere und Nebenniere, die rechte Kolonflexur, das Pankreas und der Magen dargestellt werden. Als wichtigste Gefäße können die V. cava inferior und die Aorta abgebildet werden.

Das Leberparenchym ist physiologisch homogen und von mittlerer Echogenität. Kleinere Gefäße und die Gallenwege können als etwas echogenere Strukturen intrahepatisch verlaufen.

Die Pfortader zeigt eine echoreiche Wandbegrenzung und ist damit gegen die Lebervenen abzugrenzen. Nach Eintritt des Pfortaderstammes in die Leberpforte teilt sich die Pfortader in einen rechten und einen linken Hauptast. Der rechte Hauptast verlässt stumpfwinklig, der linke Hauptast spitzwinklig die Pfortader. Der Winkel zwischen beiden Ästen beträgt etwa 180°, die beiden Äste verlaufen weiter in den rechten und linken Leberlappen und teilen sich in weitere Äste auf. Der rechte Hauptast bildet 4 weitere Äste, der linke teilt sich nach kolbiger Auftreibung in den Recessus umbilicalis, in den intrauterin die Nabelvene mündet und der Ductus venosus abgeht. Bei Neugeborenen und besonders bei Frühgeborenen lassen sich deutliche Unterschiede in Leberstruktur und Morphologie im Vergleich zu größeren Kindern darstellen. Die neonatale Leber ist vielfältigen hämodynamischen Schwankungen unterlegen. Pränatal ist das Blut gleichmäßig auf die rechte und linke Leberhälfte verteilt. Das Pfortaderblut wird vorwiegend zur rechten Leberhälfte transportiert, während das oxygenierte Blut von der Plazenta über die Nabelvene in die linke Leberhälfte gelangt. Ein Teil des Lebervenenblutes gelangt über den Ductus venosus direkt in die Pfortader. Die Menge des über den Ductus venosus zirkulierenden Blutes wird intrauterin über den Sphincter ductus venosus gesteuert (Hoyer 1996). Nach der Abnabelung führt die Hypoxämie zur Konstriktion des Sphinkters. Postnatal ist die Perfusion über die Pfortader verstärkt und der Blutfluss zur linken Leberhälfte nimmt ab. Die bei intrauteriner Hypoxie oder perinataler Asphyxie auftretende Konstriktion des Sphincter ductus venosus kann zu erheblichen Problemen bei der korrekten Platzierung des Nabelvenenkatheters führen.

Der Blutfluss bei Frühgeborenen ist über die Dopplersonographie zu verfolgen und der noch persistierende Ductus venosus relativ häufig darstellbar (Loberant et al. 1992).

6.2 Dopplersonographische Flussmessungen in der Leber

In der Neonatologie kommt der sonographischen Beurteilung der Flussgeschwindigkeiten bisher keine sehr große Bedeutung in der täglichen Routine zu. Messungen der Blutflussparameter sind einigen spezifischen Erkrankungen und Fragestellungen vorbehalten, auf die hier eingegangen werden soll.

Die Pfortader lässt sich dopplersonographisch am besten von lateral darstellen, da aus dieser Schnittebene auf Winkelkorrektur verzichtet werden kann. Das Flussmuster zeigt undulatorische Schwankungen in Abhängigkeit von der Atmung. Die Geschwindigkeiten sind wenig vom Lebensalter abhängig und können durch Nahrungsaufnahme beeinflusst sein.

Die A. hepatica communis verläuft im Ligamentum hepatoduodenale in die Leberpforte. Doppersonographisch ist die A. hepatica nach Aufteilung in Höhe der Pfortaderäste ebenfalls im lateralen Schnitt am besten messbar. Die Abgrenzung gegenüber Gallenwegen kann morphologisch schwierig sein und wird dopplersonographisch gestützt.

Die Lebervenen haben eine echoarme Wandbegrenzung. Sie verlaufen in Richtung V. cava und münden im Lebervenenstern. Meist existieren 3 Hauptlebervenen, die spitzwinklig in den Lebervenenstern einmünden (Abb. 6.1, Abb. 6.2).

6.2.1 Normalwerte für Blutflussparameter der Leber

Wesentlich bei der Beurteilung der Blutflussparameter ist die Tatsache, dass besonders die Geschwindigkeiten sowohl von der Nahrungsaufnahme als auch von den Atemexkursionen abhängig sind.

Für die Flussgeschwindigkeiten in der Pfortader wird von einer Arbeitsgruppe eine Maximalgeschwindigkeit von 40 ± 14 cm/s und eine mittlere Geschwindigkeit von 18 ± 5 cm/s angegeben (Grunert et al. 1990; Frank 1992). Eine weitere Studiengruppe konnte postprandial eine deutliche Zunahme des Durchmessers der Pfortader von 3,6 auf 3,9 mm evaluieren. Die

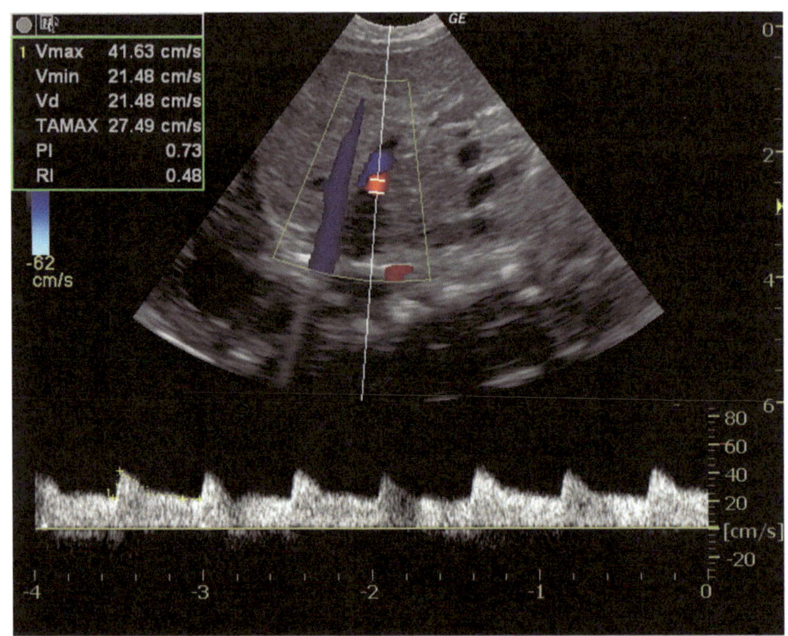

◻ Abb. 6.1 Messungen des Blutflusses in der A. hepatica

Maximalgeschwindigkeit stieg 15 Minuten nach Nahrungsaufnahme von 28 cm/s auf 35 cm/s an und fiel nach weiteren 60 Minuten auf 28 cm/s ab (Kan et al. 1996).

Eine Zunahme des Blutflusses über die V. portae wurde ebenso mit wachsendem Lebensalter und zunehmenden Gewicht festgestellt. Wobei diese Unterschiede in der Neugeborenenperiode marginal sind (Barrio et al. 1996).

Die A. hepatica wird in ihrem Durchmesser bei gesunden Neugeborenen mit 1,2 ± 0,2 mm angegeben (Kim et al. 2007). Die Unterschiede sind besonders bei entzündlichen Erkrankungen differenzialdiagnostisch bedeutungsvoll. Die maximale Flussgeschwindigkeit liegt bei durchschnittlich 85 ± 13 cm/s, die mittlere Geschwindigkeit bei 21 ± 7 cm/s (Hoyer 1996; Loberant et al. 1992).

Besonders für die hepatischen Venen wurde eine Abhängigkeit der Flussgeschwindigkeiten von den Atembewegungen festgestellt. Die systolische Spitzengeschwindigkeit fällt signifikant mit der Exspiration um 26% ab (Ahmetoglu et al. 2005). Das Flussmuster ist bei etwa 44% der Kinder dabei tri-

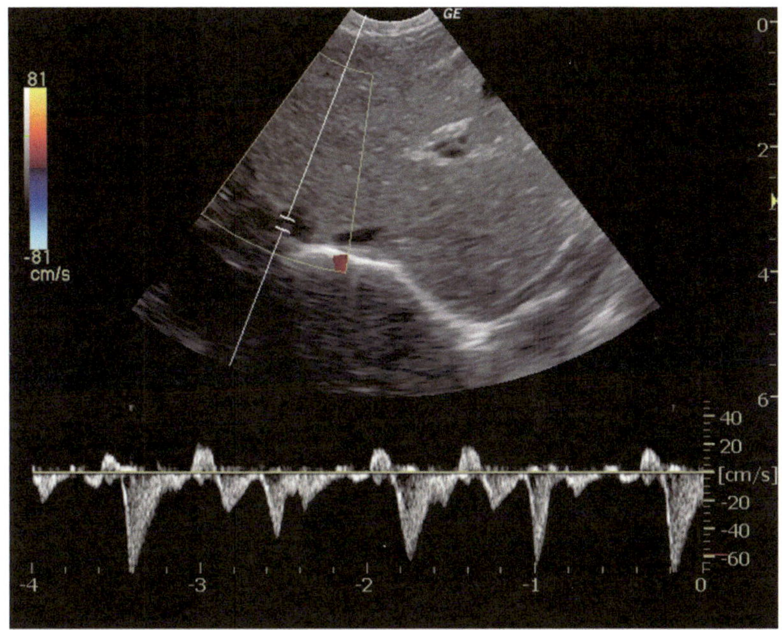

◘ Abb. 6.2 Undulierender, physiologischer triphasischer Lebervenenfluss vor Einmündung in die V. cava

phasisch, mit größte Häufigkeit monophasisch darstellbar (Ahmetoglu et al. 2005).

6.2.2 Pathophysiologische Veränderungen der Blutflussparameter in der Leber

In der Neonatalperiode gibt es nur relativ wenige Erkrankungen, die mit Hilfe dopplersonographischer Untersuchungen der Lebergefäße frühzeitig diagnostizierbar sind. Ein wesentliches akutes Problem der neonatologischen Intensivmedizin ist die nekrotisierende Enterokolitis. Im Kapitel zur intestinalen Dopplersonographie haben wir bereits auf die frühzeitige Differenzialdiagnose zur enteralen Motilitätsstörung hingewiesen. Die frühzeitige Diagnostik ist entscheidend für eine adäquate Therapie und damit für die Langzeitprognose der erkrankten Frühgeborenen. Eine aktuelle Studie stellt die

Ergebnisse der dopplersonographischen Untersuchung von Patienten mit Verdacht auf eine nekrotisierende Enterokolitis im Vergleich zu den Parametern bei Frühgeborenen ohne Hinweis auf eine NEC. Es wurden die Blutflüsse in der Vena portae und den hepatischen Venen dargestellt und eine hepatische Flow-Ratio gebildet. Dabei konnten in der Patientengruppe signifikant niedrigere Flüsse im Vergleich zu den Kontroll-Kindern dargestellt werden. Damit ließe sich ein zusätzlicher wichtiger Parameter für die Diagnostik der NEC aufzeigen (Akin et al. 2015).

Die neonatale Cholestase ist kein seltenes Symptom und erfordert eine rasche Differenzialdiagnostik. Mit Hilfe der Farb-Dopplersonographie und des hepatischen subkapsulären Flusses lässt sich eine frühzeitige Abgrenzung der Gallengangsatresie als Ursache der Cholestase initiieren. Die Häufigkeit des subkapsulären Flows war bei Patienten mit Gallengangsatresie signifikant erhöht (El-Guindi et al. 2013).

Wesentliches Hilfsmittel zur Beurteilung der hepatischen Perfusion bei Säuglingen mit Gallengangsatresien kann der Nachweis veränderter Blutflussgeschwindigkeiten in der A. hepatica sein, die auf einen signifikant verminderten Durchmesser der A. hepatica zurückzuführen sind (Ayabakan et al. 2003; Stringer et a. 1990; Ohno et al. 2007; Tseng et al. 2000).

Eine weitere, klinisch wichtige Indikation ergibt sich aus der postoperativen Kontrolle nach Laporotomien, besonders bei abdominellen Fehlbildungen. Fallberichte stellen nach Reduktion einer massiven Omphalozele die Kontrolle der Perfusion über die Flussmessung in den hepatischen Venen dar. Mit Beweis eines normalen Flusses hat sich auch der klinische Befund stabilisiert (Skarsgard u. Barth 1997).

In der Diagnostik der pränatalen Hämodynamik ist in den letzten Jahren ein Hauptaugenmerk auf die Beurteilung des Blutflusses im Ductus venosus gelegt worden. Der Ductus venosus spielt eine zentrale Rolle im Transport des hoch oxygenierten umbilicalen Blutes zum Herzen. Die Flusskurve ist eng mit der Belastung der Vorhöfe assoziiert. Es besteht damit die Möglichkeit Veränderungen der kardialen Funktionen einschließlich Nachlast, myokardiale Kontraktilität und Vorlast zu beurteilen. Die Rolle des Ductus venosus ist besonders bei fetaler Wachstumsrestriktion, supraventrikulärer Tachykardie, fetalem Hydrops und kongenitalen Vitien unbestritten(Seravalli et al. 2016; Dahlbäck et al. 2015; Ebbing et al. 2009).

Zusammenfassend soll hier darauf hingewiesen werden, dass eine Kenntnis der normalen Flussverhältnisse in Lebervenen, Pfortader und A. hepatica zur neonatologischen Praxis gehören sollten. Der Anwendungsbereich wird sich nicht in so breiter Weise wie die Messung zerebraler oder intestinaler Flussparameter darstellen, ist aber für Differentialdiagnosen oder postoperative Verlaufskontrollen wichtiger diagnostischer Baustein.

Literatur

Ahmetoglu A, Kosucu P, Arikan E, Dinc H, Resit Gämle H (2005) Hepatic flow pattern in children: assessment with Doppler sonography. Eur J Radiol 53: 72–77

Akin MA, Yikilmaz A, Gunes T, Sarici T, Korkmaz L, Ozturk MA, Kurtoglu S (2015) Quantitative assessment of hepatic blood flow in the diagnosis and management of necrotizing enterocolitis. J Matern Fetal Neonatal Med 28: 2160–5

Ayabakan C, Ozkutlu S (2003) Normal patterns of flow in the superior caval, hepatic and pulmonary veins as mesasured using Doppler echocardiography during childhood. Cardiol Young 13: 43–51

Barrio L, de Palma G, Conde M (1996) Evaluation of the portal vein glow in healthy children by Doppler duplex echocardiography. An Esp Pediatr 44: 45–49

Dahlbäck C, Myren O, Gudmundsson S (2015) Alterations in ducuts venosus velocity indices in relation to umbilical venous pulsations and perinatal outcome. Acta Obstet Gynecol Scand 25: Epub ahead of print

Ebbing C, Rasmussen S, Godfrey KM, Hanson MA, Kiserud T (2009) Redistribution pattern of fetal liver cicrulation in intrauterine growth restriction. Acta Obstet Gynecol Scand. 88: 1118–23

El-Guindi MA, Sira MM, Konsowa HA, El-Abd OL, Salem TA (2013) J Gastroenterol Hepatol 28: 867–72

Frank W (1992) Imaging of the liver segments by ultrasound. A practical approach. Radiology 32: 189–197

Grunert D, Stier M, Schöning M (1990) The portal system and the heapatic artery in children with enterohepatic bile duct atresia. Further duplex sonography parameters and flowmetry. Klin Pädiatr 202: 87–93

Hoyer PF (1996) Leber-Untersuchungstechnik und Normalbefunde in Ultraschalldiagnostik. In: Hofmann K, Deeg KH, Hoyer PF (Hrsg) Pädiatrie und Kinderchirurgie. Thieme, Stuttgart, S 192

Kan SC, Bell EF, Brown BP, Smith WL (1996) Duplex Doppler sonography of changes in portal vein flow in healthy term newborn infants after feeding. J Ultrasound Med 15: 121–125

Kim WS, Cheon JE, Youn BL, Yoo SY, Kim IO, Yeon KM, Seo JK, Park KW (2007) Hepatic arterial diameter measured with US: adjunct for US diagnosis of biliary atresia. Radiology 245: 549–555

Loberant N, Barak M, Gaitini D, Herskovits M, Ben-Elisha M, Roguin N (1992) Closure of the ductus venosus in neonates: findings on real time gray-scale, color flow Doppler, and duplex Doppler sonography. AJR 159: 1083–1085

Ohno K, Nakamura T, Azuma T, Yoshida T, Havashi N, Nakahira M, Nishigaki K, Kawahira Y, Ueno T (2007) Evaluation of portal vein after duodenoduodenostomy for congenital duodenal stenosis associated with the preduodenal superior mesenteric vein, situs inversus, polysplenia and malrotation J Pediatr Surg 2007; 42: 436–439

Seravalli V, Miller JL, Block-Abrham D, Baschat AA (2016) Ductus venosus Doppler in the assessment of fetal cardiovascular health: an updated practical approach. Acta Obstet Gynecol Scand 4: Epub ahead of print

Skarsgard ED, Barth RA (1997) Use of Doppler ultrasonography in the evaluation of liver blood flow during silo reduction of a giant omphalocele. J Pediatr Surg 32: 733–736

Stringer DA, Kryst J, Manson D, Babiak C, Daneman A, Liu P (1990) The value of Doppler sonography in the detection of major vessel thrombosis in the neonatal abdomen. Pediatr Radiol 21: 30–33

Tseng JJ, Chou MM, Lee YH, Ho ES (2000) Prenatal diagnosis of intrahepatic arteriovenous shunts. Ultrasound Obstet Gynecol 15: 441–444

Dopplersonographische Untersuchung renaler Gefäße

E. Robel-Tillig, *Dopplersonographie in der Neonatologie*,
DOI 10.1007/978-3-662-50484-0_7, © Springer-Verlag GmbH Deutschland 2017

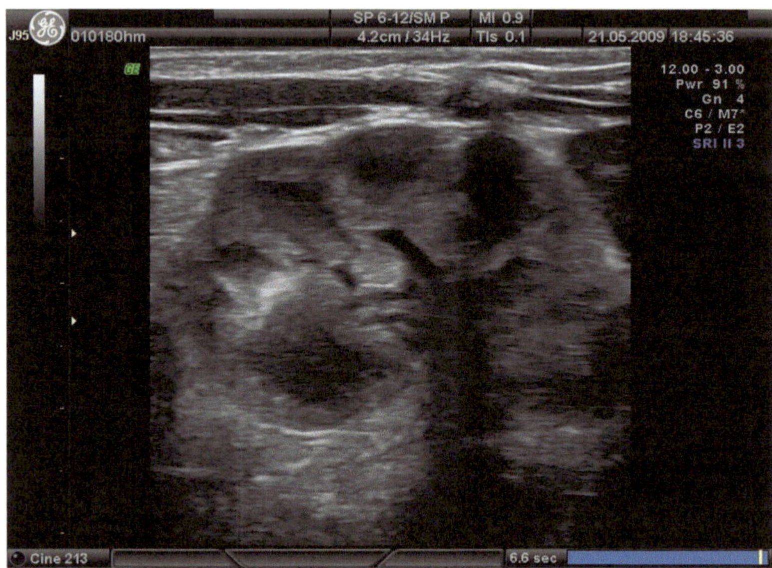

Abb. 7.1 Sonographische Darstellung der neonatalen Niere im Längsschnitt

7.1   Anatomische Darstellung der Niere

Die Darstellung der Nieren gelingt am besten von lateral oder dorsal, da ventral der Darm mit luftgefüllten Schlingen ein Untersuchungshindernis bilden kann. Von lateral und dorsal dienen Leber und Milz als Schallfenster.

Die gesunde Niere weist eine glatte Oberflächenstruktur auf, wobei besonders bei Frühgeborenen eine noch für das Fetalalter typische Renkulierung beobachtet werden kann und als physiologisch bewertet werden muss. Ebenso bei Frühgeborenen ist die Nierenrinde durch eine erhöhte Echogenität gekennzeichnet, die sich jenseits der Neugeborenenperiode allmählich verliert. Die Markpyramiden sind fast radiär voneinander getrennt aufzufinden, und bei Neugeborenen sind sie deutlich echoärmer als im späteren Alter. Eine Verwechslung mit Zystenbildung oder Ektasien der Kelche muss vermieden werden. Ebenso können die Markpyramiden in der Neonatalzeit hyperechogen sein. Häufig ist dieses Phänomen bei etwas gering hydrierten Neugeborenen zu beobachten, es ist nach 2–3 Wochen nicht mehr nachweisbar.

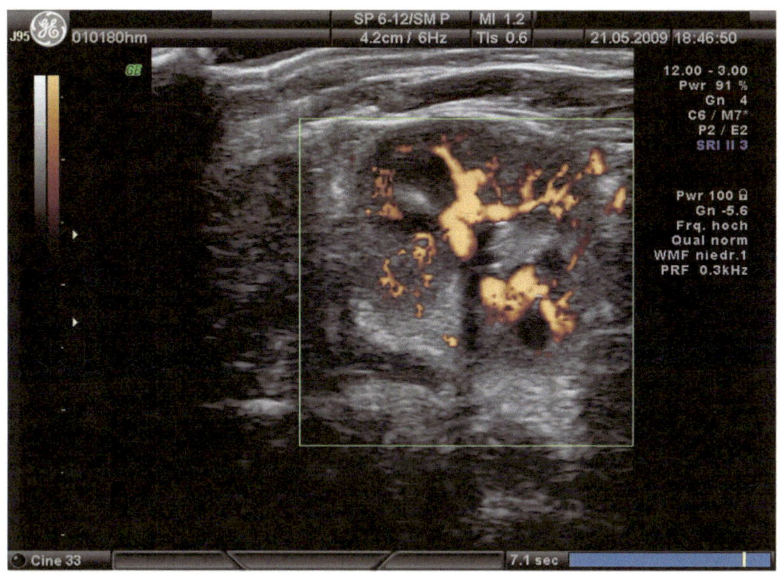

◧ **Abb. 7.2** Sonographische Darstellung und arterielle Perfusion der neonatalen Niere im Querschnitt

Das Mittelecho der Nieren wird aus dem Nierenkelchsystem, den sich im Hilus aufzweigenden oder zusammenlaufenden Gefäßen und dem peripelvinen Fettgewebe gebildet. Abhängig von der Urinausscheidung kann der Mittelechokomplex gespreizt oder schmal dargestellt werden.

Die Messung der Längs- und Querausdehnung der Nieren sowie die Volumenberechnung (Länge × Breite × mittlere Tiefe × 0,5) gehören zur sonographischen Praxis. Mit Hilfe von Nomogrammen kann die Genauigkeit der Messung verbessert werden Der interindividuelle Messfehler ist dennoch recht hoch (Schlesinger et al. 1991). Allerdings sollte zur relativen Beurteilung des Nierenwachstums niemals auf die Messung verzichtet werden. Der Parenchym-Pyelon-Index gibt das Verhältnis von Parenchymdicke zu Mittellinienecho an und sollte bei 2,1 liegen (Dinkel et al. 1985; ◧ Abb. 7.1, ◧ Abb. 7.2).

7.2 Messung renaler Blutflussparameter

Auch für die Messung der Flussgeschwindigkeiten und Indizes in den renalen Gefäßen ist es wichtig, optimale und reproduzierbare Messbedingungen zu schaffen, die Veränderungen der renalen Perfusion objektiv widerspiegeln.

Bei einem Winkel zwischen Dopplerstrahl und Gefäß < 20° kann auf eine Winkelkorrektur verzichtet werden. Ist diese Positionierung nicht möglich, erlauben moderne Ultraschallgeräte unkompliziert die Winkelkorrektur.

Wie bei anderen Organen wird auch bei der Niere die systolische Maximalgeschwindigkeit, die mittlere Geschwindigkeit (als Integral unter der Kurve berechnet), die diastolische Geschwindigkeit, Resistance- und Pulsatilitätsindex gemessen. Durch Multiplikation der mittleren Geschwindigkeit mit dem Gefäßquerschnitt lässt sich die Flussrate in ml/s berechnen. Bei dieser Berechnung ist, wie bereits für die Herzzeitvolumina erörtert, mit einer hohen Fehlerrate aufgrund der Messungenauigkeiten bei Beurteilung der Gefäßquerschnitte zu rechnen.

Als wesentlichste und aussagefähigste Gefäße sind die Aa. renalis sinistra und dextra kurz vor dem Eintritt in das Parenchym zu messen. Die Aa. segmentales sollten intrarenal in Höhe des Mittelechokomplexes dargestellt werden. Die Aa. interlobares werden innerhalb der Markkegel und die Aa. arcuatae am kortikomedullären Übergang dopplersonographisch erfasst.

7.2.1 Normalwerte renaler Blutflussparameter

Als genereller Befund wird von allen untersuchenden Arbeitsgruppen ein Anstieg der systolischen Maximalgeschwindigkeiten mit steigendem Gestations- und Lebensalter dokumentiert. Dabei besteht eine enge Korrelation mit den zunehmenden Geschwindigkeiten in der Aorta. Wiederum wird, wie für die zerebralen und mesenterialen Gefäße kein Zusammenhang zum systemischen Blutdruck dargestellt (Visser et al. 1992; Cleary et al. 1996; Chavhan et al. 2005; Deeg et al. 2003; Korten u. Robel-Tillig 2009). Durch die Mehrzahl der Studien kann ein Absinken der vaskulären Resistance mit Abfall der Indizes und Anstieg der diastolischen Geschwindigkeiten mit zunehmendem Lebensalter bestätigt werden (Cleary et al. 1996; Bomelburg u. Jorch 1988; Lamont et al. 1991; Black et al. 2013; ◘ Abb. 7.3).

Die in den einzelnen Arbeiten angegeben Absolutwerte für die Flussgeschwindigkeiten und die Indizes differieren etwas und sind natürlich von den

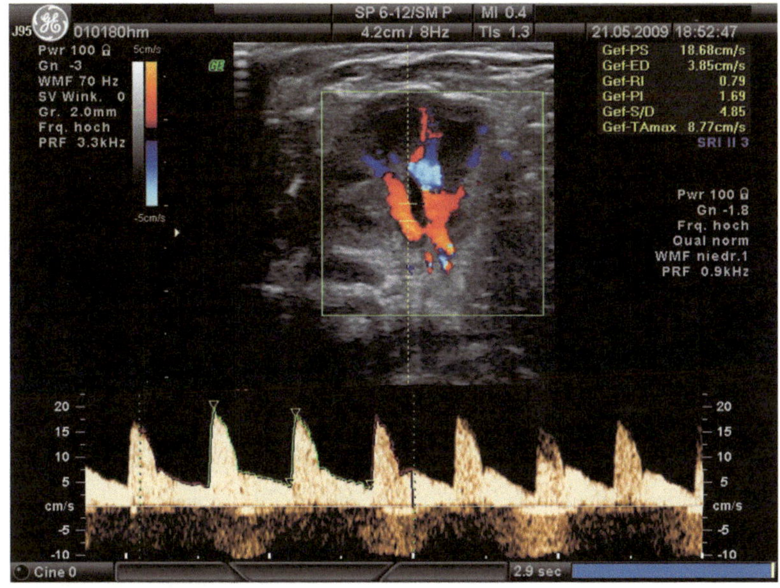

Abb. 7.3 Normales Flussmuster in der A. renalis

Tab. 7.1 Normalwerte für die Flussgeschwindigkeiten und die Pulsatilitätsindizes in der A. renalis am 1., 3. und 7. Lebenstag. (Cleary et al. 1996; Deeg et al. 2003; Korten u. Robel-Tillig 2009)

	1. Lebenstag	3. Lebenstag	7. Lebenstag
V systolisch (cm/s)	38–44	40–51	48–60
V diastolisch (cm/s)	7–11	8–16	12–19
V mean (cm/s)	17–21	23–30	27–39
PI	1,7	1,6	1,4

Messvoraussetzungen abhängig. Hämodynamische Einflüsse auf die renale Perfusion sind erheblich und sollen in folgenden Abschnitten diskutiert werden (**Tab. 7.1**).

7.3   Pathophysiologische Einflüsse auf die renalen Blutflussparameter

7.3.1   Akutes oder chronisches Nierenversagen

Die Niere stellt ein zentrales, lebenswichtiges Organ dar, deren akutes oder chronisches Versagen bereits innerhalb der Neonatalperiode die Mortalität wesentlich steigert. Es soll auf einige Schwerpunkte in der Pathogenese des renalen Versagens eingegangen werden, um die Bedeutung der renalen Perfusion und damit der dopplersonographischen Diagnostik des Neugeborenen zu unterstreichen.

In utero stellt die Plazenta das wesentliche Organ für die fetale Homeostase der Flüssigkeit- und Elektrolytbalanze dar. Nach der Geburt muss die Niere diese wesentliche Funktion übernehmen. Dabei ist die Übernahme der neonatalen Physiologie wesentlich abhängig von der Entwicklung der renalen Perfusion. Besonders bei Frühgeborenen mit einem Gestationsalter < 34.SSW sind funktionelle und morphologische Unreife verantwortlich für Einschränkungen der renalen Funktion während der ersten Lebenswochen. Eine Kenntnis der renalen Physiologie ist zur Einschätzung pathophysiologischer Vorgänge wesentlich (Botwinski et al. 2014).

Pränatale oder neonatale Störungen der Nierenentwicklung können zur lebenslangen Beeinträchtigung der renalen Leistungsfähigkeit führen (Saint-Faust et al. 2014, Sulemanji et al. 2013).

Das akute Nierenversagen ist definiert als plötzliche Störung der Nierenfunktion, verursacht durch eine sinkende glomeruläre Filtrationsrate. Das Serumkreatinin zur Geburt ist identisch mit dem der Mutter und liegt somit < 88 µmol/l. Es fällt innerhalb der Neonatalzeit auf niedrig normale Werte. Bei Neugeborenen mit einem akuten Nierenversagen liegt definitionsgemäß das Kreatinin > 133 µmol/l. Führendes klinisches Symptom ist die Oligurie mit einer Ausscheidung < 1 ml/kg/h abhängig vom Schweregrad der renalen Beeinträchtigung. Die Inzidenz des akuten Nierenversagens wird mit 0,4% aller Neugeborenen angegeben und kann bei stationär aufgenommen Neugeborenen einer Intensivstation 8% erreichen.

Pathophysiologische Ursachen sind in der eingeschränkten Funktion der unreifen Niere zu finden. Die renale Embryogenese ist erst mit der 35. SSW abgeschlossen, so dass besonders Frühgeborene sehr gefährdet sein können, renale Probleme zu erleiden.

Perinatale hämodynamische Störungen, hervorgerufen durch Hypovolämie oder Hypoxie, sind häufig ursächlich an der Entwicklung des akuten Nierenversagens beteiligt.

Die Autoregulation des renalen Blutflusses, gekennzeichnet durch die Fähigkeit, systemische Blutdruckschwankungen ohne Beeinflussung der renalen Perfusion zu tolerieren, ist bei Neugeborenen häufig noch nicht entsprechend ausgebildet. Die reduzierte renale Autoregulation des Neugeborenen macht diese besonders anfällig für Schwankungen der systemischen Hämodynamik mit den Folgen der gestörten Nierenperfusion.

Ätiologisch liegt mit 85% der Fälle am häufigsten ein prärenales Versagen vor, hervorgerufen durch inadäquate renale Perfusion. Häufigste Ursachen sind dabei Hypovolämie, Hypoxämie, Sepsis, Polyglobulie und perinatale Asphyxie. 11% der Kinder weisen ein intrarenales Problem wie kongenitale renale Anomalien, Infektionen oder akute tubuläre oder kortikomedulläre Nekrosen, 3% ein postrenales Versagen durch Obstruktion des Ausflusstraktes auf (Gonyon u. Guignard 1986; Hook JR, Hewit 1977; Mattoo 2009; Toth-Heyn 2000).

Häufigste Ursache des akuten Nierenversagens ist die perinatale Asphyxie des Neugeborenen. Mehr als 60% der Kinder, die mit schwerer Asphyxie geboren werden, entwickeln ein renales Versagen. Der zugrunde liegende Mechanismus besteht im gestörten renalen Blutfluss, der eine Einschränkung der glomerulären Filtrationsrate und tubulären Funktion zur Folge hat. Die komplexen Störungen führen zu einer steigenden Sekretion der Katecholamine, Adenosin, Angiotensin, was eine erneute Vasokonstriktion and postglomerulärere Dilatation mit erneuter Senkung der glomerulären Filtrationsrate hervorruft. Die häufig erforderliche mechanische Beatmung vermindert den venösen Rückfluss und damit das Herzzeitvolumen, wodurch Hypovolämie und Hypotension verstärkt werden (Mattoo 2009; Toth-Heyn 2000).

Bei Kindern, die nach schwerer Geburtsasphyxie geboren wurden und von denen ein hoher Prozentsatz ein akutes Nierenversagen entwickelte, ließen sich dopplersonographisch signifikant erniedrigte systolische Maximalgeschwindigkeiten und erniedrigte Pulsatilitätsindizes nachweisen. Dabei wurde eine signifikante Korrelation zwischen dem Schweregrad der Asphyxie und der dopplersonographischen Abweichung der Parameter von der Norm festgestellt (Akinhi et al. 1994; Shimada et al. 2003) (◼ Abb. 7.4).

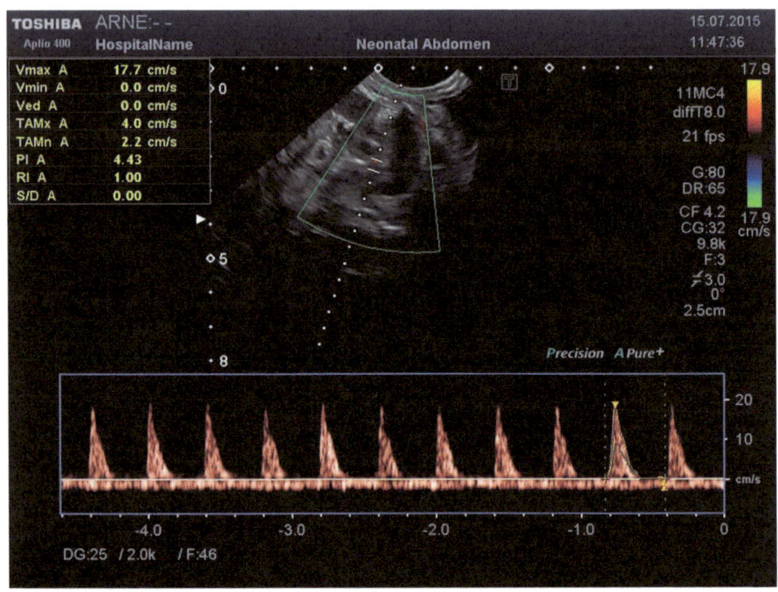

◘ Abb. 7.4 Flussmuster in der A. renalis sinistra bei schwerer postnataler Asphyxie

7.3.2 Hämodynamische Einflüsse

Während der ersten Lebenswoche finden in der Niere, wie in keinem anderen Organ, wesentliche Veränderungen und Steigerungen des Blutflusses statt. Zu einem ist dies im gesteigerten Herzzeitvolumen und der vermehrten Perfusion in der Aorta begründet, zum anderen sind aber hohe Anforderungen an die postnatale Leistung der Nieren gestellt. Die glomeruläre Filtrationsrate steigt innerhalb der ersten Lebenswoche enorm an und es kommt zu intrarenalen Umverteilungen des Blutflusses. Parallel zu diesen hämodynamischen Veränderungen nimmt die Größe des Organs innerhalb weniger Wochen signifikant zu.

Die Blutflussgeschwindigkeiten und die Indizes sind, wie auch bei der zerebralen und mesenterialen Perfusion erläutert, wesentlich vom persistierenden Ductus arteriosus beeinflusst. Die systolischen Blutflussgeschwindigkeiten bleiben konstant oder sind bei massiv erhöhtem linksventrikulärem Herzzeitvolumen erhöht. Die diastolische Geschwindigkeit sinkt bis zum end-

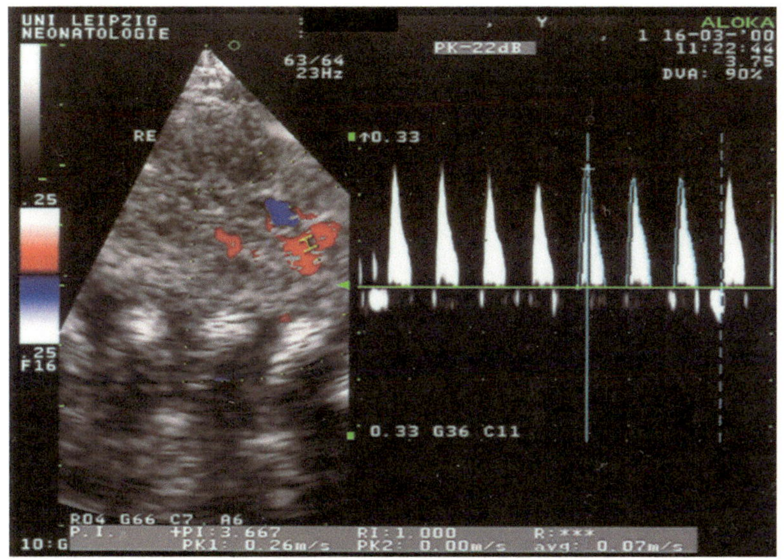

Abb. 7.5 Diastolischer Flussverlust in der A. renalis bei hämodynamisch relevanten persistierenden Ductus arteriosus

diastolischen Flussverlust oder Reverse Flow ab. Der Pulsatilitäts- und Resistance-Index steigt signifikant an (Visser et al. 1992; Shimada et al. 2003; Capozzi et al. 2011). Innerhalb eines diagnostischen Programms ist die Bestimmung der Blutflussparameter in der A. renalis zur Indikationsstellung für eine Verschlusstherapie eines persistierenden Ductus arteriosus von wesentlicher Bedeutung (■ Abb. 7.5). Wie bereits erwähnt, sind die absoluten Flussgeschwindigkeiten, die innerhalb eines Untersuchungsganges in A. renalis und A. cerebri anterior gemessen werden, fast identisch. Bei Beeinflussungen der Systemhämodynamik, wie z.B. beim persistierenden Ductus arteriosus, sind beide Organe in ihrer Perfusion in typischer Weise gestört. Liegt eine organspezifische Beeinträchtigung vor, so kann das durch Relation zu den Blutflussparametern des anderen Organs beurteilt werden.

Bei Frühgeborenen und reifen Neugeborenen mit myokardialer Dysfunktion und schwerwiegender Hypovolämie lässt sich eine verminderte Organperfusion durch den dopplersonographischen Nachweis erniedrigter Blutflussgeschwindigkeiten und eines erhöhten Pulsatilitätsindizes in der A. renalis beweisen. Wie bereits erläutert, besteht jedoch keine Korrelation zwischen den renalen Blutflussparametern und dem arteriellen Blutdruck (Chavhan et al. 2005; Deeg et al. 2003; Hook u. Hewit 1977). Im Kapitel zur Beurteilung der zerebralen Perfusionsparameter haben wir auf die Möglichkeit der Diagnostik der Hypovolämie durch Einschätzung der Form der Blutflusskurve in der Arteria cerebri anterior, aber auch in anderen peripheren Arterien, wie der A. renalis, hingewiesen. Eine ausgeprägte Hypovolämie ist durch eine schmale, spitze Systole gekennzeichnet. Um eine organspezifische Veränderung auszuschließen, ist der Vergleich von 2 peripheren Arterien zur Erhöhung der Spezifität der Aussage geeignet.

7.3.3 Medikamentöse Einflüsse

Wie bereits in den vorangehenden Kapiteln beschrieben, hat eine Reihe von Medikamenten signifikanten Einfluss auf die viszerale Perfusion. Die Kenntnis der Blutflussveränderungen unter einer bestimmten Therapie ist von immenser Bedeutung, um unerwünschte Nebenwirkungen zu vermeiden. Besonders die immature Niere ist in den ersten Lebenstagen und Wochen einer enormen hämodynamischen Anforderung ausgesetzt, so dass unter gestörter Perfusion die Ausscheidung gestört sein kann und akutes oder chronisches Nierenversagen die medikamentöse Therapie wesentlich komplizieren (Gonvon u. Guigard 1986; Lan et al. 1997) (vgl. ▣ Tab. 7.2).

Katecholamine

Dobutamin wird in der Neonatologie in der Therapie der myokardialen Dysfunktion aufgrund seiner inotropen Wirkung in großem Maße eingesetzt (Osborn et al. 2007). In einer eigenen Studie konnten wir bei Frühgeborenen, die eine myokardiale Dysfunktion mit erniedrigtem linksventrikulären Herzzeitvolumen und pathologisch veränderten linksventrikulären systolischen Zeitintervallen aufwiesen, unter einer Dobutamin-Therapie in einer Dosierung mit 9 µg/kg/min eine signifikante Verbesserung der renalen Perfusion beweisen. Die systolische Maximalgeschwindigkeit stieg von 18,2 ± 6,1 auf 39,4 ± 4,8 cm/s, die enddiastolische Geschwindigkeit von 2,2 ± 1,2 auf 8,2 ± 2,1 cm/s an. Der Pulsatilitätsindex fiel von 2,57 auf 1,57 ab (Robel-Tillig et al. 2007). Diese Verbesserung der renalen Perfusion über eine Erhöhung der Blutflussgeschwindigkeiten und Reduktion des vaskulären Widerstandes wird auch von weiteren Autoren beschrieben (Cheung et al. 1999; Al-Salam et al. 2007).

◼ Tab. 7.2 Zusammenfassende Darstellung der Veränderung der renalen Blutflussparameter durch verschiedene Medikamente

	V systolisch	V diastolisch	V mean	PI/RI
Dobutamin Dopamin	Erhöht	Erhöht	Erhöht	Erniedrigt
Indomethacin	Erniedrigt	Erniedrigt	Erniedrigt	Erhöht
Theophyllin Coffein	Erhöht	Erhöht	Erhöht	Erniedrigt
Tolazolin	Erniedrigt	Erniedrigt	Erniedrigt	Unverändert
Sildenafil	Unverändert	Unverändert	Unverändert	Unverändert
NO	Erniedrigt	Erniedrigt	Erniedrigt	Unverändert
Morphin	Unverändert	Unverändert	Unverändert	Unverändert

Die Wirkung von niedrig dosiertem Dopamin (2–4 µg/kg/min) ist in der klinischen Praxis bekannt. Es kommt zur Erhöhung der glomerulären Filtrationsrate, die Ausscheidung wird verbessert und damit die Symptomatik des akuten renalen Versagens positiv beeinflusst. Der Pulsatilitätsindex in der A. renalis fiel signifikant von 2,6 auf 1,6 ab (Seri et al. 1993, 1998, 2002). Aufgrund weitreichender Nebenwirkungen ist jedoch in der neonatologischen Klinik in Deutschland diese Therapie weitgehend verlassen worden.

Vasopressin hat sich in den letzten Jahren als potenter Vasopressor beim Katecholamin-resistenten septischen Schock des Neonaten erwiesen. Es lässt sich ein positiver Effekt auf die Organperfusion, insbesonders mit Aufrechterhaltung der Nierendurchblutung aufzeigen. Langzeiteffekte bedürfen weiterer Studien (Biban et al. 2013, Toth-Heyn et al. 2012).

Ibuprofen/Indomethacin

Wie bereits für die zerebrale und mesenteriale Perfusion berichtet, kommt es unter der Therapie des persistierenden Ductus arteriosus zur signifikanten Verschlechterung des Blutflusses zu den Organen. Die Blutflussgeschwindigkeiten, besonders die diastolische Geschwindigkeit wird reduziert und der Pulsatilitätsindex steigt signifikant an. Die Erfolgsrate der Verschlusses des PDA durch Indomethacin ist hoch, jedoch wird von mehreren Arbeitsgruppen eine Reduktion des renalen Blutflusses beobachtet. Diese Nebenwirkung kann durch niedrigere, oder prophylaktische Dosierung bzw. durch Infusion von Indomethacin verringert werden. (Christmann et al. 2002; Sekar u. Corff 2008; Maruyama et al. 2012).

Die günstigste Alternative für die medikamentöse Verschlusstherapie ist nach dem Ergebnis vieler Studien die Verabreichung von Ibuprofen. Bei gleicher Wirkung ist keine oder sehr geringe hämodynamische ungünstige Wirkung auf die Niere festzustellen (Pai et al. 2008; Jacqz- Algrain u. Anderson 2006; Ohlsson et al. 2015).

Theophyllin, Coffein

Für Aminophyllin bzw. Theophyllin wurde in vorangehenden Kapiteln eine ungünstige Wirkung auf die zerebralen Blutflussparameter beschrieben.

Im Gegensatz dazu wird Aminophyillin seit einigen Jahren als Therapeutikum bei oligurischen Patienten mit gutem Erfolg eingesetzt. Die Wirkung als Diuretikum ist anerkannt und beruht primär auf eine Verbesserung der renalen Perfusion. Die Blutflussgeschwindigkeiten steigen an und die Indizes nehmen ab (Ng et al. 2005; Thomas u. Carcillo 2003; Gogyon u. Guigard 1987).

Eine ähnliche Wirkung konnte für das Coffein beschrieben werden. Es kommt unter Coffein bereits ab einer Dosierung von 5–10 mg/kg zu einer signifikanten Verbesserung der Blutflussgeschwindigkeiten und Abnahme der vaskulären Resistance (Thomas u. Carcillo 2003; Gogyon u. Guigard 1987; Gillot et al. 1990).

Tolazolin

Tolazolin wird als potentes vasodilatatorisch wirksames Agens in der Therapie der pulmonalen Hypertension seit Jahren verwendet, auch wenn hämodynamische Nebenwirkungen bekannt sind. Bei nachlassender pulmonaler Vasokonstriktion kommt es häufig zur systemischen Hypotension. Die Perfusion der Niere wird ungünstig beeinflusst und die Flussgeschwindigkeiten in der A. renalis nehmen signifikant ab. Besonders bei schwerst kranken Neugeborenen ist diese Nebenwirkung unerwünscht und mit zusätzlichen Komplikationen behaftet (Gonyon u. Guignard 1986).

Sildenafil

Als ein weiteres, hoch wirksames Medikament zur Therapie der pulmonalen Hypertension, in den letzten Jahren auch zunehmend bei Neugeborenen angewendet, ist Sildenafil-Citrat Gegenstand wissenschaftlicher Studien geworden, um die komplexe hämodynamische Wirkung zu überprüfen. Es konnte dargestellt werden, dass es zu keiner negativen Wirkung auf die Blutflussparameter der Niere, besonders keiner Beeinflussung des vaskulären Widerstandes kommt (Haase et al. 2006).

Stickstoffmonoxid-NO

Als hochwirksamer Vasodilator ist NO ein weiteres, inhalativ pulmonal wirksames Medikament. Die selektive pulmonale Wirkung hat sich einerseits durch nur geringe systemisch-hämodynamische Wirkungen bestätigt, andererseits ließ sich auf die zerebrale Perfusion eine ungünstige Beeinflussung beweisen. Für den renalen Blutfluss konnte ebenso eine signifikante Erniedrigung der Flussgeschwindigkeiten dargestellt werden (Ballevre et al. 1996).

Morphin

Morphin und Fentanyl als häufig in der neonatologischen Klinik eingesetzte Analgosedativa wurden auf ihre Wirkung hinsichtlich der systemischen Hämodynamik und der Organdurchblutung häufig untersucht. Es konnte festgestellt werden, dass so, wie bereits für den zerebralen Blutfluss dargestellt, keine negativen Veränderungen der renalen Perfusionsparameter aufgezeigt werden (Peters et al. 2006; Schlünder 1992).

7.4 Beeinflussung renaler Blutflussparameter durch therapeutische Interventionen

In den vorangehenden Abschnitten wurde bereits der Einfluss verschiedener therapeutischer Eingriffe auf die viszeralen Blutflussparameter erörtert.

Die Behandlung schwerst kranker Kinder mit einem akuten Nierenversagen, sowohl medikamentös, interventionell oder operativ, führt zu unerwünschten Nebenwirkungen.

An dieser Stelle soll nur auf Behandlungen eingegangen werden, die zur klinischen Routine gehören und deshalb häufig nicht auf mögliche Nebenwirkungen überprüft werden.

7.4.1 **Mechanische Ventilation**

Wie bereits in den vorangehenden Kapiteln hingewiesen, ist auch bei der Beurteilung der renalen Blutflussparameter beim beatmeten Kind auf die Einflüsse besonders des Kohlendioxid hinzuweisen.

Eine signifikante Reduktion des $pCO2$ führt zu einer Verminderung der diastolischen Blutflussgeschwindigkeit in der Arteria renalis. Eine Hyperventilation ist also auch mit einer Verschlechterung der renalen Perfusion durch Erhöhung des Widerstandes in den nachgeschalteten Gefäßgebieten verbunden. Bei Normalisierung des Kohlendioxid-Partialdruckes und damit des pH-Wertes kommt es folglich zur Verbesserung der renalen Perfusion.

Spezielle Beatmungsformen, wie die Hochfrequenz-Oszillations-Ventilation führen einerseits zur Erhöhung des Lungenvolumens, andererseits aber zu einer signifikanten Reduktion der renalen Perfusion. Diese Befunde unterstreichen erneut die Bedeutung der Evaluierung der systemischen Hämodynamik und der Organperfusion, um unerwünschte Nebeneffekte zu vermeiden (Tana et al. 2015).

7.4.2 **Fototherapie**

Die Therapie der metabolischen Hyperbilirubinämie ist besonders in der neonatologischen Intensivmedizin eine absolute Standardmaßnahme. Es wurde in den entsprechenden Kapiteln bereits über Einflüsse der Fototherapie auf die zerebrale und mesenteriale Durchblutung und die Veränderung der entsprechenden Blutflussparameter berichtet. Die renale Perfusion ist ebenso von der Behandlung beeinflusst. Die mittleren renalen Flussgeschwindigkeiten und der Pulsatilitätsindex wurden bei Frühgeborenen mit einem Gestationsalter < 32 SSW nach Fototherapie von insgesamt 12 Stunden Dauer gemessen und mit den Ausgangswerten vor Beginn der Bestrahlung verglichen. Es ließ sich eine signifikante Verringerung der Geschwindigkeiten und Erhöhung des Pulsatilitätsindex feststellen. Nach Beendigung der Fototherapie wurden nach 30 Minuten wieder die Ausgangswerte gemessen. Bei sehr kranken und beatmeten Frühgeborenen konnte erst nach 3 Stunden eine Rückkehr zu Normalwerten dokumentiert werden.

Die Notwendigkeit der Fototherapie ist sicher bei ausgeprägter Hyperbilirubinämie nicht in Frage zu stellen, es sollen diese Ergebnisse aber wie bereits erläutert dazu führen, die Indikation kritisch zu überprüfen und die erforderliche Dauer der Therapie auf ein sinnvolles Mindestmaß zu begrenzen (Benders et al. 1998).

7.4.3 Nabelarterienkatheter

Mehrere Arbeitsgruppen evaluierten hämodynamische Beeinträchtigungen der mesenterialen und renalen Perfusion nach Anlage eines Nabelarterienkatheters. Es konnte übereinstimmend beobachtet werden, dass die Katheterlage in hoher oder tiefer Position in Projektion auf das Zwerchfell keinen Einfluss auf die Blutflussparameter der untersuchten Flussgebiete hatte.

Die Gefahr der Ausbildung einer Thrombose in der Aorta war jedoch mit der langen Verweildauer eines Arterienkatheters assoziiert. Es wird von einer Arbeitsgruppe dabei von einer Störung des Blutflusses in der A. renalis mit erhöhten Flussgeschwindigkeiten berichtet. Eine andere Studie beschreibt jedoch bei einer größeren Anzahl untersuchter Patienten in allen Fällen mit später symptomatisch werdender Thrombose normale Dopplerparameter (Glickstein et al. 1994; Kempley u. Gamsu 1992; Seibert et al. 1991).

Auch anhand dieser Ergebnisse lässt sich schlussfolgern, dass eine sorgfältige Indikationsstellung und Verlaufskontrolle aller therapeutischen und diagnostischen Maßnahmen von großer Bedeutung ist.

Literatur

Akinhi H, Abbasi S, Hüpert PL, Bhutani VK (1994) Gastrointestinal and renal blood flow velocity profile in neonates with birth asphyxia. J Pediatr 125: 625–627

Al-Salam Z, Johnson S, Abozaid S, Bigan D, Cheung PV (2007) The hemodynamic effects of dobutamine during reoxygenation after hypoxia: a dose response study in newborn piglets. Shock 28: 317–325

Ballevre L, Solhaug MJ, Guiguard JP (1996) Nitric oxid and the immature kidney. Biol Neonate 70: 1–14

Benders MJ, van Bel F, van de Bor M (1998) The effect of phototherapy on renal blood flow velocity in preterm infants. Biol Neonate 73: 228–234

Biban P, Gaffuri M (2013) Vasopressin and terlipressin in neonates and children with refractory septic shock. Curr Drug Metab 14: 186–92

Black MJ, Sutherland MR, Gubhaju L, Kent AL, Dahlstrom JE, Moore L (2013) When birth come early: effects on nephrogenes. Nephrology 18: 180–183

Bomelburg T, Jorch G (1988) Investigation of renal artery blood flow velocity in preterm and term neonates by pulsed Doppler ultrasonography Eur J Pediatr 147: 283–287

Botwinski CA, Falco GA (2014) Transition to postnatal renal function. J Perinat Neonatal Nurs 28: 150–154

Capozzi G, Santoro G (2011) Patent ductus arteriosus: patho-physiology, hemodynamic effects and clinical complication. J Matern Fetal Neonatal Med 24: 15–16

Chavhan GB, Parra DA, Mann A, Navarro OM (2005) Normal Doppler spectral waveforms of major pediatric vessels: specific patterns. Radiographics 28: 691–706

Cheung PJ, Barrington KJ, Bigam D (1999) The hemodynamic effects of dobutamine infusion in the chronically instrumented newborn piglet. Crit Care Med 27: 558–564

Christmann V, Liem KD, Semmekret BA, van de Bor M (2002) Changes in cerebral, renal and mesenteric blood flow velocity during continuous and bolus infusion of Indomethacin. Acta Paediatr 91: 440–446

Cleary GM, Higgins S, Merton M, Cullen M, Gottleb R, Baumgart S (1996) Developmental changes in renal artery blood flow velocity during the first three weeks of life in preterm neonates. J Pediatr 129: 251–257

Deeg KH, Wörle K, Wolf A (2003) Doppler sonographic estimation of normal values for flow velocity and resistance indices in renal arteries of healthy infants. Ultraschall Med 24: 312–322

Dinkel F, Fred M, Dittrich M, Pters H, Geres M, Schulte-Wissermann H (1985) Kidney size in childhood. Sonographical growth charts for kidney size and volume. Pediatr Radiol 15: 39–43

Gillot I, Gouyoun JB, Guignard JP (1990) Renal effects of caffeine in preterm infants. Biol Neonate 58: 133–136

Glickstein JS, Rutkowski M, Schacht R, Friedman D (1994) Renal blood flow velocity in neonates with and without umbilical artery catheters. J Clin Ultrasound 22: 543–550

Gogyon JB, Guigard JP (1987) Renal effects of theophylline and caffeine in newborn rabbits. Pediatr Res 21: 615–618

Gonvon JR, Guigard JP (1986) Drugs and acute renal insufficiency in the neonate. Biol Neonate 50: 177–181

Gonyon JB, Guignard Jp (1986) Drugs and renal insufficiency in the neonate. Biol Neonate 50: 177–181

Haase E, Bigan DJ, Cravetchi O, Cheung PV (2006) Dose response of intravenous sildenafil on systemic and regional hemodynamics in hypoxic neonatal piglet. Shock 26: 99–106

Hook JR, Hewit WR (1977) Development of mechanism for drug excretion. Am J Med 62: 497–506

Jacqz-Algrain T, Anderson BJ (2006) Pain control: non- steroidal anti- inflammatory agents. Semin Fetal Neonatal Med 11: 251–259

Kempley ST, Gamsu HR (1992) Randomised trial of umbilical arterial cathetes position: Doppler ultrasound findings. Arch Dis Child 67: 855–859

Korten I, Robel-Tillig E (2009) Normal values of blood flow parameters in healthy newborns in relation to age, gender und postnatal adaptation in healthy newborns. (In press)

Lamont HC, Hall HS, Thompson JR, Evans DH (1991) Doppler ultrasound studies in renal arteries of normal newborn babies. Br J Radiol 64: 413–416

Lan YW, Banerji S, Hatfield C, Talbert RI (1997) Principles of drug administration in renal insufficiency. Clin Pharmacol 32: 30–57

Luciano R, Galini F, Romagnoli C, Papacci P, Tortorolo G (1998) Doppler evaluation of renal blood flow velocity as a predictive index of acute renal failure in perinatal asphyxia. Eur J Pediatr 157: 656–658

Mattoo T (2009) Acute renal failure in the newborn. Reprint from Up To Date, pp 1–19

Maruyama K, Fuiju T (2012). Effects of prophylactic indomethacin on renal and intestinal blood flow in premature infants. Pediatr Int 54: 480–485

Ng GY, Baker EF, Farrer KF (2005) Aminophylline as an adjunct diuretic for neonates- a case series. Pediatr Nephrol 20: 220–222

Ohlsson A, Walia R, Shah SS (2013) Ibuprofen for the treatment of patent ductus arteriosus in preterm birth weight infants Cochrane Database Syst Rev 30: 4

Ohlsson A, Walia R, Shah SS. (2015) Ibuprofen for the treatment of patent ductus arteriosus in preterm or low birth weight (or both) infants. Cochrane Database Syst Rev 18: 2

Osborn DA, Paradisis M, Evans N (2007) The effect of inotropes on morbidity and mortality in preterm infants with low systemic organ blood flow. Cochrane Database 24:CD005090

Pai VB, Sakadijan A, Puthoff TD (2008) Ibuprofen lysine for prevention and treatment of patent ductus arteriosus. Pharmacotherapy 28: 162–182

Peters JW, Anderson BJ, Simons SH, Uges DR, Tibboel D (2006) Morphine metabolite pharma-cokinetics during venoatrial extra corporal membrane oxygenation. Clin Pharmacokinet 45: 705–714

Robel-Tillig E, Knüpfer M, Pulzer F, Vogtmann C (2007) Cardiovascular impact of dobutamine in neonates with myocardial dysfunction. Early Hum Dev 83: 307–312

Saint-Faust M, Boubred F, Simeoni U (2014) Renal development and neonatal adaptation. Am J Perinatol 31: 773–780

Schlesinger A, Hernanez J, Zernu T, Marks T, Kielsch R (1991) Interobserver and intraobserver variationes in sonographic renal length measurements in children. Amer J Roentgenol 156: 1029–1032

Schlünder C (1992) Analgesia with opoids in the paedtric patient. Pain 6: 229-238

Seibert JJ, Northington FJ, Miers JF, Taylor BJ (1991) Aortic thrombosis after umbilical artery catherization in neonates: prevalence of complications on long-term follow up. Am J Roentgenol 156: 567–569

Sekar KC, Corff KE (2008) Treatment of patent ductus arteriosus: Indomethacin or ibuprofen? J Perinatol 28: 60–62

Seri I, Abbasi S, Wood DC, Gerdes JS (1998) Regional hemodynamic effects of dopamine in the sick preterm neonate. J Pediatr 133: 728–734

Seri I, Abbasi S, Wood DC, Gerdes JS (2002) Regional hermodynamic effects of dopamine in the Indomethacin- treated preterm infant. J Perinatol 22: 300–305

Seri I, Rudas G, Bors Z, Kanvicska B, Tulassav T (1993) Effects of low- dose dopamine infusion on cardiovascular and renal functions, cerebral blood flow, and plasma catecholamines levels in sick preterm neonates. Pediatr Res 34: 742–749

Shimada S, Kasai T, Hoshi A, Murata A, Chida S (2003) Cardiovascular effects of pataent duc-tus arteriosus in extremely low-birth weight infants with respiratory distress syndrome. Pediatr Int 45: 255–262

Tana M, Polglase GR, Cota F, Tirone C et a.l (2015) Dtermination of lung volume and hemo-dynamic changes during high-frequqncy ventilation recruitiment in preterm neonates with respiratory distress syndrome. Cirt Care Med 43: 1685–1691

Thomas NJ, Carcillo JA (2003) Theophyllin fo0r acute renal vasoconstriction associated with tacrolismus: a new indication for an old therapeutic agent? Pediatr Crit Care Med 4: 392–393

Toth-Heyn P, Drukker A, Guiguard JP (2000) The stressed neonatal kidney: from the pathophysiology to clinical management of neonatal vasomotor nephropathy. Pediatr Nephrol 14: 227–239

Toth-Heyn P, Cataldi L (2012) Vasoactive compounds in the neonatal period. Curr Med Chem 19: 4633–4639

Visser M, Leighten J, van de Bor M, Walther F (1992) Renal blood flow in neonates: quantification with color Doppler flow and pulsed Doppler US. Radiology 183: 441–444

Dopplersonographische Untersuchungen bei Feten und Neugeborenen mit pränataler Wachstumsrestriktion

E. Robel-Tillig, *Dopplersonographie in der Neonatologie*,
DOI 10.1007/978-3-662-50484-0_8, © Springer-Verlag GmbH Deutschland 2017

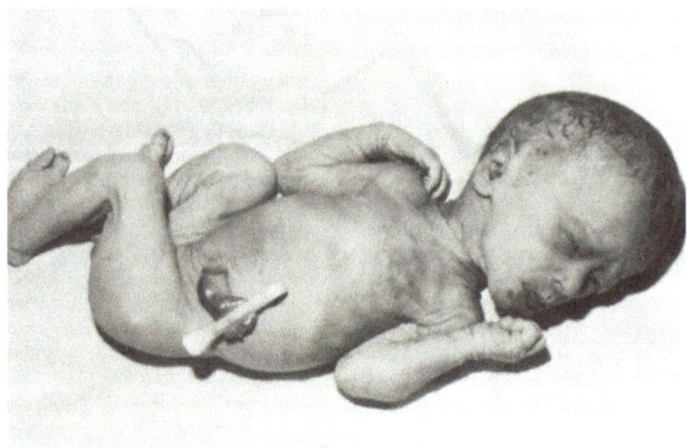

◘ Abb. 8.1 Hypotrophes Frühgeborenes nach schwerer intrauteriner Wachstumsrestriktion

Kindern, die nach pränataler Wachstumsrestriktion geboren werden, sei an dieser Stelle ein besonderer Platz eingeräumt, da die pathophysiologischen Vorgänge, die symptomatisch für die Wachstumsrestriktion beobachtet werden, durch vielfältige hämodynamische Veränderungen gekennzeichnet sind. Mit Hilfe dopplersonographischer Befunde lässt sich sowohl pränatal als auch postnatal der Schweregrad der Beeinträchtigung der systemischen und der Organperfusion beurteilen.

Die Bedeutung der pränatalen Wachstumsrestriktion für die frühe postnatale Entwicklung, aber auch für das Schul- und Erwachsenenalter ist in den vergangenen Jahren durch vielfältige Studien bewiesen worden. Besonders die Entstehung eines metabolischen Syndroms ist im Zusammenhang mit niedrigem Geburtsgewicht und intrauteriner Mangelernährung beschrieben worden (◘ Abb. 8.1).

Verschiedene Möglichkeiten den Zustand der Feten zu beurteilen, können in ein Risiko-Assessment einbezogen werden, um frühzeitig das Langzeitauskommen und die Grenzen der intrauterinen Lebensfähigkeit einschätzen zu können (Ott WJ 2012). Die Dopplersonographie bietet dabei umfangreiche und ständig durch aktuelle Studien untermauerte Diagnostik an. Durch spezialisierte Dopplersonographie ist es damit möglich, vorzeitige und nicht indizierte Geburtseinleitung oder Sectio-Geburten einerseits, aber auch die Rate intrauteriner Todesfälle signifikant zu reduzieren (Salam et al. 2014, Berkley et al. 2012).

8.1 Veränderungen der pränatalen Perfusion bei intrauteriner Wachstumsrestriktion

Die intrauterine Wachstumsrestriktion ist häufig die Konsequenz einer reduzierten uteroplazentaren Perfusion oder einer Plazentainsuffizienz. Messbare dopplersonographische Parameter sind die Indizes in der A. umbilicalis, die frühzeitig im Sinne einer Vasokonstriktion pathologisch erhöht sind. Traditionell wird eine pränatale Wachstumsrestriktion definiert, wenn das fetale Gewicht unter der 10. Perzentile der Norm liegen. Schwerwiegende pathophysiologische Veränderungen liegen meist vor Abweichen der biometrischen Parameter vor. Für diese Fälle ist die dopplersonographische Untersuchung von herausragender Bedeutung.

Die Organperfusion des Feten wird mit zunehmendem plazentarem Widerstand gestört. Der Fluss in der fetalen Aorta ist durch eine Verminderung der Geschwindigkeiten gekennzeichnet, ebenso die Perfusion in der V. cava inferior, die bis zum Reverse Flow gestört sein kann. Veränderungen der Flussmuster im Ductus venosus gelten als Zeichen einer beginnenden Dekompensation des Feten. Die Widerstandsindizes in den uterinen Arterien und der A. umbilicalis sind negativ mit der fetalen Gewichtsentwicklung und positiv mit neonataler Morbidität assoziiert (Gosh u. Gudmunson 2009).

Wesentlich für die Beurteilung des fetalen Zustandes ist das Auftreten fetaler Kompensationsmechanismen. Der Blutfluss zum Hirn und zum Herzen wird im Sinne einer Kreislaufzentralisation verstärkt. Dabei kommt es zur peripheren Vasodilatation und deutlichen Erniedrigung der Indizes in den zerebralen Arterien, zum sog. Brain-sparing-Effekt. Die Erniedrigung des Pulsatilitätsindex in der A. cerebri anterior ist bereits vor den Veränderungen in der A. cerebri media zu messen. Damit wäre zur frühzeitigen Diagnose einer Kreislaufzentralisation die A. cerebri anterior das geeignete zerebrale Gefäß.

Ebenso im Zusammenhang mit der zunehmenden Wachstumsrestriktion lassen sich eine Zunahme des plazentaren Widerstandes und eine Verringerung des umbilikal-venösen Flusses feststellen. Das links- und das rechtsventrikuläre Herzminutenvolumen nehmen im Verlauf der Schwangerschaft mit Abweichen des fetalen Gewichts von der Norm signifikant ab. Die erhöhte rechtsventrikuläre Nachlast ist durch die hohe Impedanz im peripheren Gefäßbett, die erniedrigte linksventrikuläre Nachlast durch die zerebrale Vasodilatation erklärbar (Verburg et al. 2008; Figueroa-Diesel et al. 2007; Turan et al. 2008; Degani 2008; Rizzo et al. 2008). Eine diastolische Dysfunktion, die von Studiengruppen durch Bestimmung der isovolumetrischen Relaxationszeit diagnostiziert wurde, führt zur weiteren kardialen Beeinträchtigung der Feten mit Wachstumsrestriktion (Tsyvian et al. 1995).

Ziel einer Vielzahl von vorliegenden Untersuchungen ist die Prädiktion des Zustandes des Feten und die Definition des geeigneten Zeitpunktes zur Geburt (Spinillo et al. 2009; Baschat et al. 2002). Die erhobenen Daten bieten bisher keine klare Handlungsrichtlinie. Die GRIT- Studie, die als breit angelegte multinationale und multizentrische Studie fast 600 Feten in die Untersuchung integrierte, hatte als primäres Studienziel die Optimierung des Geburtszeitpunktes festgelegt. Die Schwangerschaften wurden sofort bei Feststellung der fetalen Zustandsverschlechterung oder nach einem definierten Beobachtungszeitraum randomisiert beendet. Bewertungskriterien waren Tod oder mentale Retardierung im Alter von 2 Jahren. Die Ergebnisse konnten keine Unterschiede hinsichtlich des Auskommens der Kinder in Abhängigkeit vom Geburtszeitpunkt definieren. Damit stellt sich der Bedarf nach weiteren Studien mit der diffizilen Fragestellung nach der Optimierung des Geburtszeitpunktes und des Geburtsmodus (Thornton et a. 2004; GRIT Study Group 1996; 2003; Mari u. Hanif 2007).

Aktuellere Untersuchungen weisen sowohl auf die Bedeutung einer Erfassung möglichst vielfältiger dopplersonographischer Parameter hin, aber zeigen auch die Beurteilung des Ducuts venosus als aussagefähigen Beitrag zum diagnostischen Management. Besonders zur Abschätzung des Risikos eines perinatalen Todes ist die Einschätzung der kardialen Reserven durch Messung des Ducuts venosus Flows, des Myokardialen Performance Index und des Flusses über dem Aortenisthmus von großer Bedeutung (Cruz-Lemini et al. 2012; Nakagawa et al. 2012; Turan et al. 2011).

Die dopplersonographischen Untersuchungen erlauben aber eine Differenzierung der hämodynamischen Störung in frühe oder späte Veränderungen oder Kompensationsvorgänge. Frühe Veränderungen werden in den umbilikalen Gefäßen und der A. cerebri media beobachtet, während späte abnorme Flussmuster den Reverse Flow in der A. umbilicalis, pathologische Flussmuster im Ductus venosus und dem aortalen sowie pulmonalen Ausflusstrakt beinhalten. Die späten Veränderungen sind signifikant mit einer hohen perinatalen Mortalität assoziiert (Ferrazzi et al. 2002). Aktuelle Studien können aus dem Nachweis eines Flusses in den Koronararterien als Ausdruck einer hämodynamischen Kompensation bei Feten mit Wachstumsrestriktion ein signifikant schlechteres perinatales Auskommen beweisen (Rizzo et al. 2009; Aburawi et al. 2012; Turan et al. 2013). Durch Bestimmung der Flussgeschwindigkeiten und Indizes im Isthmus aortae lassen sich weitere prädiktive

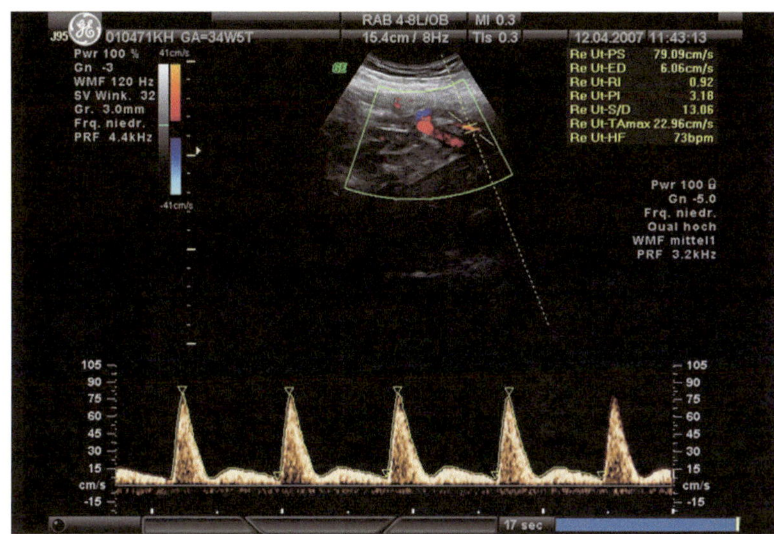

Abb. 8.2 Pathologisches Flussmuster in der A. uterina

Parameter für die perinatale Adaptation und den neonatalen Verlauf der IUGR-Feten finden (Del Rio et al. 2008).

Durch dopplersonographische Bestimmung der linksventrikulären Relaxationszeit kann ein sensitiver Index zur Erfassung einer ansteigenden Nachlast bei wachstumsretardierten Feten als Risikoparameter für postnatale Adapation dargestellt werden (Tsyvian et al. 2008).

Möglichkeiten der Verbesserung der Prädiktion der perinatalen Morbidität können sich auch durch eine kontinuierliche Messung verschiedener Parameter und Bildung einer Ratio wie z. B. aus zerebraler und umbilikaler Perfusion ergeben (Jugovic et al. 2007; ■ Abb. 8.2, ■ Abb. 8.3, ■ Abb. 8.4). Eine gute Prädiktion neonataler Mortalität lässt sich ebenso durch Bildung einer Ratio aus systolisch zu diastolischer Flussparameter in der Arteria umbilicalis geführt werden (Maggio et al. 2015).

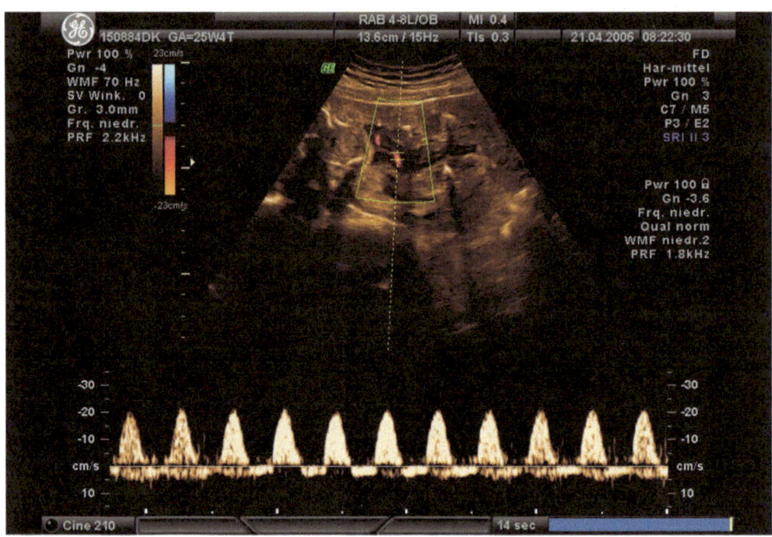

Abb. 8.3 Pathologisches Flussmuster in der A. umbilicalis

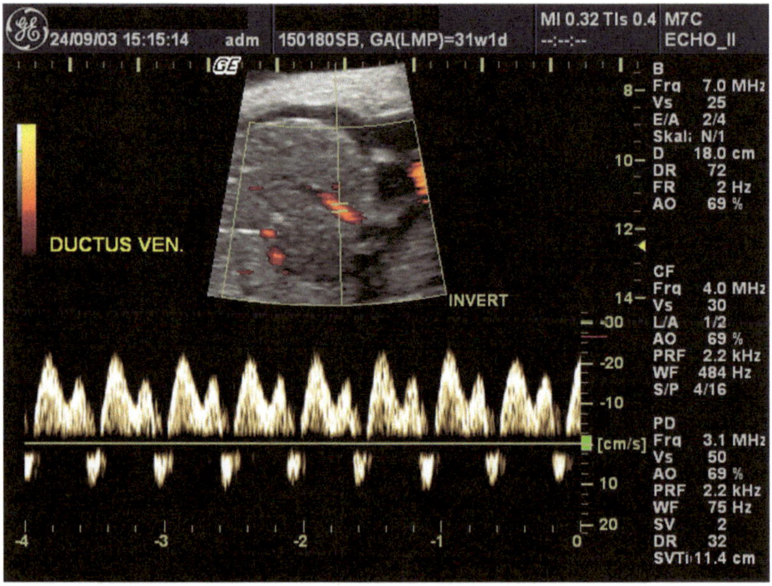

Abb. 8.4 Pathologisches Flussmuster im Ductus venosus

8.2 Veränderungen der neonatalen Perfusion bei intrauteriner Wachstumsrestriktion

Es ist davon auszugehen, dass eine Vielzahl der Probleme, die hypotrophe, besonders durch hämodynamische pränatale Risiken wachstumsrestrektive Neugeborene während der Neonatalperiode und auch als Schulkinder und Jugendliche aufzeigen, bereits in der Pränatalperiode programmiert sind und besonders durch die pränatal ablaufenden Kompensationsmechanismen hervorgerufen werden (Visentin et al. 2014). Besonders bei Feten deren Wachstumsrestriktion vor der 24. SSW diagnostiziert wird, ist in einem hohen Prozentsatz mit einer postnatalen neonatologisch- intensivmedizinischen Betreuung nach vorzeitiger Geburt, häufig auch durch Sectio caesarea, zu rechnen (Story et al. 2015). Die vorliegenden Ausführungen sollen sich mit den hämodynamischen Veränderungen, die postnatal bei intrauterin wachstumsrestriktiven Neugeborenen beobachtet werden, beschäftigen; metabolische Programmierungen sind Hintergrund einer großen Anzahl endokrinologischer Studien.

Besonderes Interesse gilt bei Nachuntersuchungen hypotropher Kinder der neurologischen Entwicklung. Wie im vorangehenden Abschnitt erläutert, kommt es intrauterin bei einer Kreislaufzentralisation zur bevorzugten Perfusion des Gehirns. Dopplersonographische Messungen in der A. cerebri anterior bei Frühgeborenen, bei denen pränatal ein Brain-sparing-Effekt nachgewiesen wurde, zeigten mit hoher Signifikanz eine verringerte Perfusion mit erniedrigten enddiastolischen Geschwindigkeiten oder Reverse Flow auf. Die pathophysiologische Wertung lässt den Schluss eines extrem veränderten Blutflusses innerhalb weniger Stunden während der perinatalen Adaptation zu. Bei noch inkompletter oder fehlender zerebraler Autoregulation bei Frühgeborenen oder kranken Neugeborenen besteht die Gefahr einer zerebralen Schädigung (Robel-Tillig et al. 1997).

Eine neuere Studie evaluierte bei reif geborenen intrauterin wachstumsrestriktiven Neugeborenen das Verhalten von venösen Hämatokrit in Relation zur zerebralen Blutflussgeschwindigkeit. Aufgrund der langanhaltenden, in diesen Fällen kompensierten Hypoxie ist mit einem erhöhten Hämatokrit der Kinder zu rechnen. Bei den untersuchten Neugeborenen ließ sich eine positve Korrelation zwischen Hämatokrit und Pulsatilitäts- sowie Resistance-Index und eine negative Korrelation zur systolischen Spitzengeschwindigkeit in der A. carotis, A. vertebralis und der A. cerebri media darstellen. Damit lässt sich ein früher Marker auf mögliche spätere neurologische Schädigungen auf dem pathophysiologischen Hintergrund der protrahierten intrauterinen Hypoxie aufzeigen (Basu et al. 2014, Baschaat et al. 2013).

Neurologische Nachuntersuchungen von ehemaligen Frühgeborenen mit pränatalem Brain-sparing-Effekt wiesen zunächst kein erhöhtes Risiko einer mentalen Beeinträchtigung nach, jedoch ist die zerebrale Morbidität signifikant erhöht, wenn pränatal zusätzlich ein enddiastolischer Flussverlust oder ein Reverse Flow in der A. umbilicalis darstellbar war (Kok et al. 2007; Schreuder et al. 2002; Yiderim et al. 2008; Baschaat 2011). Als zusätzlicher belastender pränataler Parameter muss auf die mütterliche Präeklampsie hingewiesen werden. Kinder mit entsprechender Anamnese wiesen einen signifikant niedrigeren verbalen und generalisierten IQ als adäquat gewachsene Kinder auf (Morsing et al. 2014). Es ließ sich auch bei late-onset- IUGR, die noch vor der Kompensation durch einen brain-sparing-Effekt geboren wurden, ein schlechteres neurologisches Auskommen aufzeigen als bei appropriat gewachsenen Frühgeborenen gleichen Gestationsalters. Damit ist einerseits die Bedeutung der hämodynamischen Kompensation bewiesen, andererseits die Auswirkung der Wachstumsrestriktion auf das neurologische Auskommen unterstrichen (Starcevic et al. 2016).

Die kardiale Situation ist pränatal bei Feten mit Wachstumsrestriktion durch ein reduziertes links- und rechtsventrikuläres Herzzeitvolumen gekennzeichnet. Postnatal sind bei hypotrophen Kindern kardiale Probleme nachweisbar. Typischerweise ist eine höhere Inzidenz am hämodynamisch bedeutungsvollen persistierenden Ductus arteriosus aufzuzeigen. Im Rahmen der weiteren, noch zu beschreibenden Beeinträchtigung der Organperfusion, muss eine großzügige Indikation zum Verschluss des PDA gestellt werden, um Folgeschäden an Hirn, Niere und Darm zu vermeiden. Das meist im Normbereich bestimmte Herzzeitvolumen wird bei erniedrigtem Schlagvolumen nur durch eine Erhöhung der Herzfrequenz erreicht (Rakza et al. 2007; Robel-Tillig et al. 2003). Bei ehemals hypotrophen Neugeborenen wurde im Alter von 5 Jahren ein signifikant erhöhter arterieller Blutdruck bestimmt, der jedoch hauptsächlich mit dem niedrigen Gestationsalter zur Geburt korrelierte. Im Gegensatz zu Kindern, die eutroph geboren wurden, ließen sich bei früheren hypotrophen Kindern vermehrt mikrovasale Veränderungen nachweisen, deren Bedeutung für die Entwicklung späterer kardiovaskulärer Erkrankungen diskutiert werden muss (Mikkola et al. 2007). Weitere Untersuchungen der kardialen Funktion bei 7-jährigen Kindern zeigten bei ebenso erhöhtem Blutdruck eine erhöhte Dicke der Media der A. carotis auf und eine signifikant erniedrigte Perfusion in diesen Gefäßen (Morsing et al. 2014). Wachstumsrestriktive Frühgeborene sind einem erhöhten Risiko ausgesetzt im postnatalen Verlauf eine bronchopulmonale Dysplasie zu entwickeln. Untersuchungen der Lungenfunktion im frühen Schulalter beweisen eine signifikant eingeschränkte FEV1, FVC und forcierte mittlere expiratorische Flusskapazität. Damit ist die Bedeutung der engmaschigen Kontrolle der betreffenden Patienten in Spezialsprechstunden zu betonen (Morsing et al. 2012).

Ein in der neonatologischen Praxis bekanntes Problem ist die schwierige enterale Adaptation Frühgeborener mit intrauteriner Wachstumsrestriktion. Der Nahrungsaufbau gelingt meist nur verzögert, die Mekoniumentleerung ist erschwert und die Klinik ist durch eine häufig massive abdominelle Distension gekennzeichnet. Ein pränatal nachgewiesener reverse flow in der A. umbilicalis korreliert signifikant mit dem Risiko der Ausbildung einer enteralen Motilitätsstörung oder nekrotisierenden Enterokolitis (Mari u. Hanif 2007; Dorling et al. 2005; Bhatt et al. 2002; Robel-Tillig et al. 2002). Dopplersonographische Untersuchungen beweisen bei diesen Neugeborenen eine erniedrigte systolische Geschwindigkeit, erniedrigte enddiastolische Geschwindigkeit und einen erhöhten Pulsatilitätsindex in der A. mesenterica superior. Die Schwere der enteralen Störung in den ersten Tagen korreliert dabei mit dem Pulsatilitätsindex in den ersten Stunden in der A. mesenterica superior (Robel-Tillig et al. 2002). Durch postprandiale Messung des Blutflusses in der A. mesenterica superior besteht eine prognostische Einschätzung des möglichen Nahrungsaufbaues bei IUGR Frühgeborenen (Bozzetti et al. 2012).

In pränatalen Untersuchungen konnte bei schwerer Wachstumsrestriktion eine Einschränkung der Nierenperfusion dokumentiert werden. Diese Perfusionsstörung persistiert postnatal und konnte anhand erniedrigter Flussgeschwindigkeiten und erhöhter Indizes in der A. renalis bewiesen werden (Matsouka et al. 2007; Kempley et al. 1993).

Die typischen prä- und postnatalen Veränderungen der verschiedenen Blutflussprofile sind in ◻ Tab. 8.1 dargestellt.

Zusammenfassend kann darauf hingewiesen werden, dass bei der pränatalen Wachstumsrestriktion zahlreiche hämodynamische Veränderungen und Kompensationsmechanismen ablaufen. Der Nachweis dieser Störungen der systemischen und Organperfusion gelingt mit Hilfe dopplersonographischer Untersuchungen.

Exemplarisch ist der Wert der Dopplersonographie anhand der beschriebenen perinatalen Prozesse zu unterstreichen.

◘ Tab. 8.1 Gegenüberstellung von pränatalen und postnatalen Veränderungen kardialer, zerebraler, mesenterialer und renaler Parameter bei Feten und Neugeborenen mit pränataler Wachstumsrestriktion

	Pränatal	Postnatal
Kardial	Erniedrigtes links- und rechtsventrikuläres Herzzeitvolumen Gestörte diastolische Funktion Erhöhte rechtsventrikuläre Nachlast	Erniedrigtes Schlagvolumen Erhöhte PDA-Inzidenz Erhöhte Herzfrequenz
Zerebral	Brain-sparing-Effekt mit erhöhter diastolischer Geschwindigkeit und erniedrigten Indizes	Erniedrigte diastolische Geschwindigkeit bis Reverse Flow und erhöhte Indizes
Mesenterial	Erniedrigte systolische Geschwindigkeiten und erhöhte Indizes	Erniedrigte systolische Geschwindigkeiten und erhöhte Indizes
Renal	Erniedrigte systolische Geschwindigkeiten und erhöhte Indizes	Erniedrigte systolische Geschwindigkeiten und erhöhte Indizes

Literatur

Aburawi EH, Malcus P, Thuring A, Fellman V, Pesonen E (2012) Coronary flow in neonates with impaired intrauterine growth. J Am Soc Echocardiogr 25: 313–318

Baschat AA, Gembruch U, Viscardi RM, Gortner L, Harman CR (2002) Antenatal prediction of intraventricular hemorrhage in fetal growth restriction: what is the role of Doppler? Ultrasound Obstet Gynecol 19: 334–339

Baschat AA (2011) Neurodevelopmental following fetal growth restriction and its relationship with antepartum parameters of placental dysfunction. Ultrasound Obstet Gynecol 37: 501–514

Baschat AA, Kush M, Berg C, Gembruch U, Nicolaides KH et al (2013) Hematologic profile of neoantes with growth restriction is assossiated with rate and degree of prenatal Doppler determination. Ultrasound Obstet Gynecol 41: 66–72

Bhatt AB, Tank PD, Barmade KB, Darmania KB (2002) Abnormal Doppler flow velocimetry in the growth restricted foetus as a predictor for necrotising enterocolitis. J Postgrad Med 48: 182–185

Basu S, Dewangan S, Barman S, Shukla RC, Kumar A (2014) Postnatal changes in cerebral blood flow velocity in term intra-uterine growth-restricted neoantes Pedaitr Int Child Health 34: 189–193

Berkley E, Chauhan SP, Abuhamad A et al. (2012) Doppler assessment of the fetus with intrauterine growth restriction. Am J Obstet Gynecol 206: 300–308

Bozzetti V, Paterlini G, Meroni V et al (2012) Evaluation of splnachnic oximetry Doppler flow velocity in the superior mesenteric artery and feeding tolerance in very low birth weight IUGR and non IUGR infants receiving bolus versus continuous enteral nutrition. BMC Pediatr 24: 12–106

Cruz-Lemini M, Crispi F, Van Mieghem T et al (2012) Risk of perinatal death in early –onset intrauterine growth restriction according to gestational age and cardiovascular Doppler indices: a multicenter study. Fetal Diagn Ther 32: 116–122

Degani S (2008) Fetal cerebrovascular circulation: a review of prenatal ultrasound. Gynecol Obstet Invest 66: 184–196

Del Rio M, Martinez JM, Figueras F, Benassar M, Oliveila A, Coll O, Puerto B, Gratacos E (2008) Doppler assessment of the aortic isthmus and perinatal outcome in pterem fetuses with severe intrauterine growth restriction. Ultrasound Obstet Gynecol 31: 41–47

Dorling J, Kempley S, Leaf A (2005) Feeding growth restricted preterm infants with abnormal antenatal Doppler results. Arch Dis Child Fetal Neonatal Ed 90: 359–362

Ferrazzi E, Bozzo M, Rigano S, Belbotti M, Morabito A, Pardi G, Battaglia FC, Galan H (2002) Temporal sequence of abnormal Doppler changes in the peripheral and central circulatory systems of the severely growth-restricted fetus. Ultrasound Obstet Gynecol 19: 140–146

Figueroa-Diesel H, Hernandez-Andrade E, Acosta-Rojas R, Cabero I, Gratacos E (2007) Doppler changes in the main fetal brain arteries at different stages of hemodynamic adaptation in severe growth restriction. Ultrasound Obstet Gynecol 30: 297–302

Gosh GS, Gudmunson S (2009) Uterine and umbilical artery Doppler are comparable in predicting perinatal outcome of growth-restricted fetuses. BJOG 116: 424–430

GRIT Study Group. When do obstetricians recommend delivery for a high risk preterm gropth retarded fetus? Eur J Obstet Gynecol Reprod Biol 67: 121

GRIT Study Group (2003) A randomised trial of timed delivery for the compromised preterm fetus: short term outcomes and Bayesian interpretation. 2003; 10: 27–32

Jugovic D, Tumbri J, Medic M, Kusan M, Jukic A, Arbeille P, Salhagic-Kadic A (2007) New Doppler index for prediction of pernatal brain damage in growth restricted and hypoxic fetuses. Ultrasound Obstet Gyencol 30: 303–311

Kempley ST, Gamsu HR, Nicolaides KH (1993) Renal artery blood flow velocitiy in very low birth weight infants with intrauterine growth retardation. Arch Dis Child 68: 588–590

Kok JH, Prick L, Merckel E, Everhard Y, Verkerk G, Scherjon S (2007) Visual function at 11 years of age in preterm-born children with and without fetal brain sparing. Pediatrics 119: 1342–1350

Maggio L, Dahlke JD, Mendez-Figueroa H et al. (2015) Perinatal outcomes with normal compared with elevated umbilical artery systolic to diastolic ratios in fetal growth restriction Obstet Gynecol 125: 863–869

Mari G, Hanif F (2007) Intrauterine growth restriction: how to manage and when to deliver? Clin Obstet Gynecol 50: 497–509

Matsouka O, Shibao S, Leone C (2007) Blood pressure and kidney size in term newborns with intrauterine growth restriction. Sao Paulo Med J 125: 1516–1531

Mikkola K, Lepälä J, Boldt T, Fellman V (2007) Fetal growth restriction in preterm infants and cardiovascular function at five years of age. J Pediatr 151: 494–499

Morsing E, Marsal K (2014) Pre-eclampsia an additional risk factor for cognitive impairement at school age after intreauterine growth restriction and very preterm birth. Early Hum Dev 90: 99–101

Morsing E, Liuba P, Fellman V, marsal K, Brodszki J (2014) Cardiavascular function in children born very preterm after intrauterine growth restriction with severly abnormal umbilical artery blood flow. WEur J Prev Cardiol 21: 1257–1266

Morsing E, Gustfson P, Brodzski J (2012) Lung function in children born after foetal growth restriction and very preterm birth. Acta Pediatr 101: 48–54

Nakagawa K, Tachibana D, Nobeyama H et al. (2012) reference ranges for time-related analysis of ductus venopsus flow velocity wavweformes in singleton pregnanacies. 32: 803–809

Ott WJ (2012) Development of fetal risk assessment score for the prediction of neonatal outcome in the growth restricted fetus. J Matern Neonatal Med 25: 1941–1944

Rakza T, Magnenant E, Klosowski S, Tourneux P, Bachiri A, Storme I (2007) Early hemodynamic consequneces of patent ductus arteriosus in preterm infants with intrauterine growth restriction. J Pediatr 151: 624–628

Rizzo G, Capponi A, Caviecchioni O, Vendola M, Arduini D (2008) Low cardiac output to the placenta: an early hemodynamic adaptive mechanism in intrauterine growth restriction. Ultrasound Obstet Gynecol 32: 155–159

Rizzo G, Capponi A, Pietrolucci ME, Boccia C, Arduini D (2009) The sigificance of visualising coronary blood flow in early onset severe growth restricted fetuses with reverse flow in the ductus venosus. J Matern Fetal Neonatal Med 6: 1–5

Robel-Tillig E, Möckel A, Vogtmann C (1997) Impaired postnatal cerebral perfusion after prenatal centralisation – increased risk for neonatal brain injury? Z Geburtsh Neonatol 201: 263–269

Robel-Tillig E, Vogtmann C, Bennek J (2002) Prenatal hemodynamic disturbances- pathophysiological background of intestinal motility disturbances in small for gestational age infants. Eur J Pediatr Surg 12: 175–179

Robel-Tillig E, Knüpfer M, Vogtmann C (2003) Cardiac adaptation in small for gestational age neonates after prenatal hemodynamic disturbances. Early Hum Dev 72: 123–129

Salam RA, Das JK, Bhutta ZA (2014) Impact of intrauterine growth restriction on long term health. Curr opin Nutr Metab Care 17: 249–254

Schreuder AM, McDonell M, Gaffnev G, Johnson A, Hope PI (2002) Outcome at school age following antenatal detection of absent or reversed end diastolic flow velocity in the umbilical artery. Arch Dis Child Fetal Neonatal Ed 86: 108–114

Spinillo A, Montanari L, Roccio M, Zanchi S, Tzialla C, Stronati M (2009) Prognostic significance of the interaction between abnormal umbilical and middle cerebral artery Doppler velocimetry in pregnancies complicated by fetal growth restriction. Acta Obstet Gynecol Scand 88: 159–166

Starcevic M, Predojevic M, Butorac D et al. (2016) Earlyfunctional and morphological brain disturbances in late-onset intrauterine growth restriction. Early Hum Dev 93: 33–38

Story L, Sankaran S, Mullins E, Tan S, Russel G, Kumar S, Kyle P (2015) Survival of pregnanacies of pregnanacies with small for gestational age detected before 24 weeks gestation. Eur J Obstet Gynecol Reprod Biol 188: 100–103

Thornton JG, Hornbuckle J, Vail A, Spiegelhalter DJ, Levene M, GRIT Study Group (2004) Infant wellbeing at 2 years of age in the growth restriction intervention trial (GRIT): multicentered randomised controlled trial. Lancet 7: 513–520

Tsyvian P, Malkin K, Wladimiroff JW (1995) Assessment of fetal left cardiac Isovolumic relaxation time in appropriate and small-for-gestational-age fetuses. Ultrasound Med Biol 21: 739–743

Tsylvian PB, Markova TV, Mikhalilova SV, Hop WC, Wladimiroff JW (2008) Left ventricular isovolumic relaxation and rennin angiotensin system in the growth restricted fetus. Eur J Obstet Gynecol Reprod Biol 140: 33–37

Turan OM, Turan S, Gungor S, Berg C, Moyano J, Gembruch U, Nicolaides KH, Harman CR, Baschat AA (2008) Progression of Doppler abnormalities in intrauterine growth restriction. Ultrasound Obstet Gynecol 32: 160–167

Turan OM, Turan S, Berg C, Gembruch U, Nicolaises et al. (2011) Duration of persistent abnormal ductus venosus flow and its impact on perinatal outcome in fetal growth restriction. Ultrasound Obstet Gynecol 38: 259–302

Verburg B, Jaddoe V, Wladimiroff W, Hofmann A, Witterman J, Steegers A (2008) Fetal hemodynamic adaptive changes related to intrauterine growth – the generation R Study. Circulation 117: 649–659

Visentin S, Grumolato F, nardelli GB et al. (2014) Early origins of adult disease: low birth weight and vascular remodelling. Atheroscleosis 247: 391–399

Yiderim G, Turhan E, Aslan H, Gungerduk K, Guven H, Idem O, Cevlan Y, Gulkilik A (2008) Perinatal and neonatal outcomes of growth restricted fetuses with positive end diastolic and absent or reversed umbilical artery Doppler waveforms. Saudi Med 29: 403–408

Dopplersonographische prä- und postnatale Befunde bei maternalem Diabetes

E. Robel-Tillig, *Dopplersonographie in der Neonatologie*,
DOI 10.1007/978-3-662-50484-0_9, © Springer-Verlag GmbH Deutschland 2017

Innerhalb der letzten Jahre ist es zu einem signifikanten Anstieg von Schwangerschaften mit diabetischer Stoffwechsellage der Mütter gekommen und daraus resultierend zu einer hohen Anzahl von hypertrophen Neugeborenen. Aus diesem Grund haben wir der neuen Auflage unseres Buches dieses Kapitel angefügt.

Ursachen für diese Problematik sind vielfältig. Zu einem finden sich immer mehr übergewichtige Mütter und zum anderen Mütter mit höherem Lebensalter unter den Schwangeren. Die Durchsetzung gültiger Leitlinien zur Überprüfung der Stoffwechsellage in der Schwangerschaft ist häufig unbefriedigend und möglicherweise ist die Dunkelziffer der Mütter mit Gestationsdiabetes hoch und die geborenen Kinder werden nicht mit der erforderlichen Sorgfalt postnatal überwacht. Umfassende Programme zur Durchsetzung eines adäquaten Lebensstiles zur Vermeidung der in Europa überproportional häufigen Übergewichtigkeit der Mütter sind erforderlich (Jelsma et al. 2016, Abell et al. 2016).

9.1   Dopplersonographische Methoden zur Überwachung des Feten

Dopplersonographische Methoden zur Überwachung von Schwangerschaften mit mütterlichen Gestationsdiabetes oder Typ I-Diabetes sind vielfältig. Einige sollen an dieser Stelle erläutert werden.

Ein wichtiges morphologisches Zeichen ist eine voluminöse Plazenta beim maternalen Diabetes. Um den Schweregrad der Veränderungen einschätzen zu können, wurden durch sonographische und dopplersonographische Untersuchungen das Placenta-Volumen und die Dopplersignale der placentaren Gefäße untersucht. Es ließ sich dabei in ersten Studien eine signifkante Verringerung der plazentaren Gefäße und deren Perfusion in Korrelation zum zunehmenden Volumen darstellen (Jones et al. 2013; Gonzales Gonzales et al. 2014).

Um die aus der diabetischen Stoffwechsellage resultierende Makrosomie prädiktieren zu können, sind verschiedene Studien durchgeführt worden. Bei Patientinnen mit einem Typ I Diabetes wurde während der Schwangerschaft eine signifkante Korrelation zwischen umbilikalen Pulsatilitätsindex und dem Geburtsgewicht festgestellt. Makrosome Feten zeigten eine signifikante Reduktion des PI im Vergleich zu Feten mit normalem Wachstum (Maruotti et al. 2014). Die Überprüfung der fetalen umbilikalen Perfusion stellt damit einen wichtigen Marker zur Kontrolle der diabetischen Schwangerschaft und des fetalen Zustands dar (Li et al. 2014, Abbildung 9.1). Ebenso ist mit Hilfe der Evaluierung des Flussmusters im Ducuts venosus eine gute negative Prädiktion für postnatale neonatale Erkrankungen oder Adaptationsstörungen zu erfassen (Wong et al. 2010).

Besonders Augenmerk muss aufgrund der hohen neonatalen Bedeutung auf die Untersuchung der fetalen kardialen Strukturen gerichtet werden. Bei einer vergleichenden Studie von Patientinnen mit und ohne Gestationsdiabetes ließ sich bei der Studiengruppe zunächst ein signifikant höherer BMI der Mütter feststellen. Die sonographische Untersuchung bewies im Verlauf der Schwangerschaft eine zunehmende Dicke des fetalen interventrikulären Septums und eine Erhöhung der Ejektionsfraktion bei den entsprechenden Feten. Ebenso unterschieden sich die systolischen und diastolischen Geschwindigkeiten der untersuchten Feten signifikant. Damit steigt mit zunehmenden Gestationsalter die kardiale Funktionseinschränkung der Feten aus der Gruppe der Mütter mit Gestationsdiabetes (Garg et al. 2014). Auch ohne Nachweis der myokardialen Hypertrophie bei Feten bewiesen andere Autoren bei Feten diabetischer Mütter eine gestörte ventrikuläre diastolische Funktion (Balli et al. 2014; Pauliks 2015).

9.2   Neonatale Folgen des maternalen Diabetes und dopplersonographische postnatale Befunde

Umfangreiche Studien und praktische Erfahrungen beweisen das steigende postnatale Risiko für Neugeborene deren Mütter während der Schwangerschaft eine diabetische Stoffwechsellage aufwiesen. Fetale Programmierung ist ein wichtiger Fakt, um die Bedeutung der pränatalen Situation für schwerwiegende Probleme des Feten, wie Makrosomie (Abb. 9.1), IUGR daraus folgende kardiale morphologische oder funktionelle Störungen, zu unterstreichen (Alexander et al. 2015).

Im Vordergrund stehen dabei die neonatale Hypoglykämie, kardiale und pulmonale Adaptationsstörungen oder Fehlbildungen unterschiedlichen Ausmaßes und verschiedener Organe (Rahmani et al. 2015; Reif et al. 2013). Besonders kardiale Malformationen treten gehäuft auf. Bis zu 15% der Kinder diabeitscher Mütter weisen einen angeborenen Herzfehler auf (Abu Sulaiman et al. 2004).

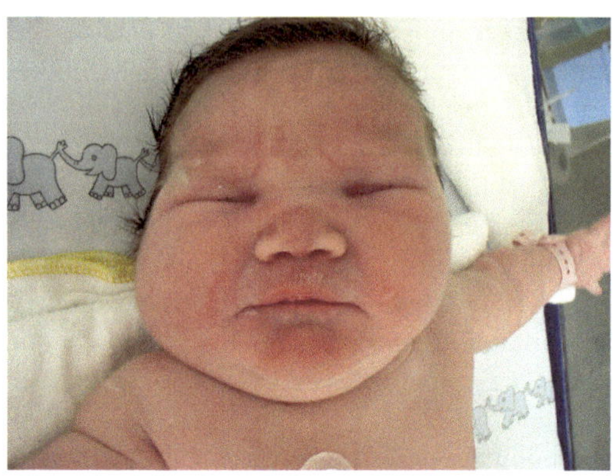

◘ Abb. 9.1 Makrosomie bei diabetischer Fetopathie

Bedeutungsvolles und durch sonographische und dopplersonographische Messungen nachzuweisendes Problem ist die myokardiale Hypertrophie des Neugeborenen Kindes. Klinische Folgen können schwerwiegend sein und erfordern in nicht seltenen Fällen neben reichlicher Flüssigkeitssubstitution auch die Anwendung von Betablockern, um die Nachlast zu senken. Bei diesen Kindern sind die extreme Verdickung des Ventrikelseptums und eine dopplersonographisch darstellbare Ausflussbahnobstruktion nachzuweisen (Zielinsky et al. 2012) (◘ Abb. 9.2). Der oxidative Stress spielt dabei für die Ausprägung der kardialen Hypertrophie eine wichtige Rolle. Die antioxidative Balance ist bei Schwangerschaften mit diabetischer Stoffwechsellage gestört (Topcuoglu et al. 2015; Garg et al. 2014).

Die beschriebene myokardiale Hypertrophie ist häufig mit einer Störung der linksventrikulären Funktion vergesellschaftet. Es erscheint bei diesen Patienten die Beurteilung des Schweregrades der Störung der diastolischen Funktion zur Einleitung der Therapie und letztlich zur Kontrolle des Therapieeffekts von immenser Bedeutung (Zielinsky et al. 201; Al Biltag et al. 2015).

Im Rahmen der häufig gestörten pulmonalen Adaptation besteht das Risiko einer Störung der hämodynamischen Transition und damit des Persistierens der pulmonalen Zirkulation. Die Folge für das Neugeborene kann eine schwerwiegende Hypoxämie sein, die eine medikamentöse Behandlung, eine NO-Beatmung oder gar ECMO erforderlich macht. Auch bei gut eingestelltem Diabetes ist gehäuft ein Persistieren des rechts-links-Shunts über Foramen ovale und Ductus arteriosus nachzuweisen. Ebenso häufig kann ein sig-

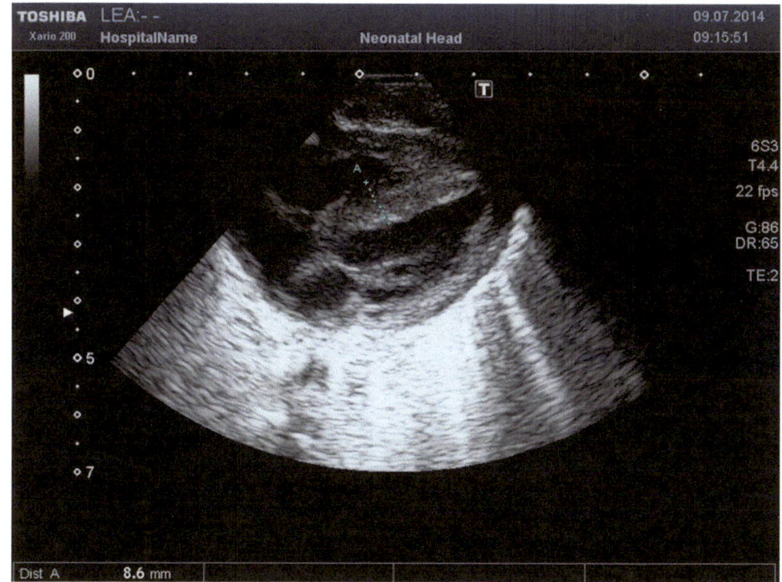

Abb. 9.2 Kardiale Hypertrophie bei diabetischer Fetopathie

nifikant erniedrigtes rechtsventrikuläres Volumen aufgezeigt werden (Delaney et al. 2012; Katheria et al. 2012).

Zusammenfassend muss auf die Bedeutung der diabetischen Stoffwechsellage für den Verlauf einer Schwangerschaft und das postnatale Risiko für das Neugeborene hingewiesen werden. Es ist dabei wesentlich, dass die betroffenen Neonaten in einem Perinatalzentrum geboren werden sollten. Vorgeburtlich sollten die Befunde zwischen Pränatalmediziner und Neonatologen diskutiert werden, um sowohl den optimalen Geburtszeitpunkt als auch Geburtsmodus den Eltern zu empfehlen. Die postnatale Überwachung erfordert nicht nur die routinemäßige Observierung der Blutzuckerspiegel, sondern in allen die echokardiographische Erfassung der kardialen Funktionsparameter. Angeborene Fehlbildungen müssen ausgeschlossen werden und eine langfristige Betreuung der kleinen Patienten auch nach Entlassung aus der Neonatologie ist erforderlich.

Literatur

Abell SK, Nankervis A, Khan KS, Teede HU (2016) Type 1 and Type 2 Diabetes preconception and in pregnanacy: Helath impacts, Inluence of obesitiy and lifestyle, and principles of management. Semin Reprod Med 34: 110–20

Abu- Sulaiman RM, Subalih B (2004) Congenital heart disease in infants of diabetic mothers: echocardiographic study. Pediatr Cardiol 25: 137–140

Al-Biltagi M, Tolba OA, Roswisha MA, Mahfouz A, Elewa MA (2015) Speckle tracing and myocardial tissue imaging in infants of diabetic mother with gestational and pregestational diabetes. Pediatr cardiol 36: 445–453

Alexander BT, Dasinger JH, Intapad S (2015) Fetal programming and cardiovascular pathology. Compr Physiol 5: 997–1025

Balli S, Pac FA, Ece I, oflaz MB, Kibar AE, Kandemir Ö (2014) assessment of cardiac functions in fetuses of gestational diabetic mothers. Pediatr Cardiol 35: 30–37

Delaney C, Comfiield DN (2012) Risk factors fpor persistent pulmonary hypertension of the newborn. Pulm Circ 2: 15–20

Garg S, Sharma P, Sharma D, Behera V, Durairai M, Dhall A. (2014) use of fetal echocardiography for characterization of fteal cardiac structure in women with normal pregnanacies and gestational diabetes mellitus. J Ultrasound Med 33: 1365–1369

Gomez A, De Vecchi A, Jantsch M, Shi W et al. (2015) 4D blood flow reconstruction over the entire ventricle from wall motion and blood velocity derived from ultrasound data. IEEE Trans Med Imaging ahead of rpint

Gonzales Gonzalez NL, Gonzalez Davila E, castro A, Padron E, Plasencia W (2014) Effect of pregestational diabetes mellitus on first trimester placental characteristics : Three – dimensional placental volume and power Doppler indices. Placenta 35: 147–151

Jetsma et al. (2016) Beliefs, Barriers, and Preferences of European Overweight Women to adopt a healthier lifestyle in pregnanacy to minimize risk of developing gestational diabetes mellitus: an explorative study. J Pregnanacy ahead of pub

Jones NW, Deshpande R, Mousa HA, Mansell P et al. (2013) fractional volume placental vessels in women with diabetes using a novel stereolpgical 3D power Doppler technique. Placenta 34: 1002–1008

Katheria A, Leone T (2012) altered transitional circulation in infants of diabetic mothers with strict antenatal obstetric management: a functional echocardiographic study. J Perinata 32: 508–513

Li J, Chen YP, Dong YP, Yu CH, Lu YP et al. (2014) The impact of umbilical blood flow regulation on fetal development differs in diabetic and non diabetic pregnancy. Kidney Blood Press Res 39: 369–377

Maruotti GM, Rizzo G, Sirico A, Samo L et al. (2014) Are there any relationships between umbilical artery pulsatility index and macrosomia in fetuses of type 1 diabetic mothers? J Matern Fetal Neonatal Med 27: 1776–1781

Pauliks LB (2015) The effect of pregestational diabetes on fetal heart function. Expert Rev Cardiovasc Ther 13: 67–74

Rahmani A, Afandi B (2015) Improving neonatal complications with a structured multidisciplinary approach to gestational diabetes mellitus management. 18: 359–362

Reif P, Panzitt T, Moser F, Resch B, Haas J, Lang U (2013) Short term neonatal outcome in diabetic versus non- diabetic pregnancies complicated by non-reassuring foetal heart rate tracings. J Matern Fetal Neonatal Med 26: 1500–1505

Topcuoglu S, Karatekin G, Yayuz T, Arman D et al. (2015) The relationship between the oxidative stress and the cardiac hypertrophy in infants of diabetic mothers. Diabetes Res Clin Pract 109: 104–108

Wong SF, Petersen SG, Idris N, Thomae M, Mc Intyre (2010) Ductus venosus velocimetry in monitoring pregnancy in women with pregestational diabetes mellitus. Ulltrasound Obstet Gynecol 36: 350–354

Zielinsky P, Piccoli AI (2012) Myocardial hypertrophy and dysfunction in maternal diabetes. Early Hum Dev 88: 273–278

Serviceteil

E. Robel-Tillig, *Dopplersonographie in der Neonatologie*,
DOI 10.1007/978-3-662-50484-0, © Springer-Verlag GmbH Deutschland 2017

Stichwortverzeichnis

A

B

C

D